中国性学会性传播疾病防治专业委员会教材

U0196897

性 传 播 疾 病

SEXUALLY TRANSMITTED DISEASES

主　编　刘跃华　宋清华

副主编　郑占才　伦文辉

编　者　车雅敏　吕世超　左亚刚　李　军　郑和义
　　　　　袁小英　路雪艳　王　涛　徐晨琛　常晓丹

作者单位

刘跃华　北京协和医院皮肤科　教授

郑占才　中日友好医院皮肤科　教授

郑和义　北京协和医院皮肤科　教授

伦文辉　首都医科大学附属地坛医院皮肤科　教授

车雅敏　天津医科大学总医院皮肤科　教授

吕世超　解放军306医院皮肤科　教授

左亚刚　北京协和医院皮肤科　副教授

李　军　北京协和医院皮肤科　副教授

宋清华　北京大学第三医院皮肤科　主任医师　副教授

常晓丹　北京大学第三医院皮肤科　博士

袁小英　解放军空军总医院皮肤科　副教授

路雪艳　北京大学第三医院皮肤科　副教授

王　涛　北京协和医院皮肤科　博士

徐晨琛　北京协和医院皮肤科　博士

北京大学医学出版社

XINGCHUANBO JIBING

图书在版编目（CIP）数据

性传播疾病 / 刘跃华，宋清华主编 .– 北京：北京大学医学出版社，2017.6

ISBN 978-7-5659-1568-0

Ⅰ.①性…Ⅱ.①刘…②宋…Ⅲ.①性病－防治Ⅳ.① R759

中国版本图书馆 CIP 数据核字 (2017) 第 037620 号

性传播疾病

主　　编：刘跃华　宋清华

出版发行：北京大学医学出版社

地　　址：（100191）北京市海淀区学院路 38 号　北京大学医学部院内

电　　话：发行部 010-82802230；图书邮购 010-82802495

网　　址：http://www.pumpress.com.cn

E － mail：booksale@bjmu.edu.cn

印　　刷：中煤（北京）印务有限公司

经　　销：新华书店

责任编辑：马联华　　责任校对：金彤文　　责任印制：李　啸

开　　本：787 mm × 1092 mm　1/16　印张：12.75　字数：318 千字

版　　次：2017 年 6 月第 1 版　　2017 年 6 月第 1 次印刷

书　　号：ISBN 978-7-5659-1568-0

定　　价：50.00 元

本书由
北京大学医学科学出版基金
资助出版

　　早先，"性病"是指通过性接触传播的感染性疾病，包括梅毒、淋病、生殖器疱疹、软下疳、性病性淋巴肉芽肿和腹股沟肉芽肿。后来，"性传播疾病"（sexually transmitted disease, STD）取代了"性病"这个术语。最近，提出的"性传播感染"（sexually transmitted infection, STI）的概念，反映了对与感染者发生性接触后所引起的感染或疾病的重视。对于以非性传播途径感染为主的病原体引起的感染，如阴道念珠菌病、细菌性阴道病、股癣、传染性软疣等，常常用"性传播感染"来定义。本书介绍了性传播疾病和性传播感染，此外，还对艾滋病进行了介绍，包括艾滋病的传染源和传播途径、致病机制、临床表现以及检测、预防和治疗。

　　由于编写者的水平有限，书中可能存在一些差错，望读者指正。最后，希望本书对广大读者了解性传播疾病能够起到积极的作用。

刘跃华

北京协和医院皮肤科教授

目录

💻 **第一章　淋病**.................1

　　一、概述....................1
　　二、流行病学................1
　　三、病因及发病机制..........2
　　四、临床表现................3
　　五、实验室检查..............7
　　六、诊断及鉴别诊断.........11
　　七、治疗...................12

💻 **第二章　泌尿生殖道衣原体感染 14**

　　一、流行病学...............14
　　二、病因及发病机制.........14
　　三、临床表现...............15
　　四、实验室检查.............17
　　五、诊断及鉴别诊断.........19
　　六、治疗...................20
　　七、预防...................23

💻 **第三章　梅毒**..............28

　　一、流行病学...............28
　　二、病因及发病机制.........29
　　三、临床表现...............32
　　四、实验室检查.............54
　　五、诊断及鉴别诊断.........59
　　六、治疗...................61
　　七、预防...................65

💻 **第四章　尖锐湿疣**.........67

　　一、流行病学...............67
　　二、病因及发病机制.........68
　　三、临床表现...............70
　　四、实验室检查.............73
　　五、诊断及鉴别诊断.........76
　　六、治疗...................77
　　七、复发及随防预防.........80
　　附录　中国尖锐湿疣诊疗
　　　　　指南（2014）.........82

💻 **第五章　生殖器疱疹**......85

　　一、流行病学...............85
　　二、病因及发病机制.........86
　　三、临床表现...............87
　　四、实验室检查.............89
　　五、诊断及鉴别诊断.........90
　　六、治疗...................92
　　七、预防...................96

💻 **第六章　软下疳**.........100

　　一、流行病学..............100
　　二、病因及发病机制........101
　　三、临床表现..............102
　　四、实验室检查............103
　　五、诊断及鉴别诊断........105
　　六、治疗..................107
　　七、预防..................108

💻 **第七章　性病性淋巴肉芽肿**.......111

　　一、流行病学..............111
　　二、病因及发病机制........112
　　三、临床表现..............113
　　四、实验室检查............113
　　五、诊断及鉴别诊断........114
　　六、治疗..................116
　　七、预防..................117

💻 **第八章　HIV 感染和艾滋病**.......120

　　一、流行病学..............120
　　二、HIV 的生物学特性......121
　　三、艾滋病的发病机制......124
　　四、HIV 感染及艾滋病的临床表现...126
　　五、HIV 感染的诊断........127
　　六、HIV 感染的治疗........127
　　七、预防 HIV 在人群中流行的
　　　　措施..................128

第九章　外阴阴道念珠菌病......129

一、概述 129
二、流行病学 129
三、病因及发病机制 129
四、危险因素 131
五、临床表现 132
六、实验室检查 134
七、诊断与鉴别诊断 136
八、治疗 136
九、预后及预防 138

第十章　细菌性阴道病..........139

一、流行病学 139
二、病因及发病机制 140
三、临床表现 142
四、实验室检查 142
五、诊断及鉴别诊断 143
六、治疗 144
七、预防 145

第十一章　毛滴虫病..........146

一、概述 146
二、流行病学 146
三、病因及发病机制 148
四、临床表现 150
五、实验室检查 151
六、诊断及鉴别诊断 153
七、治疗 154
八、预防 154
九、总结 155

第十二章　疥疮..........157

一、流行病学 157
二、病因及发病机制 157
三、临床表现 158
四、实验室检查 159
五、诊断及鉴别诊断 160
六、治疗 160
七、预防 160

第十三章　阴虱病..........161

一、概述 161
二、流行病学 161
三、病因及发病机制 161
四、临床表现 161
五、实验室检查 161
六、诊断及鉴别诊断 162
七、治疗 162
八、预防 162

第十四章　股癣..........164

一、概述 164
二、流行病学 164
三、临床表现 164
四、发病机制 164
五、实验室检查 165
六、诊断及鉴别诊断 165
七、治疗 166
八、预防 166

第十五章　传染性软疣..........167

一、概述 167
二、病因及发病机制 167
三、临床表现 167
四、辅助检查 168
五、诊断及鉴别诊断 169
六、治疗 169
七、预防 169

第十六章　鲍温样丘疹病..........170

一、概述 170
二、流行病学 170
三、发病机制 170
四、临床表现 170
五、实验室检查 172
六、治疗 172
七、预防 172

彩图..........173

第一章

淋 病

一、概述

淋病（gonorrhea）是指一种由淋病奈瑟菌（*Neisseria gonorrhoeae*）（简称淋球菌）引起的、主要表现为泌尿生殖系统化脓性感染的、经典的常见性传播疾病。淋病主要通过性接触传播；淋球菌的原发性感染部位主要为男性尿道或女性宫颈管内膜；感染可从男性尿道播散至附睾、睾丸及前列腺，或从女性宫颈播散至输卵管、卵巢、腹膜、巴氏腺、尿道及直肠；咽部、直肠和眼结膜也可作为淋球菌的原发性感染部位而受累。淋球菌经血液传播可导致播散性淋球菌感染（disseminated gonococcal infection, DGI）。人被淋球菌感染后，大部分患者出现临床症状而发病，少数患者不出现明显的临床症状，而可能成为传染源，对此应引起高度注意。

二、流行病学

淋球菌的唯一天然宿主是人体，对其他动物并不致病。淋病主要是通过性交传染，淋病患者是主要传染源，成人淋病几乎都是由性接触引起的；非性交传染淋病很少见，主要是接触淋病患者使用过的、未经消毒的、含患者分泌物的衣服、被褥、便盆等导致的。幼女由于其尿道和生殖道短，往往可以通过与淋病母体的间接接触被传染，引起急性外阴肛周炎。新生儿还可以通过淋病母体的产道被传染，引起淋病性结膜炎。人类对淋球菌感染没有先天免疫性，所有人都表现出基本相同的易感性，治疗恢复后仍可以再感染。

淋病是一种古老的性病，在世界范围内流行已久。在西方大多数国家，经过第二次世界大战和 20 世纪 70 年代初期两个发病高峰，淋病的发病率呈逐年下降趋势，在各种性病中已不再是优势病种。从 1977 年到 1999 年，美国报告的淋病病例数下降了 56%，从每年 100 万下降至每年 43.9 万，发病率由 468 例 /10 万下降至 176 例 /10 万。在我国，新中国成立前，淋病流行猖獗；新中国成立后，特别是在 20 世纪 50 年代中期以后，淋病逐渐减少或已消灭；然而在 20 世纪 80 年代，各种性传播疾病，当然也包括淋病，又相继传入我国，并很快蔓延，波及全国。在 20 世纪 80 年代末期，据调查淋病占性病的 75%（按经典四种性病计），为我国目前流行的主要性传播疾病；但近年来淋病在各种性传播疾病中的构成比呈下降趋势。自 20 世纪 70 年代以来，随着淋球菌对抗生素的耐药性不断增加，淋球菌耐药已成为当前淋病防治的棘手问题。鉴于质粒介导的高度耐青霉素和四环素淋球菌的出现和流行，美国疾病控制中心（CDC）在 1987 年的《STD 治疗指南》中已不再推荐青霉素与四环素作为治疗淋病的首选药物。随着新型抗生素如氟喹诺酮类药物、头孢曲松及大观霉素应用于治疗淋病，许多国家和地区报道淋球菌对这些药物的敏感性下降或耐药，尤其是耐氟喹诺酮淋球菌的检出引起了人们的高度重视。

三、病因及发病机制

淋病的病原体是淋病奈瑟菌，又称淋病双球菌、淋球菌。这种细菌是由奈瑟（Albert Neisser）于1879年首先在淋病患者的脓性分泌物涂片中发现的。1882年，该细菌首次体外培养成功。淋病双球菌在分类学上属于裂殖菌纲、真细菌目、奈瑟球菌科、奈瑟球菌属、淋病奈瑟菌种。奈瑟球菌科包括五个属，其中奈瑟球菌属中与淋病奈瑟菌种相似的还有脑膜炎球菌、干燥奈瑟菌、微黄奈瑟菌、浅黄奈瑟菌、黏膜奈瑟菌等，这些菌均为需氧的革兰氏染色阴性球菌，它们在形态上很相似（成对排列、无芽孢、无鞭毛），在生化等方面也有近似之处，也有可鉴别之点，对人类致病的只有淋病双球菌和脑膜炎球菌。

淋球菌是革兰氏阴性双球菌，适于潮湿、温暖（35.5℃～36.5℃）、中性偏碱（pH 7.2～7.6）、5%～10%二氧化碳条件下生长；对外界理化因素抵抗力差，在完全干燥环境下只能存活1～2 h；对温度变化敏感，超过38℃或低于30℃不能生长；42℃可存活15 min；一般消毒剂容易将它杀灭，在75%乙醇中30 s内死亡，在0.2%过氧乙酸中1.5 min死亡，在石炭酸溶液中3 min内死亡。淋球菌呈肾形或蚕豆形，常成对排列，两菌接触面扁平或稍凹，大小0.6～0.8 μm，革兰氏染色阴性，呈粉红色，亚甲蓝染色呈蓝色。在淋球菌培养基孵育后，淋球菌可形成圆形、稍隆起、光滑、半透明的露滴状菌落。淋球菌的生化反应为只分解葡萄糖，产酸不产气，不分解麦芽糖及蔗糖，由此可与脑膜炎球菌和其他奈瑟菌相鉴别。随着抗生素的广泛应用，尤其是由于不合理用药，淋球菌逐渐产生了耐药菌株。现已先后分离出产β-内酰胺酶的耐青霉素淋球菌株（PPNG）、质粒介导的高度耐四环素的淋球菌株（TRNG）和β-内酰胺酶阴性由染色体介导的淋球菌耐药菌株（CMRNG）。这些耐药菌株的形成给治疗带来了困难，青霉素已不再成为治疗淋病的首选治疗药物。淋球菌的结构、成分及功能较复杂，其主要致病性在其外层。淋球菌的细胞壁是包绕其的最外层，又称细胞外层，分黏肽层和外膜。黏肽层是由一系列糖和氨基酸连接在一起形成的，包绕固定细胞结构。外膜包含菌毛和外膜蛋白。菌毛是外膜表面的丝状蛋白结构，能与局部（上皮细胞、精子、红细胞）受体结合，对淋球菌黏附致病起重要作用。外膜蛋白Ⅰ、Ⅱ、Ⅲ参与淋球菌的黏附和对宿主细胞的侵入。外膜蛋白Ⅰ是主要的外膜蛋白（MOMP），每株菌抗原性不同。外膜蛋白Ⅰ与外膜蛋白Ⅲ结合在外膜上，形成孔道，使水性营养物质（如糖等）和其他淋球菌代谢所需物质通过孔道进入淋球菌内。外膜蛋白Ⅱ又称不透明蛋白（Opa），能使淋球菌与宿主上皮细胞、白细胞、红细胞相互黏合；在淋球菌感染过程中，不同的环境可产生不同的外膜蛋白Ⅱ变异株，而不是所有的外膜蛋白Ⅱ均具有同样的黏附性。外膜蛋白Ⅲ（Rmp）主要与外膜蛋白Ⅰ形成复合体，并能阻抗杀菌抗体。脂多糖（LOS）为淋球菌内毒素，与体内补体协同引起炎症，与中性粒细胞反应形成脓细胞。

淋球菌好侵犯单层柱状细胞（如前尿道、子宫颈）及移行上皮细胞（如后尿道、膀胱三角区），因此，淋球菌首先是入侵前尿道或宫颈黏膜。淋球菌进入前尿道或宫颈后，借助其菌毛，其外膜蛋白Ⅱ和IgA分解酶迅速与尿道的柱状上皮或宫颈鳞状-柱状上皮交界处的鳞状上皮黏附，并在上皮细胞内大量繁殖，导致细胞损伤崩解，于该处产生炎症反应，引起中性粒细胞浸润、黏膜红肿糜烂脱落，出现尿道或宫颈口脓性分泌物。若不及时治疗，淋球菌可进入尿道或由宫颈向上蔓延，可引起前列腺炎、精囊炎、附睾炎或子宫内膜炎、输卵管炎，严重者可经血行播散引起淋球菌性败血症。当黏膜坏死后，由鳞状上皮或结缔组织修复，可引起尿道狭窄、输精管及输卵管狭窄甚或闭锁，继发宫外孕和男女不育不孕。

四、临床表现（表1-1）

（一）无症状淋球菌感染

约10%的男性和50%的女性在感染淋球菌后可不出现任何临床症状，呈亚临床或带菌状态，尤其是直肠和咽部淋球菌感染。无症状携带者在传播淋球菌感染中起重要作用。

表 1-1　淋球菌感染的临床谱

无症状感染	宫颈
	咽部
	直肠
	尿道
有症状感染	前庭大腺炎
	宫颈炎
	结膜炎
	咽炎
	直肠炎
	尿道炎
	外阴阴道炎
局部并发症	前庭大腺脓肿
	附睾炎
	淋巴管炎
	阴茎水肿
	尿道周围脓肿
	前列腺炎
	输卵管炎（盆腔炎）
系统性并发症	播散性淋球菌感染
	- 关节炎
	- 皮炎
	- 腱鞘炎
	- 心内膜炎
	- 脑膜炎

（二）有症状淋球菌感染

有症状淋球菌感染一般分为单纯性淋病、有合并症淋病、泌尿生殖器外淋病、播散性淋病。

1. 单纯性淋病（无合并症淋病）

（1）男性淋菌性尿道炎

男性淋菌性尿道炎主要表现急性尿道炎，患者发病一般在感染后3～5 d，长者可达

10 d，视其身体情况而定，如抗生素的广泛使用、身体虚弱、抵抗力下降、酗酒、性生活过度等。最初期的症状为尿道口红肿、发痒、有稀薄或黏脓性分泌物；24 h后症状加剧，出现尿痛、烧灼感，排出黏稠的深黄色脓液（图1-1）。夜间症状明显时，患者可发生阴茎"痛性勃起"；也可有尿频、尿急。个别患者还会出现全身症状，如发热（体温38℃左右）、全身倦怠无力、不适、食欲缺乏，甚至出现恶心、呕吐。查体可见尿道口红肿充血，有时有小的、浅表性脓肿、糜烂或小溃疡，严重时尿道黏膜外翻。两侧腹股沟淋巴结也可受累，引起红肿疼痛，但后者随着尿道炎症的减轻而减轻，尿道的炎症消失后2~3 d，淋巴结的炎症也随之消失。

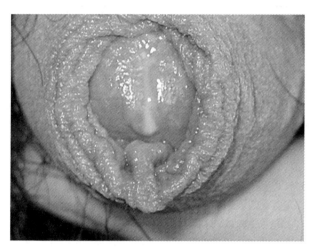

图1-1 （也见彩图）淋病

（2）女性泌尿生殖系统的淋病

1）淋菌性尿道炎：患者发病一般在性交后2~5 d；由于女性尿道短而直，女性尿道发炎后易引起膀胱炎，患者有尿频、尿急、尿痛、尿血及烧灼感；尿道口充血发红，有脓性分泌物；女性症状比男性症状轻，部分有时可无明显症状。

2）淋菌性宫颈炎：发病率较淋菌性尿道炎高；患者自觉症状为白带增多，阴道口有脓性分泌物排出，外阴瘙痒，阴道内轻微疼痛和烧灼感；少数患者伴全身症状，如发热、腹痛。妇科检查可见外阴和阴道口充血、水肿，子宫颈口充血、糜烂，以手指从阴道壁向上压迫尿道时，还可见尿道旁腺开口处有脓性分泌物外溢。

3）女童淋病：女童阴道由于上皮发育不全，雌激素水平低，阴道上皮细胞缺乏糖原，阴道内缺乏乳酸杆菌，不能保持应有酸度，pH较偏碱性；故当间接接触淋球菌后，可以出现淋球菌感染，表现为弥漫性阴道炎继发外阴炎；临床上可见阴道、尿道、会阴部红肿，可出现糜烂、溃疡和疼痛，阴道有脓性分泌物，排尿困难。女童淋病有时可累及肛周和直肠。女童淋病多为与患淋病的父母密切接触和共用浴室用具而被传染，少数因性虐待所致。

2. 有合并症淋病

淋病急性期未及时治疗，病变可以上行蔓延引起下列并发症。

（1）男性淋病并发症

1）淋菌性前列腺炎：为淋病后尿道炎的常见并发症，是淋球菌侵入前列腺排泄管继而引起的前列腺炎症，分急性和慢性两类。淋菌性急性前列腺炎患者出现发热，甚至高热，原来（淋病）尿道排脓突然终止或明显减少，有尿频及尿急，前列腺位置（会阴部）不适且有发胀、疼痛或跳痛、尿液混浊。血中白细胞计数增高；直肠内查有前列腺肿大和明显压痛。如果治疗不及时，可形成前列腺脓肿。据统计，急性淋病如不治疗，约60%的患者会有上行感染而引起生殖系统急性炎症，如前列腺炎、精囊炎等。淋菌性慢性前列腺炎多为急性前列腺炎迁延而来，也有一部分患者开始就是慢性炎症过程。慢性淋菌性前列腺炎临床症状不突出，有些患者有会阴部压迫感、胀感或不适，射精时疼痛，或有一些神经衰弱的表现；也有些患者早晨起床第一次排尿时尿道口有黏性分泌物，出现封口现象（糊口现象）；挤压阴茎尿道时，尿道口有少许分泌物排出，且分泌物镜检可能发现淋球菌。尿中有时可见淋丝浮游。按摩或挤压前列腺时，可见前列腺分泌物中有大量脓细胞，卵磷脂小体减少，镜检和培养可查到淋球菌。

2）淋菌性精囊炎：是淋球菌感染泌尿生殖系统的常见的并发症之一，分急性和慢性，多数与淋菌性前列腺炎或（和）附睾炎并发。淋菌性急性精囊炎表现发热、尿频、尿痛，终末尿混浊或带血；还可能有早泄、遗精、血性精液及射精障碍等。肛诊可触及肿大的精囊并有明显的触痛。慢性淋菌性精囊炎多为急性淋菌性精囊炎经过几天之后上述症状减轻，慢慢形成的慢性过程；也有一部分患者没有急性期过程，开始就是慢性过程。慢性淋菌性精囊炎的临床表现不完全一致，可以有较轻的急性期症状（见上文），也可以没有明显的局部临床表现，而出现一些神经衰弱的症状；肛诊时精囊发硬。

3）淋菌性附睾炎、睾丸炎：发病急，初起时有阴囊或睾丸牵引痛，进行性加重，且向腹股沟处扩散；患者有全身症状，体温可升高至40℃；查体可有附睾、睾丸肿大、压痛，病情严重时可触及肿大的精索及腹股沟淋巴结。患者可由于睾丸疼痛而呈叉腿行走状；晚期可有附睾结缔组织增生、纤维化和输精管闭锁，可导致患者丧失生育能力。

4）淋菌性尿道球腺炎（Cowper 腺炎或 Cowperitis）：可有轻度发热等全身症状，会阴部有结节，有压痛及排尿困难，也可能逐渐化脓或破溃或形成慢性炎症。

5）淋菌性尿道狭窄：淋病未及时治疗或症状反复发作，5～10年后可出现全尿道狭窄或部分部位狭窄，造成尿流变细、排尿困难，甚至尿潴留。有时还可引起输精管狭窄或梗塞，导致继发不育。

6）其他淋菌性并发症：还可并发副尿道炎（paraurethritis）、尿道周炎（periurethritis）、膀胱炎（cystitis）、阴茎水肿（penile edema）、蜂窝织炎、海绵体炎、龟头炎或龟头包皮炎等。

（2）女性淋病并发症

1）淋菌性盆腔炎：本病好发于年轻、生育年龄妇女，包括淋球菌性输卵管炎、子宫内膜炎、输卵管卵巢脓肿、腹膜炎等，多由于淋菌性宫颈炎未及时治疗或不规则治疗导致炎症上行感染引起。①淋菌性输卵管炎：急性的症状是下腹部和盆腔对称或单侧疼痛，疼痛可由背部向下放射到一侧或双侧腿部；患者常伴有脓性阴道分泌物；半数以上的患者体温可达38℃～39℃，有头痛、恶心、呕吐、全身不适等症状。血中白细胞计数常增高，且中性粒细胞比例升高。查体可发现双侧下腹部膨胀、触痛、肠鸣音减弱；妇科检查可见附件胀肿，有肿块、压痛。若急性炎症处理不及时，可继发形成输卵管脓肿；若脓肿破溃，又可导致腹膜炎的发生。急性输卵管炎还可转变为慢性输卵管炎，导致输卵管肥厚、狭窄、闭塞、积水，继而导致不孕或宫外孕。淋菌性输卵管炎是女性淋病患者的重要并发症，在未经治疗的女性淋病患者中其发病率约为 10%，若同时合并衣原体感染，则输卵管炎的发病率还会增高。②淋菌性子宫内膜炎和淋菌性子宫体炎：急性期子宫颈内膜炎很容易引起子宫体内膜炎，继而造成子宫体炎。女性淋病患者至少有 5% 会发生淋菌性子宫内膜炎，其临床表现为子宫及阴道脓性分泌物增多，甚至出现血性脓液。当淋菌性子宫体炎症明显时，有下腹不适感；妇科检查有子宫体肿大、有压痛，也可能有发热等全身症状。

2）淋菌性前庭大腺炎：又称淋菌性巴氏腺（Bartholin's gland）炎。巴氏腺位于两侧大阴唇下方，其排泄管在小阴唇内侧下方开口。当巴氏腺急性炎症时，腺体内出现肿块并向小阴唇内侧凸出，有红、肿、热、痛；肿块逐渐软化，形成脓肿；脓肿可自行破溃。在急性炎症期，可有发热、发冷、无力、不适等全身症状和腹股沟淋巴结肿大。脓肿也可能不破溃，慢慢变成慢性炎症，表现为腺体肿大，排泄口稍肿胀，挤压时能挤出少量脓性泌物，对后者进行镜检可能找到淋球菌。

3. 泌尿生殖器外的淋病

虽然淋病主要是泌尿生殖器化脓性感染，但由于接触传染方式不同，淋病患者也可以出现泌尿生殖器外的淋病，主要如下所述。

（1）淋菌性眼结膜炎：新生儿淋菌性眼结膜炎是由于其经患淋病母体产道分娩时感染所致，多为双侧性，多于出生后 3 d 出现症状。而成人淋菌性结膜炎多为自我感染或密切接触被淋病分泌物污染的物品所致，为单侧或双侧；临床表现为睑结膜充血水肿，有较大量的黄白色脓性分泌物自眼睑漏出，故又称"脓漏眼"，治疗不及时累及角膜时可使角膜失去光泽，继而发生溃疡，甚至穿孔并发生全眼球炎，最后可导致失明。

（2）淋菌性咽炎：据国外报道，咽部淋球菌感染的发生率在异性恋男性为 3%～7%，在异性恋女性为 10%；在同性恋男性为 10%～25%，主要与口 - 生殖器性交（口交）有关。大多数（约 90%）咽部淋球菌感染患者无明显临床症状，如果出现症状，则有咽痛（有时伴有耳部牵拉痛）、轻度咽炎、轻度扁桃体炎及少许分泌物。偶尔有发热及颈淋巴结肿大。咽分泌物涂片淋球菌检查阳性；有人将淋菌性咽炎的临床表现分三型：①Ⅰ型：扁桃体与悬雍垂处弥漫发红和肿胀，伴有小水疱和小脓疱；②Ⅱ型：咽部有红斑；③Ⅲ型：缺乏症状，可在局部检出淋球菌。淋菌性咽炎本身的临床症状虽并不严重，但可作为感染源，有可能导致淋球菌血行播散，应给予重视。

（3）淋菌性直肠炎：多见于男性同性恋者。肛门性交后，大量淋球菌侵犯该部黏膜而感染淋病。临床表现为肛门瘙痒、疼痛或坠胀感，排便时加重，有脓性分泌物排出。查体可见直肠黏膜肿胀、糜烂、渗血。

4. 播散性淋病

在有局部淋球菌感染的患者，当淋球菌通过血行、淋巴管到达身体各部位，即为淋球菌菌血症、播散性淋球菌感染。播散性淋球菌感染最常发生在月经期妇女，其潜伏期一般为 7～30 d，临床表现有高热、寒战、关节疼痛、皮疹等。

（1）淋菌性皮肤损害：大约 1/2 出现皮肤表现，好发部位在四肢末端和指（趾）关节附近；皮疹数目常不多，90% 的患者的皮疹数在 3～30 个之间；皮疹直径不超过 5 mm；其性质一类为斑丘疹、丘疱疹、水疱，最终可形成脓疱；另一类为红斑、紫癜。有的皮疹中心部分可发生坏死，这类皮疹可有疼痛。在发疹前或发疹中可有发热或高热，也可不发热。有时合并发生关节炎。皮损病理学上表现为浅表溃疡、脓肿和真皮及皮下组织弥漫性炎症；小血管有显著的纤维蛋白变性，管周有多形核白细胞和单核细胞浸润，可以有血栓形成和局限性坏死。标本涂片革兰氏染色和淋球菌培养可能检出淋球菌，也可用免疫荧光染色法检查淋球菌。

（2）淋菌性角化症：不多见，常对称发生在手、足，偶尔蔓延至肘、膝、阴茎。在掌跖部，开始皮疹表现为红斑、浸润、脱屑，类似掌跖部脓疱性银屑病，之后干燥、角化、变硬；在手、足和其他处皮肤，皮疹可以是斑丘疹、水疱，然后变成脓疱并溃破，呈蜡黄色结节，类似蛎壳状银屑病样改变。甲（指甲、趾甲）肥厚、粗糙、变脆。皮疹处一般查不到淋球菌，淋菌性角化症被认为是淋球菌毒血症的一种表现。

（3）淋菌性关节炎和腱鞘炎：淋病所引起的关节炎常累及膝、踝、肘、腕等大关节，约60%的患者至少有2个关节受累，25%的患者有4个或4个以上关节受累；临床表现为关节和关节周围炎症，有明显的滑膜积液和腱鞘炎，关节呈暗红色肿大，积液可为浆液性或黏稠脓性；抽液检查可能发现淋球菌。淋菌性关节炎后期可导致骨质破坏及进一步纤维化，导致骨关节强直。淋菌性腱鞘炎也常发生，往往起病急，表现为腱鞘表面发红、肿胀和触痛，不对称，多在腿部和臂部远端伸肌和屈肌肌腱的鞘膜发病。淋菌性关节炎和淋菌性皮肤损害常合并发生，被称为关节炎皮炎综合征（arthritis dermatitis syndrome）。

（4）淋菌性心内膜炎：主要累及主动脉瓣或二尖瓣，造成这两处瓣膜的快速破坏，如不及时治疗，可引起死亡。淋菌性心内膜炎还可导致淋菌性心肌炎、心包炎，产生传导阻滞或其他异常。近些年来，由于抗生素的广泛应用，淋球菌性心内膜炎已经成为罕见的并发症，但仍应提高警惕。

（5）淋菌性脑膜炎：罕见，其发生常与淋菌性关节炎、皮肤损害有关。临床上出现脑膜刺激症状，脑脊液淋球菌培养阳性。淋菌性脑膜炎的表现与脑膜炎双球菌引起的脑膜炎相似，应注意鉴别诊断。

（6）淋菌性肝周围炎：或称淋菌性肝周围炎-腹膜炎（Fitz-Hugh-Curtis综合征），多见于女性，发病可能是淋球菌由输卵管（盆腔炎）进入结肠旁隙、通过膈下间隙而后感染肝表面或腹膜所致。在男性，仅少数患者发病，可能是由于菌血症播散或源于肛门直肠的淋球菌（多数为同性恋者）通过腹膜后淋巴管移行所致。淋菌性肝周围炎的临床表现个体差异很大，轻者仅有很轻微的临床症状，重者则急性发作，常为急性上腹疼痛，可为右上腹剧痛，也可为两侧上腹痛，深呼吸及咳嗽时疼痛加剧，疼痛还可牵扯到肩部或腋部。全身症状可以出现发热、头痛、恶心、呃逆、出汗。50%的病例出现肝磨擦音，触诊时有右上腹明显压痛，X线胸部透视常可见右侧有少量胸腔积液。

（7）淋菌性肝炎：少数患者可发生淋菌性肝炎，肝功能检查可有转氨酶升高或（和）胆红素增高等改变。

五、实验室检查

（一）标本的采集

取材部位的正确与否以及采集的标本质量的好坏对病原学检测的可靠性十分重要。淋球菌的易感细胞是柱状上皮细胞。男性尿道舟状窝及女性宫颈外膜和阴道壁为复层鳞状上皮，不是淋球菌的易感部位。

1. 取材拭子

藻酸钙拭子、普通棉拭子及涤纶拭子均可采用。

2. 取材部位

应根据患者的年龄、性别、性接触方式及临床表现决定标本采集的适合部位。同一患者行多部位取材可增加检出阳性率。对于男性异性恋患者，一般仅采集尿道标本；有口交史者加取咽部标本。对于男男性接触患者，应采集尿道、直肠及咽部标本。对于女性患者，常规采集宫颈标本，必要时从尿道、直肠、咽部、前庭大腺和尿道旁腺取材。对于幼女患者，采集阴道分泌物标本。对于播散性淋球菌感染者，除泌尿生殖道标本外，还可采集血液、关节液或皮损标本。对于新生儿眼炎患者，采集眼结膜分泌物，对于其母亲则采集宫颈、尿道或直肠标本。

3. 取材方法

从不同的解剖部位取材有一些特殊的注意事项及方法。

（1）尿道：对于男性患者，先用生理盐水清洗其尿道口，将男用取材拭子插入尿道内 2～3 cm，稍用力转动，保留数秒钟再取出，以采集到尿道黏膜上皮细胞。对于女性患者，可抵着其耻骨联合轻轻按摩其尿道，然后用同男性相似的方法取材。

（2）宫颈：取材前用温水或生理盐水湿润扩阴器，应避免使用防腐剂和润滑剂，因为这些物质对淋球菌的生长有抑制作用。如果宫颈口外面的分泌物较多，先用无菌棉拭子清除过多的分泌物。将女用取材拭子插入宫颈管内 1～2 cm，稍用力转动，保留 10～30 s，然后取出。

（3）直肠：将取材拭子插入肛管 2～3 cm，向侧方用力，避免接触粪团，从紧靠肛环边的隐窝中取出分泌物。如果拭子碰到粪团，应更换拭子重新取材。

（4）阴道：对于子宫切除的妇女和青春期前女孩，可采集阴道标本。将取材拭子置于阴道后穹窿 10～15 s，采集阴道分泌物。如果患者处女膜完整，则从阴道口取材。

（5）咽部：从咽后壁或扁桃体隐窝采集分泌物。

（6）其他部位：血液标本抽取后可立即接种于不含多茴香脑磺酸钠（SPS）的血液培养基上；或将经肝素抗凝的血液离心，取白细胞层接种于淋球菌选择性固体培养基上。皮损标本可用针吸、钻孔或刀片刮取的方法采集。关节液可用针吸方法采集并做肝素化处理，以防止其凝结成块。

4. 标本的运送

淋球菌的抵抗力弱，对热敏感，不耐干燥，取材后标本若不能立即接种，则需采用运送系统。Amies 培养基及 Stuart 培养基为常用的两种非营养型运送培养基。置于非营养型运送培养基中的标本应在 12 h 内送到实验室，接种于选择性培养基其分离阳性率可达 90% 以上，超过 24 h 则分离阳性率下降。

（二）实验室诊断方法

1. 直接显微镜检查

最常用的方法是将分泌物涂片做革兰氏染色，在光学显微镜下观察淋球菌的细胞形态。

（1）涂片固定：取材后将拭子在玻片上稍用力滚动一下，制成薄而均匀的涂片，自然干燥后将涂片（涂膜面向上）迅速通过火焰 2～3 次，加热固定。应避免加热过度使细胞形态扭曲。

（2）革兰氏染色：包括以下四个步骤。

1）将结晶紫溶液铺满在涂片的涂膜面上，染色 1 min，流水轻轻冲洗；

2）将碘液铺满涂膜面上，染色 1 min，流水轻轻冲洗；

3）用乙醇或丙酮脱色，至涂膜无蓝色脱下为止，一般需 10~20 s（时间长短取决于涂片的厚薄，应避免过度脱色），流水轻轻冲洗；

4）用碱性复红或沙黄染液复染 1 min，流水冲洗后用吸水纸轻轻吸干。

（3）结果观察：在光学显微镜（1 000× 油镜下）下检查涂片。检查时注意观察细胞类型（如上皮细胞、多形核白细胞）、病原体的染色特性（革兰氏阳性或阴性）、形状（球状或杆状）及位置（细胞内或细胞外）等。淋球菌为革兰氏阴性菌，常成对排列，菌体呈肾形，两菌长轴平行，接触面平坦或稍凹，位于多形核白细胞内。

（4）结果报告：在多形核白细胞内见到形态典型的成对的革兰氏阴性双球菌为阳性；在多形核白细胞外见到形态典型的、革兰氏阴性双球菌为可疑；有或无多形核白细胞但无革兰氏阴性双球菌为阴性（可仅报告多形核白细胞数）。

（5）临床意义：革兰氏染色的敏感性和特异性取决于标本的类型，检测男性淋菌性尿道炎的尿道分泌物标本时其敏感性及特异性均可高达 95%~99%，具有诊断价值。但检测宫颈标本、无症状男性尿道拭子及取自直肠的涂片时其敏感性仅为 40%~70%。革兰氏染色的特异性较高，宫颈标本如取材正确，没有阴道分泌物污染，有经验者检查见到形态典型的细胞内革兰氏阴性双球菌则支持淋病的诊断。革兰氏染色直接显微镜检查不推荐用于诊断直肠和咽部淋球菌感染。也不能用于疗后判愈。如果在多形核白细胞外见到形态典型的革兰氏阴性双球菌，则需做培养进行确证。

2. 淋球菌的分离培养

（1）培养基：分离淋球菌一般选用营养丰富的选择性培养基。常用的选择性培养基有 Thayer-Martin（T-M）培养基、含抗生素的血液琼脂或巧克力琼脂培养基。培养基可购买市售的或实验室自配的，培养基应密封在塑料袋中，于 4℃冰箱储存，储存时间不应超过 3 周，时间过久则分离率降低。

（2）接种标本：取材后标本应尽可能及早接种。培养基应先置于室温中预温。将取材的拭子转动涂布于培养基平皿的上 1/4 范围，然后用接种环分区画线，以保证获得较纯的单个菌落。

（3）培养条件：在培养基平皿接种标本后，立即将其置于 36℃、含 5%~10% CO_2、湿润（70% 湿度）的环境中培养。淋球菌为需氧菌，但初代分离需要 CO_2。CO_2 环境可由 CO_2 培养箱、CO_2 产气袋或烛缸提供。使用烛缸时，应使用白色、无芳香味的无毒蜡烛，并在烛缸底部放些浸水棉球以保持一定的湿度。

（4）观察结果：培养 24 h 后检查平皿，如果此时平皿没有细菌生长，应继续培养至 48 h；如果仍无细菌生长则可丢弃，可做出淋球菌培养阴性的报告。由于某些菌株生长缓慢且菌落小，如 AHU⁻ [精氨酸（arg）、次黄嘌呤（hyx）、尿嘧啶（ura）] 营养型菌株，如果培养时间不足 48 h，它们可能会被忽略；因此，对选择性培养基上分离的可疑菌落应做进一步的鉴定。

3. 淋球菌的鉴定

（1）初步鉴定

菌落特征、氧化酶试验和革兰氏染色是初步鉴定淋球菌的三个主要依据。

1）菌落特征：选择性培养基上分离出的淋球菌的菌落大小及形态随培养基及培养时间的不同可有差异。一般而言，淋球菌在巧克力平皿上生长 24 h 时菌落直径为 0.5~1 mm，呈圆形、凸起、湿润、光滑、半透明或灰白色菌落，通常有黏性；培养 48 h 后菌落直径可达 3 mm，边缘平滑或呈锯齿状，表面粗糙。

2）氧化酶试验：淋球菌具有氧化酶，它产生的氧离子能将氧化酶试剂氧化成醌类化合物，出现颜色反应。

A．试剂：有两种，即盐酸四甲基对苯二胺及盐酸二甲基对苯二胺，前者更敏感。工作液为 0.5% ~ 1% 水溶液。

B．方法：将氧化酶试剂滴加于可疑菌落上，观察颜色变化。也可先将试剂滴在一小张滤纸上，然后用白金耳或塑料接种环（含铁接种环可与氧化酶试剂发生反应，产生假阳性）挑取可疑菌落与之接触；或先将菌落涂在滤纸上，再滴加试剂，观察有无颜色变化。

C．结果：在 10 ~ 15 s 内出现深紫红色（二甲基对苯二胺）或深紫蓝色（四甲基对苯二胺）即为阳性反应。

D．注意事项：氧化酶试剂对细胞有毒性，可迅速杀死淋球菌。因此，需保留菌株时应注意不要将试剂滴于全部可疑菌落上，留一部分菌落做转种。

E．临床意义：淋球菌氧化酶试验为阳性，但氧化酶反应并非特异性试验。所有奈瑟菌属细菌及许多其他细菌包括多数弧菌、布氏菌属、绿脓杆菌及嗜血杆菌属等氧化酶反应也呈阳性。如氧化酶阴性，一般可排除淋球菌。

3）革兰氏染色：取单个可疑菌落制备涂片做革兰氏染色，在显微镜下检查。24 h 的新鲜菌落可见到呈典型肾形的革兰氏阴性双球菌（约占 25%），其余呈单球、四联或八叠形。超过 48 h 的较老培养物，因细菌自溶，革兰氏染色常难以说明问题。

（2）确诊试验

对于取自泌尿生殖道的标本，如在选择性培养基上分离出氧化酶阳性的革兰氏阴性双球菌，一般可诊断为淋球菌，准确性为 98%。但对于取自泌尿生殖道以外部位的标本，如果为来自低危人群（如儿童）的分离株以及涉及医疗法律案例的分离株，必须对培养的菌株进行糖发酵试验或荧光抗体试验进一步鉴定确证。

1）糖发酵试验：该试验检测奈瑟球菌分解特定糖类（葡萄糖、麦芽糖、乳糖及蔗糖）产酸的能力。根据淋球菌仅分解葡萄糖、脑膜炎球菌分解葡萄糖和麦芽糖等可将淋球菌与其他奈瑟球菌鉴别开来。

A．试剂：配制 20% 的葡萄糖、麦芽糖、乳糖及蔗糖，过滤灭菌。配制缓冲平衡盐指示溶液（BSS）：每 1 L 中含磷酸氢二钾（K_2HPO_4）0.4 g、磷酸二氢钾（KH_2PO_4）0.1 g、氯化钾（KCl）8.0 g、酚红 0.6 g，pH 为 7.1 ~ 7.2，过滤灭菌，储于 4℃ 条件下备用。

B．方法：WHO 推荐的微量试管法：①取在非选择性（不含抗生素）巧克力琼脂或血液琼脂培养基上过夜生长的纯培养淋球菌（2 接种环），在 0.4 ml BSS 中制成浓厚菌悬液；②取 5 支小试管，在 1 ~ 4 管中分别加入 20% 过滤灭菌的葡萄糖、麦芽糖、乳糖及蔗糖各 0.05 ml，第 5 管不加糖，作为阴性对照管；③每管加入 0.1 ml BSS；④每管加入 0.05 ml 菌悬液，充分混匀，置 37℃ 水浴箱中孵育 4 h，观察结果。

C．结果观察：淋球菌仅发酵葡萄糖，不发酵其他糖类，因此，仅葡萄糖管颜色由红变为黄色者为淋球菌。

D．注意事项：用于试验的糖类纯度要高，尤其是麦芽糖应为分析纯级。糖发酵试验中常因杂菌污染导致假阳性反应或培养物过老自溶而导致假阴性反应。因此，待测菌应为纯培养物，不能用选择性培养基上的初代分离菌（可能含有杂菌）。此外，菌悬液浓度要足够高。

E. 临床意义：选择性培养基上分离出的氧化酶阳性、革兰氏阴性的双球菌，若糖发酵试验阳性，可确定为淋球菌。糖发酵试验的特异性为99%～100%，一些淋球菌菌株尤其是AHU⁻分离株反应弱，可呈现阴性葡萄糖反应，需用另外的试验加以鉴定。麦芽糖阴性的脑膜炎球菌也会被误鉴定为淋球菌，对泌尿生殖道外的分离株最好采用一种以上的鉴定方法。

2）荧光抗体试验：抗淋球菌主要外膜蛋白Ⅰ的单克隆荧光抗体与淋球菌结合后，在荧光显微镜下可见到发特异荧光的淋球菌。

A. 试验方法：用接种环取数个菌落（可用初代分离菌）涂布于玻片上，加一滴生理盐水，制备成涂片，干燥后加热固定。将30 μl荧光抗体试剂加于涂膜上，放于一湿盒中，置于37℃下15 min。用蒸馏水轻轻冲洗涂片，洗去未结合的抗体。涂片置空气中干燥，加一滴封固液，盖上盖玻片，在荧光显微镜下观察结果。

B. 结果观察：在荧光显微镜下见到发苹果绿色荧光的双球菌为阳性。

C. 注意事项：加试剂后的涂片应放在湿盒内以防干燥，否则干燥的荧光抗体附着在玻片上会产生非特异性荧光。封固剂中甘油的纯度要高，否则其产生的自发荧光会影响结果的正确判断。

D. 临床意义：选择性培养基上分离出的氧化酶阳性、革兰氏阴性的双球菌，若荧光抗体染色阳性，可确定为淋球菌。但市售的一些抗淋球菌荧光抗体也可与脑膜炎球菌及其他奈瑟球菌起交叉反应，也有少数淋球菌不与所用试剂起反应。

六、诊断及鉴别诊断

（一）诊断依据

1. 流行病学史

（1）有不安全性接触史或多性伴史或性伴有淋病感染史。

（2）与淋病患者密切接触及共用浴室用具史等或新生儿的母亲有淋病史。

2. 临床表现

（1）男性淋菌性尿道炎：尿道口红肿、发痒，有稀薄或黏液脓性分泌物，尿痛、烧灼感，排出黏稠的深黄色脓液。也可有尿频、尿急。

（2）女性泌尿生殖系统的淋病

A. 淋菌性尿道炎：有尿频、尿急、尿痛、尿血及烧灼感。尿道口充血发红，有脓性分泌物。

B. 淋菌性宫颈炎：为女性淋病的主要表现，出现白带增多，阴道口有黏液脓性分泌物排出，外阴瘙痒，阴道内轻微疼痛和烧灼感。妇科检查可见阴道口充血、水肿，子宫颈口充血、糜烂，有黏液脓性分泌物。

3. 实验室检查

（1）涂片革兰氏染色：男性无并发症患者取尿道分泌物，涂片，做革兰氏染色，可见典型的细胞内革兰氏阴性双球菌。

（2）淋球菌培养：对于女性患者、有并发症患者及泌尿生殖器外感染患者，临床取标本做淋球菌培养，可从标本中分离到形态典型、氧化酶试验阳性的菌落。取菌落做涂片检查，可见革兰氏阴性双球菌。如标本取自泌尿生殖器外部位或在法医学上有重要意义时，则应对培养的菌株进行糖发酵试验或荧光抗体试验以进一步鉴定确证。

（二）诊断原则

必须根据接触史、临床表现及实验室检查做综合分析，以确定诊断。

（三）诊断标准

1. 疑似病例：同时符合诊断依据中 1 和 2 者。

2. 确诊病例：同时符合诊断依据中 1、2 和 3 者。

（四）鉴别诊断

1. 需与男性淋病相鉴别的疾病

（1）非淋菌性尿道炎：潜伏期长（1~3 周），症状轻微，尿道分泌物量少，呈浆液性或黏液脓性，多数可检查出沙眼原体和解脲支原体，淋球菌检查阴性。

（2）非特异性尿道炎：指与性病无关的细菌性尿道炎，如继发于包茎的尿路感染，或继发于尿道导管插入术和其他尿道器械操作引起的损伤后感染，镜检常为革兰氏阳性球菌。

2. 需与女性淋病相鉴别的疾病

（1）念珠菌性阴道炎：外阴、阴道剧烈瘙痒；白带增多，为白色水样或凝乳样、豆腐渣样物，略有臭味；小阴唇肿胀肥厚，阴道黏膜充血水肿，有乳白色薄膜黏附，除去薄膜可见轻度糜烂，白膜镜检可见成群卵形孢子及假菌丝。

（2）滴虫性阴道炎：外阴瘙痒，有大量黄白色或黄绿色分泌物并呈泡沫状，有腥臭味；阴道黏膜及宫颈明显充血并有斑点状出血，宫颈可呈特征性草莓状外观，分泌物镜检可见毛滴虫。

（3）细菌性阴道炎：白带增多，呈灰白色或灰绿色，均匀一致如面糊状黏膜附于阴道壁，有鱼腥样恶臭，pH 增高（pH 为 5.0~5.5，正常为 4.5），胺试验阳性。涂片可见乳酸杆菌减少，革兰氏阴性菌增多，有大量革兰氏阴性球样短杆状加特纳菌。生理盐水湿片可查见线索细胞。细菌性阴道炎的阴道炎症不很明显，分泌物中白细胞稀少。

七、治疗

（一）治疗原则

早期诊断、早期治疗；及时、足量、规则治疗；不同病情采用不同的治疗方案；性伴应同时治疗；若同时有沙眼衣原体感染，应加服抗衣原体药物。

（二）治疗方案

1. 淋菌性尿道炎、宫颈炎、直肠炎

头孢曲松 250 mg，一次肌内注射；或大观霉素 2 g（宫颈炎 4 g），一次肌内注射；或环丙沙星 500 mg，一次口服；或氧氟沙星 400 mg，一次口服；或头孢噻腭 1 g，一次肌内注射。

2. 淋菌性咽炎

头孢曲松 250 mg，一次肌内注射；或环丙沙星 500 mg，一次口服；或氧氟沙星 400 mg，一次口服。

3. 淋菌性眼炎

（1）新生儿：头孢曲松 25~50 mg/kg（单剂不超过 125 mg），静脉或肌内注射，每日 1 次，连续 7 d；或大观霉素 40 mg/kg，肌内注射，每日 1 次，连续 7 d。

（2）成人：头孢曲松 1 g，肌内注射，每日 1 次，连续 7 d；或大观霉素 2 g，肌内注射，每日 1 次，连续 7 d；同时应用生理盐水冲洗眼部，每小时 1 次。

4．妊娠期淋病

头孢曲松 250 mg，一次肌内注射；或大观霉素 4 g，一次肌内注射。

5．儿童淋病

头孢曲松 125 mg，一次肌内注射；或大观霉素 40 mg/kg，一次肌内注射。体重大于 45 kg 者按成人方案治疗。

6．淋菌性附睾炎、睾丸炎

头孢曲松 250~500 mg，每日 1 次，肌内注射，连续 10 d；或大观霉素 2 g，每日 1 次，肌内注射，连续 10 d。

7．淋菌性盆腔炎

头孢曲松 500 mg，每日 1 次，肌内注射，连续 10 d；或大观霉素 2 g，每日 1 次，肌内注射，连续 10 d。应加服甲硝唑 400 mg，每日 2 次，口服，连续 10 d；或多西环素 100 mg，每日 2 次，口服，连服 10 d。

8．播散性淋病

头孢曲松 1 g，肌内注射或静脉注射，连续 10 d 以上；或大观霉素 2 g，肌内注射，每日 2 次，连续 10 d 以上。淋菌性脑膜炎疗程约 2 周，心内膜炎疗程要 4 周以上。

9．同时感染衣原体或支原体

在上述药物治疗中加用多西环素 100 mg，每日 2 次，口服，连服 7 d 以上。

（三）判愈及预后

治疗结束后 2 周内，在无性接触史情况下符合如下标准为治愈：症状和体征全部消失，在治疗结束后 4~7 d 做淋球菌复查结果为阴性。淋病患者若能早期、及时、适当治疗，一般预后良好，但若治疗不当或延误治疗时机，也可产生并发症或播散性淋病，造成严重后果，甚至危及生命。为预防新生儿淋菌性眼炎，应在其出生后 1 h 内用抗生素或硝酸银眼药水滴眼。

（李　军　郑和义）

第二章

泌尿生殖道衣原体感染

一、流行病学

泌尿生殖道衣原体感染是一种以衣原体为致病菌、以泌尿生殖道各部位的炎症为主要表现的性传播疾病(sexually transmitted disease, STD)。衣原体可引起泌尿生殖道的急慢性炎症，为一种非淋菌性尿道炎（nongonococcal urethritis, NGU），部分患者可无症状（约80%）或症状轻微[1]，若感染后未及时治疗，可引起输卵管性不孕、异位妊娠等一系列上生殖道的并发症。

衣原体所致的泌尿生殖道感染现已成为最常见的性传播疾病[2-4]。2001年，据世界卫生组织（WHO）估计，2008年全球成人泌尿生殖道沙眼衣原体新发病例达1.057亿[5]，其中2/3的病例发生在诊断和治疗服务稀缺的发展中国家[6-7]。在发达国家，生殖道沙眼衣原体感染的发病率已居于性传播疾病的首位[5]，在美国是最常见的传染性疾病，在≤24岁人群中发病率最高[8]。近年来，泌尿生殖道衣原体感染的发病率在我国呈不断上升的趋势，自2001年以来我国报告的由衣原体感染所致的非淋菌性尿道炎的发病率已居全国检测的八种性传播疾病的首位；2007年原卫生部颁布的《全国性病监测点监测方案》已将泌尿生殖道衣原体感染作为单独的病种进行监测[9]。

二、病因及发病机制

（一）病原学

衣原体以人为自然宿主，为专性上皮细胞内寄生的原核细胞型微生物。其微生物学分类属于细菌门、立克次体纲、衣原体目、衣原体目科、衣原体属，衣原体科只有一个属，迄今为止已发现四种（沙眼、肺炎、鹦鹉热和家畜衣原体），前三种对人类致病。衣原体大小为250~500 nm，呈球状，有细胞壁，革兰氏染色阴性，内含精氨酸，有核糖体及各种代谢所需的酶。许多抗微生物药物能抑制其生长。沙眼衣原体（*Chlamydia trachomatis*, CT）为主要病原体，共分为18个血清型[10]，不同的亚型可引起不同的疾病：血清型A、B、Ba和C可引起人类沙眼；血清型D~K可引起尿道炎、附睾炎、宫颈炎、输卵管炎及盆腔炎；血清型L1、L2和L3（侵袭力和毒力最强[11]）可引起性病性淋巴肉芽肿（LGV）[12]。沙眼衣原体在世界各地的血清型分布情况都很相似，皆以D、E、F诸型流行率最高，其次为G型。有研究表明，血清型F和G所致感染的症状和炎症反应都比其他血清型轻[13]。

衣原体是一种流行较广泛的病原体，介于细菌和病毒之间，只感染黏膜柱状上皮和移行上皮，在感染的细胞内生长繁殖，不向深层侵犯[14]。衣原体含有DNA和RNA两种核酸，通过二分裂增殖，但又像病毒那样在细胞内生长[15]。衣原体有独特的发育周期，呈球形，可见到三种颗粒结构：①始体或网状体为繁殖型，呈圆形或卵圆形，直径约为 1 μm，代谢活跃，增殖旺盛，无细胞壁，无感染性；②原体为感染型，呈球形，直径为 0.2～0.4 μm，有细胞壁，有致病性；③中间体为发育中的过渡体，无致病性。多个原体进入同一宿主细胞后可相互融合，形成吞噬体；原体进入胞质数小时后失去细胞壁，转变为代谢活跃的网状体，进行二分裂增殖。衣原体依赖宿主细胞提供的能量使吞噬体体积不断增大，最终填充整个胞质，此时吞噬体成为包涵体。包涵体体积继续增大，网状体开始出现细胞壁，最终转化为代谢缓慢的原体，从细胞中释放出来而感染新的细胞[16-17]。衣原体对热敏感，其传染性在室温下可迅速丧失；衣原体在 56℃ ～60℃可存活 5～10 min。但衣原体耐寒，在 –70℃下能存活数年。常用的消毒剂，如 0.1% 甲醛、0.5% 石炭酸、75% 乙醇等，可将衣原体迅速灭活。

（二）发病机制

衣原体感染的主要病理改变是淋巴细胞和巨噬细胞浸润组织的慢性炎症表现[18]；衣原体感染还可产生内毒素，最终可导致生殖腔道炎症粘连与阻塞，以至黏膜细胞坏死、输卵管纤毛运动停止，引起不孕并造成组织损伤，后期还可以形成瘢痕[19]。衣原体感染可导致高发生率的长期并发症，包括不育、宫外孕和慢性盆腔疼痛[20-21]。其具体致病机制尚不清楚。目前关于衣原体的致病机制有两种假说：一种是免疫学假说，即免疫反应间接导致组织损害是主要的致病机制；另一种是细胞假说，即持续感染的细胞分泌的炎症因子是组织损害的直接原因。衣原体的热休克蛋白 60（HSP60）是一种重要的抗原，也是主要的致病因素之一。由于衣原体感染常为慢性"隐匿性"感染，衣原体能够在组织中长期存留，因而可持续释放 HSP60，从而导致迟发性变态反应。HSP60 可诱导 T 细胞反应，激活细胞毒性 T 细胞（CTL），破坏宿主细胞。衣原体细胞壁的类脂多糖类物质（LPS）可诱导 TNF-α 的产生，刺激吞噬细胞活性，从而导致组织损害[17]。

衣原体感染的疾病过程和临床表现可能就是衣原体复制导致的组织损害和衣原体激起的炎症反应以及宿主细胞破坏的坏死物质等产生的综合影响[13]。

三、临床表现

衣原体主要通过性交传染，传播途径以性传播为主，多数是男性首先感染、通过性行为传给女伴；也可经手或患者污染的衣物、用品等间接传播。母婴间可通过宫内感染、产道感染和产褥期感染等方式垂直传播。

衣原体常常引起慢性、隐匿性、持续性感染和反复感染[22]，潜伏期可为数天至数个月，但多数为 1～3 周。新生儿感染的潜伏期一般为 7～12 d[23]。虽然大多数感染者无自觉症状（50% 的男性和 70% 的女性患者为无症状感染者[24]），但 30% 的患者在泌尿生殖道衣原体感染后有症状[19]。衣原体感染在男性中可引起尿道炎、睾丸萎缩、附睾炎和睾丸炎等；在女性中可引起黏液脓性宫颈炎、急性盆腔炎、异位妊娠、不孕、输卵管阻塞、慢性盆腔疼痛等[25-31]，其中有部分女性感染者无症状。长期反复的泌尿生殖道衣原体感染可增加宫颈鳞状上皮细胞癌和艾滋病（AIDS）发病的风险[32-33]。最近还有报道，沙眼衣原体可以与人乳头状瘤病毒（human papilloma virus, HPV）协同诱发宫颈瘤样病变[34]，是其他性传播疾病的危险因素。

1. 男性感染

男性感染主要表现为尿道炎，其临床表现与淋菌性尿道炎类似但较轻。典型的症状是尿道刺痒、刺痛或烧灼感，少数患者伴有不同程度的尿频、尿急、尿痛及排尿困难。查体常可见尿道口红肿及尿道分泌物；分泌物多呈浆液性，白色，量少，稀薄；有些患者晨起时会发现尿道口有少量分泌物结成的脓膜封住尿道口（糊口现象）或内裤被污染，严重者可有脓性黏液分泌物。有些患者（30%～40%）可无任何症状，也可出现不典型症状，因此，在初诊时，许多患者易被误诊或漏诊。19%～45%的患者同时伴有淋球菌感染。如不治疗，50%～70%的患者可在1～3个月内自愈[13]。但无症状感染有时可持续数月至数年。未经治疗的衣原体尿道炎经常上行感染引起并发症，常见的如下所述。

（1）衣原体性附睾炎：多为急性，常出现不对称的附睾肿大、疼痛、水肿、硬结，可引起局部或全身发热；硬结多发生在附睾的曲细精管，查体可触及痛性硬结。炎症明显时，阴囊表面的皮肤充血、发红、水肿。在未经治疗的患者中，附睾炎的发病率为1%～2%。有时睾丸也可受累，出现睾丸肿大、疼痛和触痛以及阴囊水肿和输精管变粗等。

（2）衣原体性前列腺炎：多为亚急性，出现会阴部及其周围轻微疼痛或酸胀感，伴有直肠坠胀感。查体可见前列腺不对称肿大、变硬或有硬结和压痛。尿中可出现透明丝状物或灰白色块状物。大约半数以上的衣原体性前列腺炎患者诉有排精痛。慢性者可无明显症状或由会阴钝痛、阴茎痛，也可出现腰酸、下腹坠胀等。

（3）Reiter综合征：表现为尿道炎、结膜炎和关节炎三联征。HLA-B27阳性的男性多见，占此类综合征患者的60%～70%。临床可表现为性接触后或肠道感染后出现不对称性下肢关节炎、尿道炎或前列腺炎、结膜炎、环状包皮龟头炎、掌跖脂溢性皮肤角化病。大约1%的衣原体性尿道炎患者可发生Reiter综合征。以微量免疫荧光（micro-IF）抗体测定法检查未经治疗的典型Reiter综合征男性患者发现，约有80%的患者先有或同时有感染沙眼衣原体[13]。

（4）直肠炎：主要发生在男性同性性行为者，临床表现可无任何症状，也可出现肛门疼痛、出血、黏液分泌物和腹泻等。

（5）其他：1%～2%的衣原体性尿道炎患者可由于自身接种而并发眼结膜炎，另外还可出现眼虹膜炎、强直性脊柱炎等。

（6）不育：最近的研究表明，沙眼衣原体E型感染精子后可大大降低精子的活力和生存能力，导致精子凋亡率增加[36]，这可能会导致男性的不育[37]。

2. 女性感染

女性感染主要发生衣原体性宫颈炎和尿道炎，多数患者症状轻微或无症状。

（1）衣原体性宫颈炎：是最常见的女性沙眼衣原体感染[38]，主要为宫颈内膜炎，表现为宫颈充血、水肿、触之易出血、黄色黏液脓性分泌物增多以及下腹部不适等症状。阴道壁黏膜正常。约2/3的患者无症状，因而常因误诊、漏诊、不能及时治疗而转化为慢性宫颈炎，从而易引起宫颈不典型增生，增加宫颈赘生物生长的风险[39]。有症状者其症状也缺乏特异性，多数可出现阴道分泌物异常，如白带增多、外阴瘙痒、轻度腹痛，伴有泌尿系统感染、非月经期或性交后出血等症状。查体可见宫颈口黏液脓性分泌物，宫颈充血、水肿、糜烂、脆性增加[40]。

（2）衣原体性尿道炎：女性衣原体性尿道炎的特点是症状不明显或无症状，约有50%的患者可出现尿频及排尿困难，可有尿急，但无尿痛症状或仅有轻微尿痛。查体可见尿道口充血、微肿或正常，挤压时常有分泌物溢出，也可有少量分泌物自行溢出。60%～80%的尿道感染者同时合并有宫颈感染。

（3）衣原体性盆腔炎：衣原体性宫颈感染如不治疗，可上行发展为盆腔炎症性疾病（PID），并可导致严重的后遗症[41-42]。盆腔炎是女性泌尿生殖道衣原体感染后最为严重的并发症，表现为急性输卵管炎伴或不伴子宫内膜炎。女性生殖道衣原体感染后若不治疗，20%～40% 的患者可发展为盆腔炎。轻者可无症状，重者可有严重的腹痛并伴有发热，还可有性交痛、经期延长及经期内出血增多等症状。其中 20% 的盆腔炎患者会出现不孕，18%会转为慢性盆腔炎，9% 会出现输卵管妊娠[43]。宫颈管内沙眼衣原体感染有 30%～40% 会延伸至子宫内膜，并且孕期增多的激素可使沙眼衣原体的毒性增加，损害发育中的胚胎[18]。

（4）衣原体性附件炎：常见的有输卵管炎，通常先有或同时伴有衣原体性宫颈炎或子宫内膜炎。急性发病时有下腹疼痛、压痛、反跳痛，或有膀胱刺激症状，常伴有发热；病情严重时可有高热、寒战、头痛、食欲缺乏等；病情较轻时，下腹部可有轻微疼痛，红细胞沉降率稍快。查体仅有少数患者可扪及输卵管增粗或炎性肿块，这些可能造成输卵管粘连等后遗症，导致输卵管性不孕。尽管许多衣原体性输卵管炎会继续进展至输卵管瘢痕化，导致不育，但可无任何症状或症状甚轻微衣原体，此类衣原体性输卵管炎被称为"寂静型输卵管炎"（silent salpingitis）[13]。

（5）衣原体性肝周围炎（Fitz-Hugh-Curtis 综合征）：患者既往有淋球菌或衣原体感染史，突然出现类似胆囊炎的右上腹疼痛、发热、恶心或呕吐；查体有局限性腹膜炎的体征，腹腔镜下观察到腹腔炎及肝周围炎的证据；血清学检查可有高滴度的、特异性的抗衣原体 IgM和 IgG 抗体。衣原体引起的肝周围炎需注意与病毒性肝炎、急性胆囊炎、上消化道穿孔及阑尾炎等相鉴别[44]。

3. 新生儿衣原体感染

孕妇感染衣原体后可导致早产儿、低体质量儿、胎膜早破、死胎、自然流产、流产后子宫内膜炎等。如未经有效治疗，可传染新生儿，通过垂直传播引起新生儿眼炎、鼻咽炎及肺炎[7,38,45]。

四、实验室检查

（一）标本的采集

1. 男性

先用消毒棉签将尿道口分泌物擦干净，让患者自行挤压阴茎数次后，用男性专用的无菌取样拭子轻轻插入尿道 2～2.5 cm，旋转 360º，停留约 15 s 再取出，获得细胞材料后取出立即送检。前列腺液和精液按照常规方法取出。

2. 女性

常规消毒外阴，用阴道窥器扩张阴道后，先用无菌棉球清除宫颈口分泌物，然后另取小棉拭子蘸取无菌生理盐水少许并插入患者宫颈 1～2 cm，取宫颈管单层柱状上皮细胞。取样拭子不可碰触阴道壁。标本取出后置于配套的无菌试管中立即送检[46-47]。所有标本均 5 min之内送检[48]。

（二）主要检查方法

常用的实验室衣原体感染检查方法可以分为两类，即细胞培养法和非培养法，非培养法又包括：①理化染色法；②免疫学检测法，包括抗原和抗体的检测；③核酸扩增技术及DNA 杂交技术。

1. 细胞培养法

由于衣原体具有专性细胞内寄生性，一般培养不能使其生长，只有在活的细胞内才能使其复制、增殖。目前常采用 McCoy 细胞或 Hela229 细胞分离培养、染色后镜下观察有无细胞包涵体的方法检查衣原体[49]。该方法特异性可达 100%，一直被视为"金标准"。该方法的缺点是：对标本采集、运送、培养条件要求严格，实验操作复杂，操作难度大，设备要求高，成本高，结果判断费时费力[50]，需 3～7 d 时间才能出结果；而且临床标本中所含衣原体少，易污染，敏感性低，仅为 70%～90%，故该方法未能得到广泛应用[51]。然而，临床株的培养是体外药物敏感试验的基础，因此，提高衣原体细胞培养检出的阳性率非常重要。目前我国很多医院还不具备细胞培养条件，故不能将其作为临床诊断的常规方法[5,24]。另外，因为收集适宜的尿道标本较困难和衣原体数量少，在无症状的男性中该方法的敏感性更低。现在越来越倾向于将几种方法如直接荧光抗体测定、培养法、聚合酶链反应结合起来作为"扩大的金标准"[15]。为了提高衣原体细胞培养法的检出率，需要在细胞活力以及标本的采集、储存、接种、传代和污染的预防等方面引起重视[37]。

2. 非培养法

（1）标本直接涂片染色镜检

将临床标本涂片后，进行吉姆萨染色、碘染色或帕氏染色，然后在显微镜下观察有无衣原体包涵体。这是一种简便、价廉的诊断方法，可用于新生儿眼结膜刮片的检查，但不适用于泌尿生殖道衣原体感染的诊断，因为其对泌尿生殖道标本的敏感性和特异性均极低。据调查，对于男性尿道标本，其敏感性为 15%；对于女性宫颈标本，其敏感性为 41%[45,50]。

（2）直接荧光抗体法和酶联免疫吸附试验

直接荧光抗体法（direct fluorescence antibody test, DFA）、酶联免疫吸附试验（enzyme linked immunosorbent assay, ELISA）等检查方法是比较实用的方法，其中 DFA 和 ELISA 的敏感性为 86%～93%，特异性为 93%～96%，但对于低危人群及无症状人群，它们无法与 PCR 和连接酶链反应（ligase chain reaction, LCR）相比[15]。直接免疫荧光法的原理是：当将针对衣原体主要外膜蛋白或脂多糖的单克隆抗体（用荧光素标记）与相应的抗原结合时，在荧光显微镜下，可见到亮苹果绿的原体和始体为阳性。该方法检测衣原体的特异性高，操作简便，价廉；但其缺点是：需要经验丰富的技术人员，荧光显微镜较昂贵，抗体荧光易淬灭，不适于检测大量标本[52]。酶联免疫吸附试验是：用衣原体抗体致敏聚苯乙烯小珠或包被微量板孔，捕获标本中的衣原体抗原，通过酶联显色反应判断结果。该方法具有操作简便、快速、结果易于判断的优点，适于大批量标本检测[53-54]；缺点是：试验结果阴性时，不能完全排除衣原体感染，因为有可能是由于衣原体数量不足或标本采集不当所致，在低流行率的人群中应用时，解释结果宜慎重[50]。

（3）胶体金免疫层析法

胶体金免疫层析法已用于衣原体感染的快速诊断，结果可在半小时内得到。但胶体金免疫层析法的敏感性和特异性均较低，因漏检、误检也导致检出率相应降低[21]。

（4）核酸扩增检测法

核酸扩增检测法具有很高的敏感性（90%～97%）和特异性（99%～100%），世界卫生组织已推荐将该方法作为扩大的泌尿生殖道衣原体感染实验室诊断的"金标准"[55]。聚合酶链反应（PCR）是一种简便、快速、可靠的检测方法[56]，尤其是对低危人群、无症状人群。

现在，实时 PCR 已越来越多地应用到临床中，该方法更容易进行且速度更快，因为它是在密闭系统中进行的，较常规 PCR 更不容易被污染[57]，其对诊断泌尿生殖道衣原体感染的敏感性和特异性都非常高，是目前最常用的衣原体检测方法[58]。连接酶链反应（LCR）是另一种用于检测衣原体感染的核酸扩增技术，具有反应快速，敏感性和特异性均高，方法自动化等优点。核酸扩增试验法在衣原体感染检测方面比衣原体的快速试验法更精确[59]。

（5）血清抗体检测法

血清抗体检测法尚未广泛用于泌尿生殖系统衣原体感染的诊断，此方法一般不易区分现症感染与既往感染，因为微生物培养阴性且无症状的患者血清学试验阳性者也许反映既往感染。

（6）直接检测核酸的技术（即基因探针技术）

根据沙眼衣原体染色体和质粒的 DNA 序列设计的 DNA 探针，是通过以放射性同位素、化学发光物或酶进行标记，与标本中的靶核酸杂交来检测的。虽然探针有自动化和可检测大量标本的优点，但此法成本高，步骤繁琐，与培养法比较，其敏感性和特异性分别为 73% ~ 96% 和 98% ~ 99%[60]。多数研究表明，探针的敏感性比培养法低，而与酶免疫法相似，且其敏感性与培养的包涵体单位量成正比，探针检测的敏感性在男性比女性低。

五、诊断及鉴别诊断

（一）诊断

1. 病史

1 ~ 3 周内有非婚性接触史或配偶感染史。

2. 症状和体征

男性有尿道黏液性或黏液脓性分泌物，并有尿痛、尿道不适等症状；女性有阴道分泌物异常，宫颈管黏液脓性分泌物等症状。

3. 实验室检查

（1）用涂片法或培养法检查无淋菌证据。

（2）男性尿道分泌物革兰氏染色可见多形核白细胞，在油镜下（1 000 倍）平均每视野 >5 个多形核白细胞为阳性；晨起首次尿或间隔 3 ~ 4 h 的排尿尿液（前段尿 15 ml）沉渣在高倍镜（400 倍）下，平均每视野 >15 个多形核白细胞有诊断意义。

（3）女性可以查见黏液脓性分泌物，呈黄色，在油镜下（1 000 倍）平均每视野多形核白细胞 >30 个有诊断意义（应除外滴虫感染）。目前由于衣原体的培养和诊断试剂盒的使用尚无条件或不够规范，临床试验诊断中只需见到有炎症细胞（多形核白细胞）并除外淋球菌感染即可做出诊断。

（4）病原学检查见到衣原体（包括镜检、培养、抗原和核酸检查）[44]。

（二）鉴别诊断

临床上，衣原体常与淋球菌交叉感染，部分淋病患者经过一段抗淋治疗后，淋菌性尿道炎症状虽有所改善，但却始终不能痊愈，且检查又找不到淋球菌，因而被称为淋病后尿道炎。20% ~ 40% 的淋病患者在诊断为淋病时就已合并泌尿生殖道衣原体感染，这两种病原体均可引起男性尿道炎、附睾炎、直肠炎以及女性宫颈炎、尿道炎、盆腔炎等，它们所引起的疾病的临床症状和体征相似，单凭临床观察不易区分。越来越多的证据表明，衣原体和淋球菌的合并感染已经成为许多国家存在的问题。2008 年，世界卫生组织（WHO）估计新发沙眼衣原体和淋球菌感染的成人病例数分别为 1.057 亿和 1.061 亿 [61-62]。表 2-1 为衣原体引起的非淋菌性尿道炎和淋菌性尿道炎的临床鉴别诊断要点。

表 2-1　非淋菌性尿道炎和淋菌性尿道炎的临床鉴别要点

鉴别要点	淋菌性尿道炎	非淋菌性尿道炎
潜伏期	3～5 d	1～3 周或更长
尿痛和排尿困难	多见	轻微或无尿痛
全身症状	偶尔可见	无
尿道分泌物	量多，脓性	量少，多为黏液状
镜检	白细胞内革兰氏阴性双球菌	无双球菌
培养	有淋球菌生长	有沙眼衣原体或其他微生物生长

六、治疗

（一）治疗原则

泌尿生殖道衣原体感染的治疗目的是治愈感染，防止发生并发症，阻断进一步传播。因此，衣原体感染的治疗上应做到早期诊断、早期治疗，规则用药、足量用药、治疗方案个体化，性伴需同时治疗。作为一种常见的性传播疾病病原体，迄今为止衣原体还没有有效的疫苗问世，因此，抗生素仍然是治疗衣原体所致泌尿生殖道感染的有效方法 [63]。幸运的是，衣原体感染很容易用抗生素治疗 [64]。现多采用大环内酯类、喹诺酮类及四环素类药物对泌尿生殖道衣原体感染进行治疗。随着耐药菌株的增加，有些常规用药临床效果不佳。一个疗程不能治愈，需多个疗程才能清除病原菌。

（二）治疗方案

1. 药物治疗分类

目前用于治疗泌尿生殖道衣原体感染的抗生素主要分为四类 [15,65]：①抑制叶酸合成类：主要为磺胺类药物，但由于其杀菌力弱，已不再作为临床常规治疗用药；②抑制蛋白合成类：这一类药物包括利福平、大环内酯类、林可霉素、氯霉素和四环素；③抑制细胞壁合成类：青霉素可干扰网状体分化和细胞壁形成，然而，如果有大量异常形态的网状体出现在包涵体内，伴随着热休克蛋白 60（HSP60）的分泌，抗生素可被随后的免疫反应清除，则网状体可继续分化成熟并向原体转化，所以除氨苄青霉素有时仍用于孕妇沙眼衣原体感染外，其他 β- 内酰胺类很少有临床疗效；④抑制 DNA 促旋酶类：一些喹诺酮类药物在体外和体内均有较好活性，最早应用于临床的是氧氟沙星，最近，莫西沙星、司帕沙星、曲伐沙星的临床应用的有效性也都得到了证实。然而，可能由于对衣原体或宿主细胞的穿透性不同，即使作用方式相同的药物，抑制衣原体复制的能力也大不相同。因此，适当的抗生素治疗方案的选择就成为进一步研究的方向。

2. 参考方案

（1）原卫生部 2000 年提出的推荐治疗方案：多西四环素 100 mg，口服，每日 2 次，连服 7～10 d；或阿奇霉素 1 g，一次顿服，饭前 1 h 或饭后 2 h 服用；或红霉素 500 mg，口服，每日 4 次，连服 7 d；或琥乙红霉素 800 mg，口服，每日 4 次，连服 7 d；或氧氟沙星

300 mg，口服，每日 2 次，连服 7 d；或米诺环素 100 mg，口服，每日 2 次，连服 10 d[37]。

（2）2006 年美国疾病控制中心推荐的衣原体感染治疗方案：阿奇霉素 1 g，单次顿服；或多西环素 100 mg，口服，每日 2 次，共 7 d。替代方案为：红霉素 500 mg，口服，每日 4 次，共 7 d；或琥乙红霉素 800 mg，口服，每日 4 次，共 7 d；或氧氟沙星 300 mg，口服，每日 2 次，共 7 d；或左氧氟沙星 500 mg，口服，每日 1 次，共 7 d[66]。

3. 推荐方案和替代方案

（1）推荐方案：阿奇霉素 1 g，饭前 1 h 或饭后 2 h 一次顿服；或多西环素，每日 2 次，一次 100 mg，共 7~10 d。

阿奇霉素（azithrornydn, AZM）为第二代大环内酯类抗生素[67]，是通过与核蛋白体的 50S 亚基结合，抑制敏感细菌蛋白质合成而发挥抑菌或杀菌作用的。研究表明，大环内酯类抗生素可抑制多种细胞因子的生成，具有免疫抑制[68]、抗纤维化等作用[69]，因而其疗效较好。阿奇霉素临床效用上具有对酸稳定、半衰期长、组织细胞内浓度高、疗效显著、安全性和耐受性好等优点[70-71]。单一剂量的阿奇霉素在子宫和宫颈组织中的浓度高于沙眼衣原体的最低抑菌浓度，为 20 d 或更长时间。阿奇霉素不与其他药物相互作用且不具有肝毒性[72-73]，而且，在妊娠女性患者，只用一个口服剂量的阿奇霉素就足以治疗不复杂的衣原体感染。在路易斯安那大学进行的一项研究显示，单一剂量的阿奇霉素给药是足够用于治疗单纯性衣原体病感染的，有效率为 98%[74-75]。选择阿奇霉素强化疗法，即在单次用药后的第 3 天，再追加用药 1 次，也能收到较好临床效果[76]。用静脉滴注和口服阿奇霉素相结合取得了较为满意的效果，值得临床推广使用[40]。阿奇霉素也是《美国疾病预防控制中心性传播疾病治疗指南》中治疗泌尿生殖道衣原体感染的推荐用药[67]。

（2）替代方案：米诺环素 100 mg，每日 2 次，共 10 d；或红霉素碱 500 mg，每日 4 次，共 7 d；或四环素 500 mg，每日 4 次，共 2~3 周；或罗红霉素 150 mg，每日 2 次，共 10 d；或克拉霉素 500 mg，每日 2 次，共 10 d；或氧氟沙星 300 mg，每日 2 次，共 7 d；或左氧氟沙星 500 mg，每日 1 次，共 7 d；或司帕沙星 200 mg，每日 1 次，共 10 d。

米诺环素是第二代半合成的四环素类广谱抗生素，具有高度的亲脂性、较强的组织穿透力及良好的抗菌作用。在已有的四环素类抗生素中，米诺环素的抗菌作用最强，不仅对革兰氏阳性菌、阴性菌和厌氧菌有抗菌作用，对支原体、衣原体、螺旋体以及分枝杆菌等病原体也具有很强的抗菌作用[77]。米诺环素在国内外已广泛用于非淋菌性尿道炎的治疗，且疗效满意[78]。

克拉霉素是一种新型的大环内酯类抗生素，其在体内的抗菌活性比在体外大为提高。克拉霉素抗菌谱与红霉素相似，经尿路排出的活性物质相当于用量的 35%，大大高于其他大环内酯类药物的平均 6% 的水平。克拉霉素体外抗沙眼衣原体活性是红霉素的 7~10 倍，为多西环素的 4 倍[79]。克拉霉素口服吸收后，经胃肠道吸收并迅速分布到身体各组织和体液中，在泌尿生殖系统及皮肤软组织中均有较高的浓度，故其对泌尿生殖道衣原体感染具有疗效好、疗程短及不良反应少等优点[77]。

4. 新生儿衣原体眼结膜炎的治疗方案

红霉素干糖浆粉剂 50 mg/(kg.d)，分 4 次口服，连服 2 周；如有效，再延长 1~2 周。0.5% 红霉素眼膏或 1% 四环素眼膏出生后立即滴入眼中，对衣原体感染有一定预防作用。

5. 孕妇衣原体感染的治疗方案

红霉素碱 500 mg，每日 4 次，共 7 d；或红霉素碱 250 mg，每日 4 次，14 d；或阿奇霉素 1 g，单剂口服。妊娠期忌用多西环素和氧氟沙星。阿奇霉素可作为女性妊娠期泌尿生殖道衣原体感染的治疗药物。

6. 对性伴的处置

患者出现症状或确诊前的 2 个月内的所有性伴均应接受检查和治疗。患者及其性伴在完成治疗之前应避免性行为。

7. 女性衣原体感染的宫颈微波治疗

由于衣原体不耐热，对外界的抵抗力弱，在对患者采用药物治疗的同时，对其进行择期宫颈微波治疗可有效消除隐藏的病原体，即通过微波的热效应，能够有效将其杀灭。微波治疗后，对宫颈管及宫颈阴道部治疗面给予抗菌药膜覆盖可起到抗菌消炎、加速创面愈合的作用，从而可达到有效治疗和预防复发的目的，其效果明显优于单用口服药物治疗[80]。

8. 中西医结合治疗

有研究表明，连翘、黄柏、白芷、地肤子、鱼腥草、败酱草均有广谱抗病原微生物作用，能促进白细胞的吞噬功能，降低毛细血管通透性，减轻渗出水肿，促进组织再生和伤口愈合；柴胡有抗菌、抗病毒作用，同时能促进免疫功能增强，吞噬功能增强，自然杀伤细胞功能增强，提高病毒特异性抗体滴度，提高淋巴细胞转核率；黄芪能增强单核巨噬细胞的吞噬活性，诱发干扰素、白细胞介素产生等，提高人体的自身免疫功能，达到抑制和杀伤病原微生物的作用；全方配伍，可共奏清热解毒、祛湿止痒之功。运用中西医结合方法治疗衣原体感染是解决泌尿生殖道衣原体感染治疗过程中出现的耐药性和提高患者用药依从性的有效途径之一[36]。

（三）治疗中存在的问题

目前治疗泌尿生殖道衣原体感染的主要药物是抗生素，然而，临床泌尿生殖道衣原体感染治疗失败的报道愈来愈多。在治疗衣原体感染的过程中，许多医生发现，尽管正规甚至联合、序贯使用了多种抗生素，仍有一些患者的衣原体检测不能转阴，感染不能治愈。泌尿生殖道衣原体感染治疗失败的原因很多，主要包括：患者的依从性差，药物的生物利用率低，剂量错误，忽视了对性伴的诊治，假阳性诊断，外生殖道残留病原体再感染等。感染的持续存在还与患者年龄、治疗期间的性交活动有关[81]。

衣原体感染的复发也是一个普遍问题，许多研究者甚至称之为"持续感染状态"。衣原体感染患者中约有 86% 的女性和 55% 的男性感染者的持续感染时间为 1 年以上[55]。病情迁延会给患者带来沉重的经济和心理负担。近年来，受耐药菌株增加及治疗不规范等诸多因素影响，泌尿生殖道衣原体感染的并发症逐渐增多，其症状趋于顽固持续[82-83]。从微生物产生耐药率的规律来看，只要是临床常用的抗生素，微生物的耐药率一般会随着时间的推移而增高[84]。因此，进行药敏测定有重要意义：①有助于临床医师选择最合适的抗菌药物：对于顽固难治的泌尿生殖道衣原体感染，在排除误诊、再感染、性伴未治疗等可能因素后，应尽量做药敏试验，选用敏感性高的抗生素；②进行细菌耐药性监测：了解本医院、本地区及全国某种致病菌的耐药变迁情况，以便采取有效措施，防止细菌耐药的发生和发展；③为耐药基因的研究筛查耐药菌株并探讨药敏结果和临床疗效的相关性。

造成泌尿生殖道衣原体感染迁延的另一个主要原因是机体不能对衣原体组织进行强有力的免疫清除[85]。一方面是衣原体的抗原性不强；另一方面是由于衣原体寄生于细胞内，有可能逃避宿主的免疫防御作用，得到间歇性的保护。

（四）判愈标准

1. 临床症状消失 1 周以上，尿道无分泌物，或分泌物镜检（×100）中每个视野白细胞≤4 个。

2. 尿液澄清，沉渣镜检阴性。

3. 尿道（宫颈）标本衣原体、支原体荧光免疫法检查阴性（有条件时）。

（五）预后

泌尿生殖道衣原体感染患者如得到及时诊断和正确治疗，则预后良好。但随着耐药性的增加及由于其他客观因素，一些患者可出现复发甚至持续感染。

（六）随访

我国 CDC 2000 年和美国 CDC 2002 年非淋菌性尿道炎随访标准是：在治疗结束后 1 周随访复查。目前的临床经验是：停药后至少 20 d 以上做病原体复查才准确，且须每月复查 1 次，连续复查 3 次阴性才可以排除检查误差及患者的不同情况，方可判断治愈[44]。

采用阿奇霉素或多西环素治疗的患者在完成治疗后一般无需进行微生物随访。有下列情况时应考虑做微生物随访：①症状持续存在；②怀疑再感染；③怀疑未依从治疗；④无症状感染；⑤红霉素治疗后[17]。

七、预防

有关我国泌尿生殖道衣原体感染的一项流行病学研究显示，在年龄为 20～44 岁的女性，泌尿生殖道衣原体感染率为 2.6%[86]。半年性伴侣超过 3 个，多性伴或滥交者，感染的可能性更大。首次性行为年龄越小，性传播感染衣原体的可能性越大[87-88]。有研究表明，衣原体感染的危险因素为：年龄较小（一般小于 25 岁）时的性行为、文化程度低、种族差异、收入、未婚、感染其他性传播疾病、多个性伴侣、未使用安全套、口服避孕药、存在宫颈异物等[89]。由于衣原体感染可引起严重的后果，因此，开展泌尿生殖道衣原体感染的防治具有重要的公共卫生学意义。主要建议如下所述。

（一）对于青少年，尤其是女性青少年：应加强性健康教育，培养其科学的性观念[90-92]。应避免非婚性行为，推迟首次性交年龄，减少性伴的数目，慎重选择性伴，使用安全套等。只有年轻妇女积极主动筛查，每年坚持复查并通知性伴侣一起治疗，才能实现在普通人群发病率下降[93]。

（二）对于有不洁性行为、外阴瘙痒以及有阴道脓性、浆液性分泌物增多或经常出现排尿刺激症状的门诊患者，或由于其他原因导致生殖道炎性反应、经正规治疗无效的患者：应进行衣原体的检测，做到及时诊断、及时治疗，避免发生并发症和后遗症[94]。

（三）对于高危人群，特别是从事性服务的女性人群：开展针对性筛查和回访追踪是预防泌尿生殖道衣原体感染的一个有效途径[95]。

总之，衣原体在体内寄居是正常的，患者自觉症状消失后，要加强体育锻炼，提高自身抵抗力，洁身自爱，不纵欲，防止复发[66]。

参考文献

[1] Ilknur Tosun, Meral Cihanyurdu, Nese Kaklikkaya, et al. Asymptomatic Chlamydia trachomatis infection and predictive criteria among low-risk women in a primary care setting. Japanese Journal of Infectious Diseases,

2008, 61(3): 216-218.

[2] Stefan Jerchel, Inga Kaufhold, Larissa Schuchardt, et al. Host immune responses after hypoxic reactivation of IFN-γ induced persistent Chlamydia trachomatis infection. Frontier in Cellular Infection Microbiology, 2014, 4: 43.

[3] 邵丽丽, 杨晓静, 杨丽娜, 等. 多次传代培养提高沙眼衣原体生殖道感染的检出率. 中华皮肤科杂志, 2010, 43(2): 129-130.

[4] Houda Gharsallah, Olfa Frikha-Gargouril, Hanen Sellami, et al. Chlamydia trachomatis genovar distribution in clinical urogenital specimens from Tunisian patients: high prevalence of C. trachomatis genovar E and mixed infections. BMC Infectious Diseases, 2012, 12(1): 1-7.

[5] Word Health Organisation. Global prevalence and incidence of selected curable sexually transmitted infections: 2008. Reproductive Health Matters, 2012, 20(40): 207-209.

[6] Patel AL, Sachdev D, Nagpal P, et al. Prevalence of Chlamydia infection among women visiting a gynaecology outpatient department: evaluation of an in-house PCR assay for detection of Chlamydia trachomatis. Annals of Clinical Microbiology and Antimicrobials, 2010, 9(1): 41-47.

[7] Land JA, van Bergen JE, Morre SA, et al. Epidemiology of Chlamydia trachomatis infection in women and the cost-effectiveness of screening. Human Reproduction Update, 2010, 16(2): 189-204.

[8] 樊尚荣, 周小芳(编译). 2015年美国疾病控制中心性传播疾病的诊断和治疗指南（续）——沙眼衣原体感染的诊断和治疗指南. 中国全科医学, 2015, 18(26): 3132-3133.

[9] 陆泉, 袁彩云, 谢春英, 等. 11 254例生殖道沙眼衣原体感染荧光PCR检测结果分析. 中国艾滋病性病, 2013, 19(10): 760-766.

[10] 王万春, 严张仁. 乳糖酸阿奇霉素治疗泌尿生殖道沙眼衣原体感染的疗效. 中国医药指南, 2013, 11(13): 129-130.

[11] 俞苏蒙, 叶晓波, 邢云卿, 等. 健康青年沙眼衣原体感染血清流行病学调查. 职业与健康, 2013, 29(23): 3159-3163.

[12] Zigangirova NA, Rumyantseva YP, Morgunova EY, et al. Detection of C. trachomatis in the serum of the patients with urogenital chlamydiosis. BioMed Research International, 2013. http://dx.doi.org/10.1155/2013/489489.

[13] 杨国亮. 皮肤性病学(全国高校统编教材). 北京: 人民卫生出版社, 1980.

[14] 韩玲玲. 单剂阿奇霉素治疗: 156例女性沙眼衣原体感染疗效观察. 广西中医学院学报, 2009, 12(1): 25-26.

[15] 王伟, 郝敏. 泌尿生殖道沙眼衣原体感染的研究进展. 国外医学妇幼保健分册, 2005, 16(5): 299-301.

[16] 陈声利, 赵天恩. 泌尿生殖道沙眼衣原体感染的流行病学及高危因素. 国外医学皮肤性病学分册, 2002, 28(2): 119-121.

[17] 赵辨. 中国临床皮肤病学. 南京: 江苏科学技术出版社, 1980.

[18] 杨潇, 荣涛, 云馨, 等. 女性解脲支原体和沙眼衣原体感染与流产关系分析. 中国实验诊断学, 2011, 15(4): 678-679.

[19] Mardh PA. Tubal factor infertility with special regard to chlamydial salpingitis. Current Opinion in Infectious Diseases, 2014, 17(1): 49-52.

[20] Maryam Afrakhteh, Atossa Mahdavi, Hadi Beyhaghi, et al. The prevalence of Chlamydia trachomatis in patients who remained symptomatic after completion of sexually transmitted infection treatment. Iran J Reprod Med, 2013, 11(4): 285-292.

[21] 丁海峰, 吴有才, 张绪利, 等. 泌尿生殖道沙眼衣原体感染检测分析. 检验医学与临床, 2013, 10(10): 1298-1299.

[22] 李淑霞, 宁雅倩, 姜琳. 4种抗生素治疗宫颈沙眼衣原体感染的疗效观察. 国际生殖健康/计划生育杂志, 2009, 28(4): 269-271.

[23] 皮雪敏, 周影虹, 孟运莲. 母体沙眼衣原体感染对胎儿和新生儿的影响. 国外医学妇幼保健分册, 2005, 16(1): 24-26.

[24] van de Laar MJ, Morre SA1. Chlamydia: a major challenge for public health. Euro Surveill, 2007, 12(10): 1-2.

[25] Gallegos G, Ramos B, Santiso R, et al. Sperm DNA fragmentation in infertile men with genitourinary infection by Chlamydia trachomatis and Mycoplasma. Fertil Steril, 2008, 90: 328-334.

[26] Bezold G, Politch JA, Kiviat NB, et al. Prevalence of sexually transmissible pathogens in semen from asymptomatic male infertility patients with and without leukocytospermia. Fertil Steril, 2007, 87: 1087-1097.

[27] Jakiel G, Robak-Cholubek D, Wieczorek P, et al. Evaluation of some parameters of human semen with positive chlamydial reaction. Ann Univ Mariae Curie Sklodowska, 2004, 59: 61-64.

[28] Gdoura R, Keskes-Ammar L, Bouzid F, et al. Chlamydia trachomatis and male infertility in Tunisia. Eur J Contracep Reprod Health Care, 2001, 6: 102-107.

[29] Custo GM, Lauro V, Saitto C, et al. Chlamydial infection and male infertility: an epidemiological study. Arch Androl, 1989, 23: 243-248.

[30] Gump D, Gibson M, Ashikaga T. Evidence of prior pelvic inflammatory disease and its relationship to Chlamydia trachomatis antibody and intrauterine contraceptive device use in infertile women. Am J Obstet Gynecol, 1983, 146: 153-159.

[31] Tomohiro Yamazaki, Megumi Matsumoto, Junji Matsuo, et al. Frequency of Chlamydia trachomatis in Ureaplasma-positive healthy women attending their first prenatal visit in a community hospital in Sapporo, Japan. BMC Infectious Diseases, 2012, 12: 82.

[32] 张娟娟, 卢次勇, 冯铁建. 泌尿生殖道沙眼衣原体分子流行病学研究进展. 中国艾滋病性病, 2011, 17(4): 490-494.

[33] Sonali Bhattar, Preena Bhalla, Sanjim Chadha, et al. Chlamydia trachomatis infection in HIV-infected women: need for screening by a sensitive and specific test. Infectious Diseases in Obstetrics and Gynecology, 1969, 2013(3): 960769.

[34] Margaret M Madeleine, Tarja Anttila, Stephen M Schwartz, et al. Risk of cervical cancer associated with Chlamydia trachomatis antibodies by histology, HPV type and HPV cofactors. International Journal of Cancer, 2006, 120(3): 650-655.

[35] 朱学骏, 孙建方(主译). 皮肤病理学(第3版). 北京: 北京大学医学出版社, 2007.

[36] 黄世章. 中西医结合治疗男性生殖道衣原体感染66例临床观察. 长春中医药大学学报, 2011, 27(3): 437-438.

[37] 朱辉. 大环内酯类药物次抑菌浓度诱导沙眼衣原体耐药的实验研究. 天津医科大学硕士学位论文, 2010.

[38] 王秀梅, 王培玉. 女性泌尿生殖道沙眼衣原体感染概述. 医学综述, 2009, 15(7): 1043-1047.

[39] 萨恩斯瑞斯沃. 世界权威医学著作译丛——女性生殖道感染性疾病(4版). 山东; 科学技术出版社, 2004, 56-87.

[40] 高秀杰, 刘淑贤. 静注阿奇霉素治疗泌尿生殖道支原体、衣原体感染的临床应用. 中国社区医师, 2007, 9(167).

[41] Mittal V, Agarwal J, Jain A, et al. Prevalence of genital Chlamydia trachomatis in women using PCR on urine specimen. Biomedical Research, 2010, 21(3): 301-304.

[42] Gaydos CA, Theodore M, Dalesio N, et al. Comparison of three nucleic acid amplification tests for detection of Chlamydia trachomatis in urine specimens. Journal of Clinical Microbiology, 2004, 42(7): 3041-3045.

[43] 张小清, 左克强, 李建萍, 等. 泌尿生殖道沙眼衣原体感染的临床表现特点与基因型分布. 中国皮肤性病学杂志, 2008, 22(2): 93-96.

[44] 刘全忠. 沙眼衣原体持续感染的诊断和治疗. 中国皮肤性病学杂志, 2013, 23(6): 541-545.

[45] 方小娴, 郭义龙, 袁定贵. 生殖道沙眼衣原体感染的实验室诊断. 中国热带医学, 2010, 10(9): 1120-1122.

[46] 黄建华. 1 226 例支原体、衣原体感染检测分析. Seek Medical And Ask The Medicine, 2012, 10(7): 400.

[47] 周运恒, 马红霞, 黄杉, 等. 1 464例泌尿生殖道衣原体属、支原体属及脲支原体属的检测与药敏分析. Chin J Nosocomiol, 2010, 20(23): 3830-3831.

[48] 曾六仔. 2008—2011年东莞大朗社区男性泌尿生殖道疾病患者支原体、衣原体感染情况及支原体药敏分析. China Health Care & Nutrition, 2012, 7: 563.

[49] 王付力. 沙眼衣原体感染实验室研究. 医学综述, 2008, 14(1): 128-130.

[50] 叶顺章, 邵长庚. 性病诊疗与预防. 北京: 人民卫生出版社, 2002, 237-251, 427-435.

[51] Meenakshi Malhotra, Seema Sood, Anjan Mukherjee, et al. Genital Chlamydia trachomatis: An update. Indian J Med Res, 2013, 138(3): 303-316.

[52] Wilbert JN, Robert EJ, Susan D, et al. Head-to-head evaluation of five Chlamydia tests relative to a quality assure culture standard . Journal of Clinical Microbiology, 1999, 37(3): 681-685.

[53] 薛耀华, 郑和平, 薛秀娟, 等. 酶联免疫吸附试验和直接免疫荧光检测沙眼衣原体的方法学比较. 岭南皮肤性病科杂志, 2009, 16(1): 38-40.

[54] 兰建华, 张栋, 李庆平. VIDAS CHL诊断法检测男性尿液中沙眼衣原体试验研究. 现代预防医学, 2007,

34(13): 2531-2532.

[55] 谭琳琳, 任君, 姜珂, 等. 2 200例生殖道沙眼衣原体核酸扩增检测结果分析. 重庆医学, 2013, 42(35): 4333-4335.

[56] Mahony JB, Luinstra KE, Sellors JW, et al. Confirmatory polymerase chain reaction testing for Chlamydia trachomatis in first-void urine from asymptomatic and symptomatic men. Journal of Clinical Microbiology, 1992, 30(9): 2241-2245.

[57] Jaton K, Bille J, Greub G. A novel real-time PCR to detect Chlamydia trachomatis in first-void urine or genital swabs. Journal of Medical Microbiology, 2006, 55(12): 1667-1674.

[58] van Dommelen L, van Tiel FH, Ouburg S, et al. Alarmingly poor performance in Chlamydia trachomatis point-of-care testing. Sexually Transmitted Infections, 2010, 86(5): 355-359.

[59] Thomas L Gift. Nucleic acid amplification tests are more accurate and cost-effective than the Chlamydia rapid test for diagnosing genital Chlamydia[J]. Evidence-based Nursing, 2011, 14(2): 45.

[60] 田永红, 熊承良. 沙眼衣原体感染实验室诊断试验进展. 国外医学临床生物化学与检验学分册, 2004, 25(1): 35-38.

[61] World Health Organization. Global incidence and prevalence of selected curable sexually transmitted infections: 2008. Reproductive Health Matters, 2012, 20(40): 207-209.

[62] Yan Han, Yue-ping Yin, Mei-qin Shi, et al. Evaluation of abbott real time CT/NG assay for detection of Chlamydia trachomatis and neisseria gonorrhoeae in cervical swabs from female sex workers in China. PLoS One, 2014, 9(3).

[63] 陈木开, 刘隽华, 廖绮曼, 等. 7种喹诺酮类药物对生殖道沙眼衣原体体外抗菌活性的研究. 皮肤性病诊疗学杂志, 2011,18(1): 19-21.

[64] Haggerty CL, Gottlieb SL, Taylor BD, et al. Risk of sequelae after Chlamydia trachomatis genital infection in women. Journal of Infectious Diseases, 2010, 201(supplement 2): S134-S155.

[65] Peter Pfister, Natascia Corti, Sven Hobbie, et al. 23S rRNA base pair 2057-2611 determines ketolide susceptibility and fitness cost of the macrolide resistance mutation 2058A→G. PNAS, 2005, 102(14): 5180-5185.

[66] Okazaki N, Narita M, Yamada S, et al. Characteristics of maerolide-resistant Mycoplasma pneumoniae strains isolated from patients and induced with erythromycin in vitro. Microbiol Immunol, 2001, 45(8): 617-620.

[67] 展小飞, 王树椿, 陈昭, 等. 莫西沙星与阿奇霉素治疗泌尿生殖道沙眼衣原体感染疗效比较. 天津医科大学学报, 2012, 18(2): 242-244.

[68] Yamauchi K, Shibata Y, Kimura T, et al. Azithromycin suppresses interleukin-12p40 expression in lipopolysaccharide and interferon-gamma stimulated macrophages. Int J Biol Sci, 2009, 5(7): 667.

[69] Wuyts WA, Willems S, Vos R, et al. Azithromycin reduces pulmonary fibrosis in a bleomycin mouse model. Exp Lung Res, 2010, 36(10): 602.

[70] 阮秀云, 李杰, 隋虎峰. 阿奇霉素的不良反应. 中国药事, 2009, 23(6): 613.

[71] 余辉. 阿奇霉素治疗宫颈支原体、衣原体感染 87 例临床观察. 药物与临床, 2010, 17(26): 63-64.

[72] Akande VA, Hunt LP, Cahill DJ, et al. Tubal damage in infertile women: prediction using Chlamydia serology. Hum Reprod, 2003, 18: 1841-1847.

[73] Watts DH. Pregnancy and viral sexually-transmitted infections//Holmes KK, Sparling PF, Stamm WE, et al. Sexually Transmitted Disease. 4th Ed. McGraw-Hill, 2008: 1511-1527.

[74] Al-Moushaly Alina. Recent acquisitions in the medical treatment of infertility caused by Chlamydia trachomatis. Journal of Medicine and Life, 2013, 6(2): 168-170.

[75] 欧定宏, 杨红梅, 韦湘洲, 等. 3种治疗女性非淋菌性泌尿生殖道感染方案的成本-效果分析. 药物流行病学杂志, 2007, 16(6): 371-372.

[76] 李淑霞. 不同剂量阿奇霉素治疗生殖道衣原体感染的疗效比较. 中国基层医药, 2008, 15(7): 1202-1203.

[77] 朱永蒙, 黄凯, 沈瑞芳. 六种抗菌方案治疗沙眼衣原体性非淋菌性尿道炎的疗效分析. 中国现代医学杂志, 2013, 23(6): 55-57.

[78] Che YM, Zheng HY, Liu QZ, et a1. The multi-center clinical observation of minocycline in the treatment of non-gonococcal urethritis (cervical) inflammation. Journal of Clinical Dermatology, 2007, 36(4): 262.

[79] Zhang CF, Han GZ, Xue HZ, et a1. Clarithromycin in the treatment of non-gonococcal urethritis and cervicitis. Chinese Journal of Dermatology, 1999, 32(6): 407.

[80] 莫文件, 覃艳芬. 药物联合微波治疗女性复发性生殖道衣原体感染60例的疗效观察. 广西医学，2009, 31(10): 1507-1508.

[81] Canu A, Malbruny B, Coquemont M, et al. Diversity of ribosomal mutations conferring resistance to macrolides, clindamycin, streptogramin, and telithromycin in streptococcus pneumoniae. Antimicrob Agents Chemother, 2002, 46(l): 125-31.

[82] 张甜, 宋宁静. 泌尿生殖道沙眼衣原体和支原体感染治疗研究进. 中国医学文摘•皮肤科学, 2012, 29(6): 355-356.

[83] 李海, 周永尧, 梁丽山, 等. 尿道张力性灌注阿奇霉素治疗非淋菌性尿道炎疗效观察. 中国皮肤性病学杂志, 2008, 22 (4): 229-230.

[84] MisyUrina OY, ChiPitsyna EV, Finashutina YP, et al. Mutations in a 23S rRNA gene of Chlamydia trachomatis associated with resistance to macrolides. Antimierob Agents Chemother, 2004, 48(4): 1347-1349.

[85] 刘全中, 杨士强, 傅志宜, 等. 迁延难愈沙眼衣原体泌尿生殖道感染——几种抗生素的疗效评定和随访. 中国中西医结合皮肤性病学术会议, 2002.

[86] Parish WL, Laumann EO, Cohen MS, et al. Population-based study of chlamydial infection in China—A hidden epidemic. JAMA, 2003, 289(10): 1265-1273.

[87] 字王雄. 门诊性病患者沙眼衣原体感染危险因素分析. 中外医疗，2013, 32(26).

[88] Navarro C, Jolly A, Nair R, et al. Risk factors for genital chlamydial infection. Can J Infect Dis, 2002, 13(3): 195-207.

[89] Miller CW, Hoffman IF, Owen-O'Dowd J, et al. Selective screening for chlamydial infection: which criteria to use. Am J Prev, 2000,18: 115-122.

[90] 曾华优. 某三甲综合医院生殖道沙眼衣原体感染的流行病学分析. Guide of China Medicine, 2012, 10(20): 106-107.

[91] Burstein GR, Gaydos CA, Diener-West M, et al. Incident Chlamydia trachomatis infections among inner-city adolescent females. The Journal of the American Medical Association, 1998, 280(6): 521–526.

[92] Burstein GR, Waterfield G, Joffe A, et al. Screening for gonorrhea and Chlamydia by DNA amplification in adolescents attending middle school health centers: opportunity for early intervention. Sexually Transmitted Diseases, 1998, 25(8): 395-402.

[93] Delmonte S, Latino MA. Looking for an asymptomatic infection: usefulness of screening for Chlamydia trachomatis and genital herpes. Giornale Italiano Di Dermatologia E Venereologia, 2012, 147(5): 431-445.

[94] 宋巧玉. 女性泌尿生殖道沙眼衣原体感染临床分析[J]. 中国实用医药, 2009, 4(15): 116-117.

[95] Carre H, Boman J, OSterlund A, et al. Improved contact tracing for Chlamydia trachomatis with experienced tracers, tracing for one year back in time and interviewing by phone in remote areas. Sexually Transmitted Infections, 2008, 84(3): 239-242.

（宋清华）

第三章

梅　毒

梅毒（syphilis）是由梅毒螺旋体感染引起的一种常见性传播疾病，对患者的健康有非常严重的影响。虽然梅毒的初期病变主要发生在外生殖器局部，但随着病情进展，全身多种组织器官可累及，导致神经、心血管等系统性病变，严重者甚至危及生命。梅毒螺旋体可通过胎盘传染胎儿，导致自发性流产、死产或先天梅毒。梅毒还可以促进艾滋病的传播。梅毒的发病率在我国居性传播疾病的第四位。

一、流行病学

在20世纪40年代，梅毒在我国曾有非常严重的流行，当时，我国有三大慢性传染性疾病，它们是结核、麻风和梅毒。据资料记载，1937年，原北平供血者中梅毒血清反应阳性率高达22.2%。新中国建立以后，通过政府的大量工作，我国基本消灭了梅毒以及其他性传播疾病。但20世纪80年代以后，梅毒在我国重新出现。20世纪90年代末以来，我国全国梅毒报告病例数明显增加，流行呈现快速上升趋势。根据我国性病控制中心统计，1991年，全国报告梅毒1 892例，当年发病率为0.16例/10万，从此以后，每年报告的病例数逐渐增多，尤其是近几年来梅毒的发病率有较大幅度的升高，到1999年，报告的病例数已达到80 406例，发病率约为6.5例/10万。1993年至2000年，梅毒发病率的年均增长为69.84%。2009年，报告的病例数为327 433例，年发病率为24.66例/10万，发病率年增长14.3%。2009年，梅毒报告病例数在我国甲乙类传染病报告中居第三位。

1997年，先天梅毒报告病例数为109例，报告的发病率为0.53例/10万活产儿。2009年，报告的先天梅毒病例数为10 757例，报告的发病率为64.41例/10万活产儿，发病率年增长49.2%。

高危人群梅毒感染率高，2009年，艾滋病监测哨点监测结果表明，暗娼人群中梅毒抗体阳性率最高达30.6%，平均为2.4%；男男性行为人群最高达31.2%，平均为9.1%；吸毒人群最高达27.9%，平均为3.4%；孕产妇人群平均为0.5%，在个别地区高达11.3%。

目前，我国梅毒流行的危险因素广泛存在，防控任务依然艰巨。为此，原卫生部于2010年制定了《中国预防与控制梅毒规划（2010—2020年）》，明确了防控工作的总目标，即加强梅毒和艾滋病防治的有效结合，建立健全梅毒控制工作机制，落实各项防治措施，到2015年，有效遏制梅毒疫情快速上升的势头；到2020年，一期和二期梅毒年报告发病率呈下降趋势，先天梅毒年报告发病率在15例/10万活产儿以下。

二、病因及发病机制

（一）病原体

梅毒的病原体为苍白螺旋体（*Treponema pallidum*, TP），是一种小而纤细的密螺旋状微生物，因其透明且不易着色，故又称苍白螺旋体。梅毒从 15 世纪开始在欧洲流行，且很长时期内不知其病原体究竟是什么。直到 1905 年，德国医生 Schaudinn 和 Hoffmann 从梅毒患者的生殖器硬下疳的分泌物中发现了螺旋体，才确定了梅毒的病原体为苍白螺旋体，现在一般习惯称之为梅毒螺旋体。

生物学上，梅毒螺旋体介于细菌和原虫之间，其特征比较接近细菌，分类学上归属于细菌的范畴。梅毒螺旋体有与细菌类似的细胞壁，对青霉素等抗生素敏感。梅毒螺旋体分为 Nichols 株和 Reiter 株。Nichols 株为有毒株，Nichols 株可通过接种在家兔睾丸中或眼前房内繁殖，能保持毒力。若将 Nichols 株转种至加有多种氨基酸的兔睾丸组织碎片中，在厌氧环境下能保持运动能力 4～7 d，此种菌株被称为 Reiter 株。Reiter 株虽能生长繁殖，但已经失去致病能力。

1. **梅毒螺旋体的形态特点**

梅毒螺旋体菌体透明且不易染色，故称苍白螺旋体，在普通显微镜下很难看到，需用暗视野显微镜观察。在暗视野显微镜下，菌体被反白，可以看到它是一种纤细的、螺旋状弯曲的微生物。如果标本是新鲜的，还可以看到活的螺旋体，并且它们具有特征性的三种运动方式：旋转式、蛇行式和伸缩式。

2. **梅毒螺旋体的体外培养**

由于梅毒螺旋体具有高度寄生性，至今仍然很难准确模拟体内环境对其进行体外培养。对宿主的强烈依赖性是这种微生物难于培养的原因。长久以来，梅毒螺旋体的增殖、抗原制备和实验研究都是利用其在家兔睾丸中生长来进行的，即通过接种家兔来建立动物模型，将梅毒螺旋体接种到家兔的睾丸，使其发生梅毒性睾丸炎来保存菌株，实现菌株的增殖和传代，提取和制备梅毒螺旋体抗原，进行各种体外实验研究，包括药物疗效研究等。

3. **关于梅毒螺旋体抗原的研究**

由于梅毒螺旋体难于进行体外培养，长期以来对梅毒发病机制和梅毒螺旋体的基础研究以及疫苗的开发受到很大限制。迄今为止，尚无疫苗可成功预防梅毒螺旋体感染。随着分子生物学技术的发展，梅毒螺旋体的全基因组序列已破解，梅毒螺旋体的基因组大小为 1.14 Mb，且梅毒螺旋体基因组的测序工作已经于 2001 年 12 月完成，这些都大大促进了梅毒螺旋体抗原的分子生物学研究。近年来，梅毒研究的主要热点之一是寻找理想的表面抗原，这是疫苗研究和开发新一代诊断试剂的关键。梅毒螺旋体结构中的外膜和鞭毛是其抗原存在的主要位置。梅毒螺旋体抗原的构成相对复杂，目前已发现其至少有数十种蛋白质有抗原性，目前研究较多的梅毒螺旋体特异性抗原有：分子量为 47 kD 的主要外膜蛋白抗原，分子量为 15 kD 和 17 kD 的低分子量抗原，以及分子量为 37 kD 的内鞭毛抗原等。分子量为 47 kD、17 kD 和 15 kD 的三种膜脂蛋白抗原具有较强的抗原性。分子量为 47 kD 的主要外膜蛋白抗原被认为是梅毒螺旋体内丰度高、免疫原性强和特异性好的抗原，分子量为 17 kD 和 15 kD 的低分子量抗原虽然含量较低，但也是非常重要的免疫原。目前已经完成对编码这些抗原的基因的克隆，并在大肠埃希菌中得到了稳定的表达。梅毒螺旋体抗原的研究很重要，用基因工程获取的抗原比从兔睾丸提取的抗原纯度高，特异性强，产量充足，对诊断试剂的开发和梅毒疫苗的研究很有意义，同时也有利于对梅毒发病机制的深入研究。

4．梅毒螺旋体的体外抵抗力

梅毒螺旋体是一种高度寄生性的微生物，繁殖较快，分裂周期为30～33 h。梅毒螺旋体在人体内很有活力，但一旦离开人体则生活力和抵抗力都非常弱。在体外，特别是干燥环境中，它很快就会死亡。煮沸、干燥、肥皂水和一般的消毒剂很容易把它杀死。在肥皂水中或在阳光照射下，它很快死亡；在干燥环境，它会在1～2 h内死亡；在40℃下，它会失去感染力，但可存活3 h；在100℃下，它会立即死亡。梅毒螺旋体对寒冷耐受性较强，0℃可存活48 h，-20℃可存活1周，-78℃可存活数年。据文献记载，在潮湿的器皿或毛巾上它可存活数小时，这使间接感染成为可能。临床上确有极少数梅毒患者否认不安全接触史，难于找到直接感染途径，不排除是间接感染所致。对于究竟有多少患者是通过间接接触感染梅毒的，目前还没有客观的数据。

（二）发病机制

梅毒螺旋体的致病机制目前仍不十分清楚，有研究认为可能与它所含有的黏多糖酶有关。梅毒螺旋体是所谓的"有代谢缺陷的微生物"，它必须从宿主身上获得其生存所必需的物质，如荚膜样黏多糖。梅毒螺旋体含有黏多糖酶，可以吸附、分解宿主细胞的黏多糖，以获取自身代谢所需要的物质。由于黏多糖是宿主组织和血管支架的重要基质成分，一旦被分解，宿主组织就会受到损害，引起血管塌陷、动脉内膜炎、动脉周围炎等，造成局部血供受阻、坏死、溃疡等病变。梅毒螺旋体的不同菌株的毒力有一定差异，毒力较强的菌株黏多糖酶活性较高。黏多糖几乎遍布全身所有组织，但不同组织的含量不同。梅毒螺旋体对皮肤、主动脉、眼、胎盘、脐带等组织有较高的亲和力，这些部位是发生感染的常见部位，原因可能是这些组织的黏多糖含量较高。

梅毒的免疫反应从硬下疳时开始显现，到二期时达到较高水平。早期主要为体液免疫，晚期主要为细胞免疫。体液免疫产生的梅毒螺旋体特异性抗体包括IgM、IgG，此类抗体杀梅毒螺旋体的作用有限；而反应素抗体本身对梅毒螺旋体感染无任何保护作用。在梅毒早期阶段，病情的缓解和梅毒螺旋体的清除主要依赖于细胞介导的免疫机制，而在晚期阶段出现的细胞免疫反应则可引起肉芽肿性炎症，造成组织损伤，这是晚期梅毒的重要病理基础之一。

人体对梅毒螺旋体的免疫仅仅是不全免疫，梅毒螺旋体好像知道如何逃避人体免疫系统。人体一旦感染梅毒螺旋体，如果不给予有效的抗生素治疗，大多数患者自身不能完全清除梅毒螺旋体，将有可能终生携带梅毒螺旋体。一旦人体抵抗力降低，隐藏在体内的螺旋体可能大量繁殖，使病情反复发作而呈慢性化。因此，复发和病程漫长成为梅毒的特征。

目前还不清楚梅毒螺旋体是如何逃避免疫清除的。一些研究认为可能与下列机制有关：①梅毒螺旋体跨膜蛋白较少，免疫原性较弱，可供宿主免疫反应攻击的靶目标较少；②梅毒螺旋体主要黏附在细胞表面，多种细胞可以吸附梅毒螺旋体；③巨噬细胞可以吞噬梅毒螺旋体，却难以将其完全杀灭，这样梅毒螺旋体可定居于巨噬细胞内，逃避细胞外免疫反应对其攻击，因而造成持续性感染；④梅毒螺旋体可存在于所谓的免疫保护区内，如毛囊、立毛肌、皮肤神经内，不受细胞免疫反应的作用；⑤体液免疫中IgM、IgG特异性抗体杀梅毒螺旋体的作用有限，反应素抗体本身无保护作用；⑥梅毒螺旋体基因组中有一些很相似的重复序列，很容易进行基因重组，使其抗原性发生变异，使宿主免疫系统无法进行有针对性的准确识别。

（三）传播途径

1. 性接触

性接触为最主要的传染方式。早期梅毒患者的皮肤黏膜损害中有大量活的梅毒螺旋体，特别是糜烂或溃破的损害，如一期梅毒的硬下疳和二期梅毒的扁平湿疣，有很强的传染性。在性生活过程中，梅毒螺旋体通过外生殖器皮肤黏膜轻微擦伤（肉眼多不能察觉）而局部接种，导致形成梅毒硬下疳。另外，非性交的直接身体接触也可造成局部接种，如口腔、手指或身体其他部位与早期梅毒患者的皮损（尤其是硬下疳和扁平湿疣）接触，也有可能传播梅毒。随着病程的延长，性接触传染的概率越来越小；因为在晚期梅毒患者，其外生殖器部位没有皮损及病原体的存在，故性接触传染梅毒的可能性极小。

2. 间接感染

间接感染较少见。健康人接触有传染性损害患者刚刚用过的日常用品如浴巾、内衣、马桶坐垫、浴缸、浴室把手、剃刀，甚至餐具、烟嘴等，理论上也有可能感染梅毒。然而，由于梅毒螺旋体在体外存活的时间很短，这种感染发生的情况是很少见的。而且临床上这种感染途径往往是推测性的，很难得到证实。另外，临床医师检查患者损伤处、实验室工作人员接触含有梅毒螺旋体的标本时，没有进行必要的防护，也有可能感染梅毒。

3. 血源传播

健康人输入患者的血液，特别是二期梅毒患者血中存在大量梅毒螺旋体的血液，可以感染。潜伏梅毒患者的血液中有可能存在梅毒螺旋体，故而也可发生血液传播。由于血液制品管理严格，现在这种传播方式已很少见了。

4. 胎内感染

胎内感染引起先天梅毒。在孕妇梅毒患者，其梅毒螺旋体可通过胎盘屏障，引起胎儿宫内感染，发生先天梅毒。一般认为胎儿感染主要发生在妊娠 4 个月以后，而在妊娠 4 个月以内很少发生，其原因尚不清楚。有研究认为，在妊娠 4 个月以内有胎盘滋养层朗格汉斯细胞起保护作用，梅毒螺旋体不能通过；而在妊后 4 个月，朗格汉斯细胞萎缩甚至消失，螺旋体可通过胎盘进入胎儿体内。也有研究认为，妊娠梅毒患者在妊娠任何阶段均可感染胎儿，且随着孕期延长，胚胎或胎儿感染的可能性增大。

（四）梅毒的自然病程

1. 后天梅毒的自然病程（表 3-1）

梅毒螺旋体经破损的皮肤黏膜进入人体，首先在局部皮肤黏膜下繁殖，2～4 周后，在局部形成硬结或溃疡；另外，梅毒螺旋体沿淋巴管进入附近的腹股沟淋巴结，引起无痛性淋巴结炎，淋巴结肿大，此为一期梅毒（硬下疳）。

一期梅毒如果没有进行治疗，在感染 7～10 周后，梅毒螺旋体就会由溃疡或病变的淋巴结进入血液，形成梅毒螺旋体血症，播散全身，此为二期梅毒。在二期梅毒，人体多数组织器官都可以感染，如皮肤、黏膜、淋巴结、骨关节、眼、脑、骨髓、肝、脾等。

由于感染后特异性免疫反应的产生，一些患者体内的梅毒螺旋体有可能被杀死，病变不再继续发展。据报告，在未做驱梅治疗的早期梅毒患者中, 60%～70% 的患者不发展为晚期梅毒，而使疾病终止于二期。经过 2 年左右的时间, 30%～40% 的患者可在不同时期发展为三期梅毒。

一期和二期梅毒统称为早期梅毒，三期梅毒也称为晚期梅毒。早期梅毒传染性强，但治疗疗效好，容易治愈，组织破坏性小；晚期梅毒传染性减弱，但治疗疗效差，组织破坏性强，且能引起严重的心血管和神经系统等内脏病变。

　　梅毒的三个分期是未经治疗的患者的自然发展过程，由于个体差异及治疗情况不同，并不是在每个患者身上都能见到，尤其是晚期梅毒。目前我们临床所见的绝大多数患者是早期梅毒患者。

表 3-1　后天梅毒的自然病程

一期：硬下疳
二期：感染后 2 年以内的梅毒
三期：感染后 2 年以上
　早期潜伏梅毒：感染后 2 年以内无症状的梅毒
　晚期潜伏梅毒：感染后 2 年以上无症状的梅毒

　　2.先天梅毒的自然病程（表 3-2）

　　先天梅毒即宫内感染的梅毒，分为早期和晚期。

表 3-2　先天梅毒的自然病程

早期：出生后 2 年以内的梅毒
晚期：出生后 2 年以上
早期潜伏梅毒：出生后 2 年以内无症状的梅毒
晚期潜伏梅毒：出生后 2 年以上无症状的梅毒

三、临床表现

（一）一期梅毒

　　经性接触感染后，梅毒螺旋体在感染接种部位的皮肤黏膜繁殖，一般经过 2～4 周的潜伏期，出现局部硬结、溃疡性损害，称为硬下疳（图 3-1 至 3-10），即发生在外生殖器部位的、

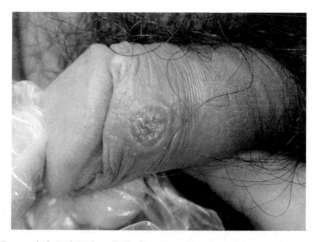

图 3-1　（也见彩图）一期梅毒，硬下疳，表现为包皮单发的溃疡

质地为软骨样硬度的、没有疼痛的溃疡。在一期梅毒，梅毒螺旋体局限于外生殖器接种部位和局部区域淋巴结。

硬下疳的临床特征为：①初起为甲盖或钱币大小的局部硬结，很快演变为溃疡；通常仅有一个，偶尔可多发；硬结有一定的硬度，如软骨样；不痛不痒，无自觉症状。②绝大多数在外生殖器部位：男性好发于冠状沟、包皮系带附近、阴茎体、龟头；女性好发于大小阴唇、会阴、宫颈；极个别患者可发生于舌部、乳房、口唇；男男性接触者可发生于肛门、肛管或直肠。③溃疡一般不化脓，表面较清洁，但含有大量梅毒螺旋体，具有高度传染性。④常伴有腹股沟淋巴结无痛性肿大，初期常为单侧性，以后也可以为双侧性。⑤如给予抗梅毒治疗，硬下疳消退较快，多在2周左右消退，一般不留瘢痕，偶尔留有轻度萎缩性瘢痕。如果不经治疗，硬下疳也可以在3~4周内消退，但有可能复发，并发展为二期梅毒。局部淋巴结肿大消退较慢，需1~2个月。

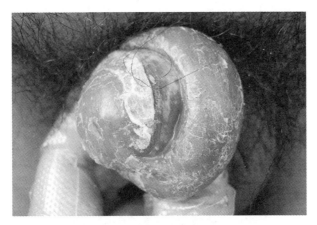

图 3-2 （也见彩图）一期梅毒，冠状沟硬下疳伴包皮水肿

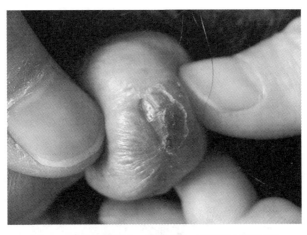

图 3-3 （也见彩图）一期梅毒，尿道外口硬下疳

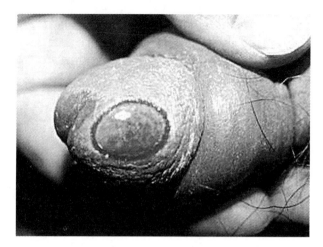

图 3-4 （也见彩图）一期梅毒，龟头硬下疳

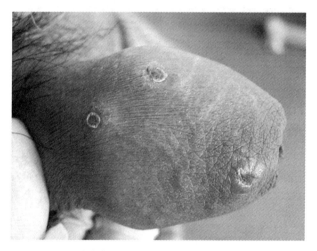

图 3-5 （也见彩图）一期梅毒，多发性硬下疳

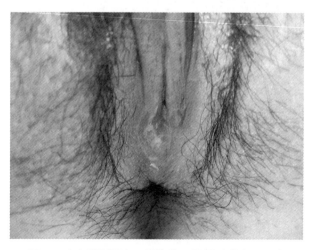

图 3-6 （也见彩图）一期梅毒，阴唇后联合硬下疳

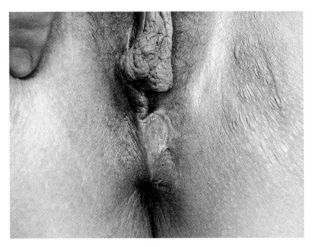

图 3-7 （也见彩图）一期梅毒，阴唇后联合硬下疳

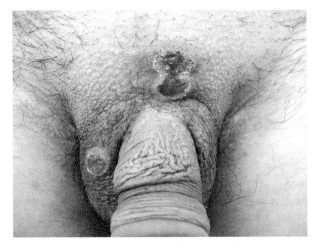

图 3-8 （也见彩图）一期梅毒，阴阜和阴囊硬下疳

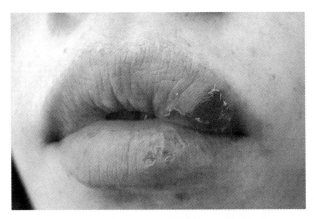

图 3-9 （也见彩图）一期梅毒，口唇硬下疳

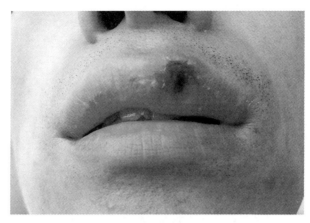

图3-10 （也见彩图）一期梅毒，口唇硬下疳

（二）二期梅毒

一期梅毒如果没有经过治疗或治疗不规则，梅毒螺旋体可从溃疡或局部淋巴结入血，并在血液中快速大量繁殖，导致梅毒螺旋体血症，在体内播散，形成二期梅毒。二期梅毒发生在感染后7~10周，或硬下疳消退3~6周。由于梅毒螺旋体血症的存在，部分患者早期可有轻度全身症状，如低热、头痛、疲倦、食欲缺乏，并可持续3~5 d，但临床上多数患者不曾发生这些症状。

二期梅毒可感染体内多种组织和器官，但最常受累的是皮肤、黏膜，主要表现为二期梅毒疹、扁平湿疣，有时可见脱发、黏膜斑、甲受累等。

1. 二期梅毒的皮肤黏膜表现

（1）二期梅毒疹（图3-11至3-20）：为淡红色、棕红色或暗红色皮疹，呈全身播散性发疹，分布对称，掌跖皮肤受累具有一定的特征性。疹形多样，可有斑疹、丘疹、斑丘疹、

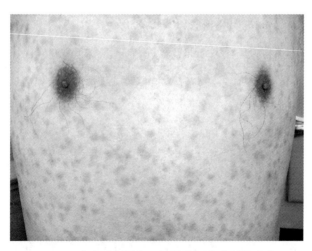

图3-11 （也见彩图）二期梅毒，斑疹型梅毒疹

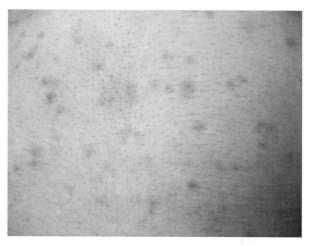

图 3-12 （也见彩图）二期梅毒，斑疹型梅毒疹

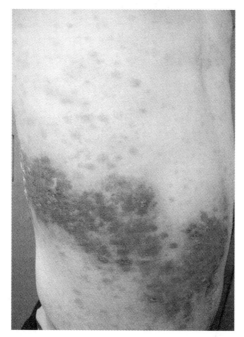

图 3-13 （也见彩图）二期梅毒，斑疹型梅毒疹伴严重的带状疱疹（患者 HIV 阳性）

丘疹鳞屑性损害、脓疱性损害等，其中斑疹、丘疹、丘疹鳞屑性损害多见，而脓疱性、结节性、蛎壳样损害少见。皮疹一般不痒。可伴全身浅表淋巴结肿大。不经治疗，皮疹也可在 2～3 周后暂时消退，但可复发。

二期梅毒疹具有很强的模仿性，有时与一些其他皮肤病容易混淆，如银屑病、玫瑰糠疹等，少数情况下，甚至表现为湿疹样、环形、结节状、脓疱性皮损。

银屑病样梅毒疹（图 3-21）：银屑病样梅毒疹的发生率不如斑疹和斑丘疹性梅毒疹的发

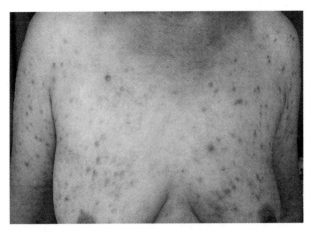

图 3-14 （也见彩图）二期梅毒，丘疹型梅毒疹

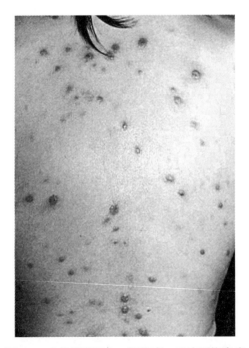

图 3-15 （也见彩图）二期梅毒，丘疹型梅毒疹

生率高，其皮损可类似银屑病，但其鳞屑一般不像银屑病那么多，但临床上两者有时可能难以鉴别。当临床上遇到不典型银屑病皮损时，要注意排除梅毒的可能性，注意询问病史。诊断依赖于梅毒血清学试验，依据皮肤组织病理表现也可明确区分两者，抗梅治疗后皮损迅速消退也支持梅毒诊断。

环状梅毒疹（图 3-22）：梅毒的环状皮损常常数量较少，分布较为局限，多无播散性的特点。可为环形、半环形，可发生在外阴、头皮、躯干、四肢。临床上应注意与银屑病、体

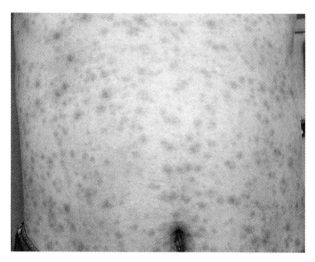

图 3-16 （也见彩图）二期梅毒，斑丘疹型梅毒疹

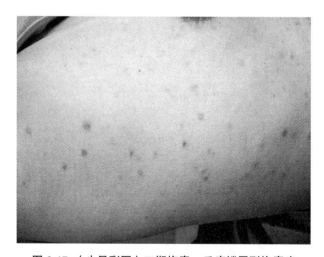

图 3-17 （也见彩图）二期梅毒，丘疹鳞屑型梅毒疹

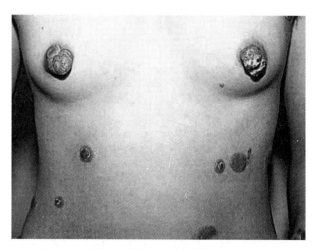

图 3-18 （也见彩图）二期梅毒，蛎壳样损害

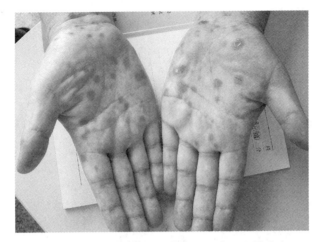

图 3-19 （也见彩图）二期梅毒，手掌红斑性皮疹

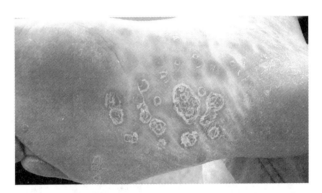

图 3-20 （也见彩图）二期梅毒，足跖红斑脱屑性皮疹

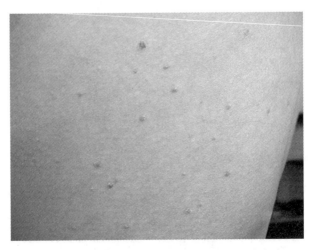

图 3-21 （也见彩图）二期梅毒，银屑病样梅毒疹

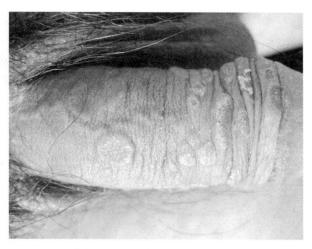

图 3-22 （也见彩图）二期梅毒，阴茎环状二期梅毒疹

股癣、环状肉芽肿、远心性环状红斑、多形红斑等鉴别。当皮损形态特殊而又不能用一般疾病来解释时，应做梅毒血清学试验、皮肤组织病理学检查，以除外梅毒的可能性。

湿疹样梅毒疹（图 3-23）：不要将不典型的阴部梅毒误诊为湿疹。扁平湿疣、梅毒疹一般不痒，但由于外阴肛周间擦部位易潮湿，有时也可有不同程度的瘙痒，特别是既往有湿疹病史者，或女性同时伴有外阴阴道念珠菌病者，可有明显外阴瘙痒。在这种情况下，如果躯干、四肢皮肤梅毒疹不明显，且医生考虑不周，则有将其误诊为湿疹的可能性。特别强调日常工作中要详细询问病史，仔细查体，以免漏诊。

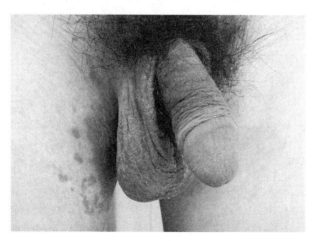

图 3-23 （也见彩图）二期梅毒，阴囊湿疹样梅毒疹

脓疱性梅毒疹（图 3-24）：少见。梅毒发生脓疱的原因不清，需与脓疱型银屑病、脓疱性血管炎、皮肤化脓感染等鉴别。

结节性二期梅毒疹（图 3-25）：占梅毒皮肤损害的 1.6%～3.8%。结节性二期梅毒疹虽不常见，但也并非罕见。其临床特征为小结节或斑块，呈铜红色或暗红色，质地如橡皮样，

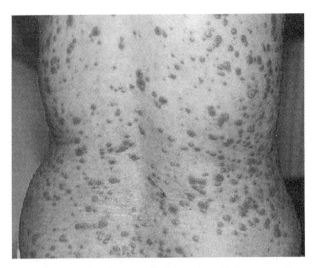

图 3-24 （也见彩图）二期梅毒，红斑脓疱性梅毒疹

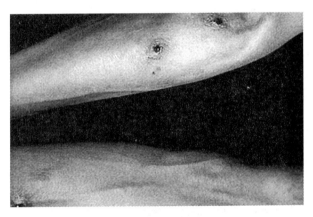

图 3-25 （也见彩图）二期梅毒，结节性二期梅毒疹，曾被误诊为孢子丝菌病

无疼痛和压痛，表面可光滑或粗糙，可有鳞屑或薄痂，也可以有渗液。需与皮肤淋巴瘤、皮肤转移癌、结节病、皮肤结核、麻风、孢子丝菌病等鉴别。组织病理学检查及梅毒血清学试验可证实诊断。

（2）扁平湿疣（图 3-26 和 3-27）：主要发生在在肛门周围和女性外阴，为二期梅毒中的特征性皮疹，其病变性质基本与梅毒疹相同，唯因其发生于间擦部位，容易潮湿，而与皮肤梅毒疹形状有所不同。其临床表现为扁平潮湿的斑丘疹，散在或融合成稍高出皮面的扁平斑块，表面潮湿有少许渗出，也可形成糜烂，含有大量梅毒螺旋体，接触传染性很强。

（3）黏膜斑（图 3-28）：二期梅毒的口腔损害多种多样，为不典型损害。包括不典型的咽炎、白色斑块和口腔溃疡，而最为典型的损害是黏膜白斑。发生在口腔黏膜的二期梅毒损害无明显临床症状，可以表现为边界清楚的、增生性白色斑块，表面无明显糜烂；也可以表现为黏膜红肿，有浅糜烂，圆形，扁平或稍高起，上覆灰白色渗出物，边缘有一暗红色晕，无疼痛，可分布于唇及颊内侧、舌、咽、扁桃体和喉部。黏膜斑主要应与口腔黏膜白斑、扁平苔藓、口腔念珠菌病、白塞病等鉴别。二期梅毒的口腔黏膜损害临床上较为少见，可以

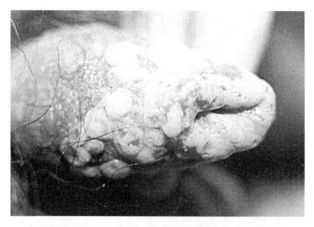

图 3-26 （也见彩图）二期梅毒，扁平湿疣

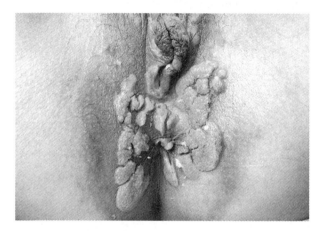

图 3-27 （也见彩图）二期梅毒，扁平湿疣

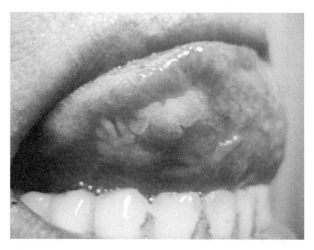

图 3-28 （也见彩图）二期梅毒，口腔黏膜斑（舌背）

是梅毒的唯一临床表现，也可以伴有梅毒的其他类型的皮损。如果身体其他部位没有二期梅毒疹而只有口腔黏膜梅毒损害时，尤其要警惕，不要漏诊。黏膜斑表面含有大量梅毒螺旋体，因此，与口腔黏膜斑患者接吻也可传播梅毒。黏膜斑也可发生在外生殖器部位。

（4）梅毒性脱发（图3-29）：二期梅毒累及毛囊可出现梅毒性脱发，多发生在颞部、枕部，表现为虫蚀状，也可表现为弥漫性或斑秃样脱发。梅毒性脱发为炎症性、非瘢痕性脱发，抗梅毒治疗后可完全恢复，不会形成永久性脱发。

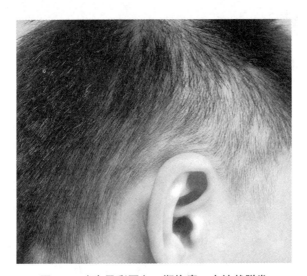

图3-29 （也见彩图）二期梅毒，虫蚀状脱发

（5）梅毒性甲病（图3-30）：少见。指趾甲可出现甲床炎、甲沟炎、甲营养不良，甲板可变脆、裂开，导致甲剥离。

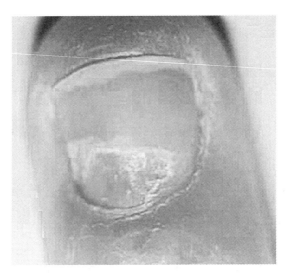

图3-30 （也见彩图）二期梅毒指甲改变。患者为22岁女性，有二期梅毒皮疹，同时伴个别手指甲甲板脆裂；抗梅毒治疗结束后约3个月甲板恢复正常

2. 二期梅毒的其他表现及内脏受累

这些表现比较少见，而且很难单纯由皮肤性病科医生做出诊断，往往需要相应专科医生的配合。

（1）二期骨骼肌肉梅毒：可发生梅毒性关节炎、骨膜炎、骨炎、骨髓炎、滑囊炎、腱鞘炎等，多发生于四肢的长骨和大关节，夜间疼痛明显。

（2）二期眼梅毒 [1-2]：眼是二期梅毒皮肤以外较常受累的器官，据报告其在二期梅毒的发生率为 4% 左右；眼部的任何结构均可被侵犯，而发生梅毒性虹膜炎、脉络膜炎、视网膜炎、实质性角膜炎、视网膜血管炎、视盘炎、视神经萎缩等；常双眼受累，可对患者视力造成严重的损害 [1]。若梅毒患者近期发生视力下降、视物不清等眼部症状，需排除眼梅毒的可能性。梅毒性眼病合并无症状神经梅毒的可能性较大，可能与视网膜及视神经胚胎发生学上来源于中枢神经相关，故眼梅毒应按神经梅毒的治疗方案治疗 [2]。只要能早期做出诊断并给予充分治疗，梅毒性眼病的预后一般较好。

（3）二期神经梅毒：在二期梅毒，由于梅毒螺旋体血症的存在，梅毒螺旋体也有可能侵入中枢神经系统而导致轻微病变，发生无症状神经梅毒、梅毒性脑膜炎、脑血管梅毒。据报告，约有 30% 的患者脑脊液有异常改变，但一般无临床症状。临床医生习惯上认为神经梅毒是晚期梅毒的特征，往往对二期神经梅毒重视不够，临床上也不可能对每例二期梅毒患者进行腰穿检查，因此，二期神经梅毒尤其是无症状神经梅毒容易被漏诊。

（4）梅毒性肾病：梅毒性肾病是二期梅毒的罕见并发症。多数学者认为，梅毒性肾病主要是由于梅毒螺旋体产生的抗体导致免疫复合物沉积在肾小管，引起组织损伤，是免疫复合物介导的和补体经典途径激活的免疫性疾病。常急性起病，临床表现以肾病综合征较多见，患者短期内出现颜面及双下肢水肿；也可表现为一过性蛋白尿。梅毒性肾病的典型病理改变为膜性肾病，可伴有轻重不等的系膜组织或毛细血管内皮细胞增生，免疫荧光可见 IgG 沿毛细血管基底膜呈颗粒状沉积，可伴有 C3、IgM 或 IgA，电镜下可见上皮下电子致密物沉积；偶尔有急进性肾小球肾炎或继发于肾间质水肿的微小病变型肾病的报道。梅毒性肾病的预后一般较好，经青霉素抗梅治疗后，病情可较快缓解，尿蛋白逐渐转阴，肾组织形态学基本恢复正常。有时，梅毒性肾病可与梅毒性肝炎并发 [3]。

笔者 2012 年曾诊治过一名老年男性患者，因二期梅毒导致梅毒相关性膜性肾病伴急性肾功能不全。患者有梅毒性皮疹和直肠内溃疡性肿物（图 3-31），梅毒血清阳性；为排除直肠癌做肠镜检查，直肠肿物组织病理学检查显示为炎症性病变，因而诊断为二期梅毒。因患者青霉素皮试阳性，采用头孢曲松进行抗梅治疗，用药首日发生明显吉赫反应（Jarish-Herxheimer reaction），抗梅治疗至第 7 天时，患者出现双眼睑、双下肢可凹性水肿，尿量减少，恶心，食欲缺乏。免疫学检查未见异常，24 h 尿蛋白定量为 2.0 g/24 h，肌酐清除率为 18.15 ml/min，因而考虑"急性肾功能不全，梅毒相关性膜性肾病"。患者收入肾内科住院治疗。因患者年龄较大，未做肾穿。给予低盐、低脂、优质蛋白饮食，给予利尿、护肾、降尿蛋白药物，并继续完成抗梅治疗。治疗后患者的尿蛋白逐渐降低，肾功能渐恢复。2 个月后复查，24 h 尿蛋白定量为 0.24 g/24 h，肌酐清除率为 66.98 ml/min；肠镜检查，直肠内溃疡性肿物完全消失，肠黏膜光滑。

（5）梅毒性肝炎 [4-5]：在成人二期梅毒可出现梅毒性肝炎，肝可有肝巨噬细胞增生、局灶性坏死及慢性肉芽肿性病变。而在先天性梅毒，开始即可有弥漫性肝炎，继而有肝细胞周

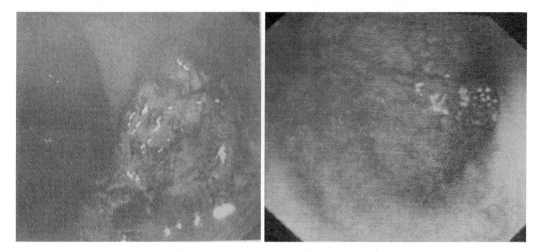

图 3-31 （也见彩图）直肠内溃疡性梅毒（左图：治疗前；右图：治疗后）

围纤维化、炎症和肝硬化[4]。梅毒性肝炎患者可有食欲缺乏、腹胀、乏力、食欲下降、进食减少、中上腹饱胀感。B 超可见肝大。患者血清肝酶显著升高，ALT 甚至可高达 2 003 U/L，AST 可达 329 U/L。一般保肝降酶治疗无效，抗梅毒治疗后肝酶迅速恢复正常。诊断需排除病毒肝炎、自身免疫性肝病、药物性肝炎等[5]。

（6）梅毒性胃炎和溃疡[6-7]：二期胃梅毒罕见且易漏诊，发生率只有约1%[8]。梅毒螺旋体经血液播散到胃可造成胃窦黏膜炎症性、丘疹样改变[6]，也可引起梅毒性闭塞性血管炎，造成局部胃黏膜缺血，导致胃黏膜多发性浅表溃疡。患者出现消化系统症状，但无特异性，如恶心、呕吐、上腹部不适、胃部胀痛反酸。胃镜检查可见黏膜糜烂，浅表溃疡，小结节形成，胃窦黏膜皱褶肥大。组织病理学上，可见大量炎性细胞浸润，包括浆细胞、淋巴细胞及嗜酸性粒细胞，以浆细胞为主，血管内皮细胞肿胀，血管增生明显。其组织病理学改变有时易被误认为黏膜相关淋巴组织淋巴瘤[7]。

（7）二期肺梅毒：成人二期梅毒肺部改变极其罕见，可表现为两侧支气管肺炎，两肺单发性或多发性结节，以及胸膜渗出或淋巴结肿大[9]。然而，新生儿梅毒性肺炎相对多见，可表现为早期呼吸困难，X 线胸片提示有间质性肺炎，尤其是出现粗糙致密结节状阴影[10]。

3. 二期梅毒的转归

二期梅毒抗梅治疗疗效好，皮疹消退快，一般在 1～2 周内基本消退，快速血浆反应素环状卡片试验（rapid plasma reagin circle card test, RPR）多在 6～12 个月内转阴。但如果未经治疗、治疗不足或患者免疫力较低等，则可出现二期复发梅毒，在 1～2 年内可有数次复发。复发表现与二期早发梅毒相似，但相对较轻。

（三）三期梅毒

早期梅毒如果未经治疗或治疗不充分，那么，从感染 2 年以后开始，可逐渐发生三期梅毒，也称晚期梅毒。晚期梅毒的临床特点是进展慢，病程长，组织破坏性大，可侵犯重要器官如心血管、中枢神经系统。三期梅毒患者血液中一般已经没有梅毒螺旋体，病变组织中螺旋体也较少，患者虽然有明显的三期梅毒症状和体征，但 RPR 滴度较早期梅毒低，个别患者甚至 RPR 阴性。因此，三期梅毒传染性弱，然而治疗比早期梅毒困难。晚期梅毒较早出现的是皮肤黏膜损害，以及骨关节和眼梅毒。一般情况下，心血管和中枢神经系统梅毒出现的较晚。

1．三期梅毒的皮肤黏膜表现

三期皮肤黏膜梅毒主要表现为结节性梅毒疹和树胶肿。

（1）结节性梅毒疹：皮肤上豌豆大小的、暗红色隆起的浸润性小结节，直径约为 0.5 cm；主要分布在头、肩胛、背部、四肢伸侧；数量少，分布局限，不对称，往往呈环状或集簇状排列；可自行缓慢吸收，也可以破溃，形成较浅溃疡；愈后可能会留有浅瘢痕。抗梅治疗后可以较快消退。

（2）树胶肿：为深达皮下的硬结或浸润性斑块，初如豌豆大，逐渐增大，直径可达 5 cm，接着软化，破溃，形成潜行性溃疡，流出树胶状脓性分泌物，因而称为树胶肿。数量少，分布局限，不对称，好发于四肢伸侧、头面部、臀部、上颚、鼻中隔、舌部等处；除皮肤外，也可见于其他组织器官，如骨骼、肝、脑、心等（图 3-32）。树胶肿病程长，从数月至数年；组织破坏性大，愈合后形成永久性瘢痕或组织缺损，如上颚和鼻中隔穿孔、鞍鼻。与结节性梅毒疹相比，树胶肿病变更深在，病程更长。

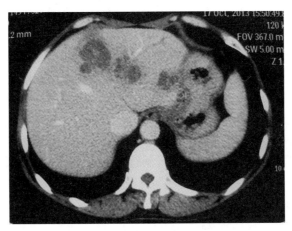

图 3-32　肝树胶肿。女性，51 岁，食欲缺乏、乏力、消瘦 4 个月；上腹部强化 CT 显示肝内多发低密度灶，肝穿病理学检查显示肝内坏死结节伴肉芽肿性炎症，**RPR** 大于 1∶32 阳性，梅毒螺旋体明胶颗粒凝集试验（**Treponema pallidum particle agglutination assay, TPPA**）1∶2 560 阳性

（3）近关节结节：很少见，表现为肘、膝、髋等大关节附近的皮下结节，多见于四肢大关节伸侧，可单发，也可多发，有对称性。皮损大小不一，直径为 1～2 cm，从黄豆至鸽子蛋大小，不破溃；患者多无自觉症状；经抗梅治疗后可逐渐消退。病损出现时间从感染后 3 个月至 20 余年不等。组织病理学表现为上皮样细胞、淋巴细胞和浆细胞构成的肉芽肿，血管壁增厚；晚期病变中央部分可有坏死。主要应与类风湿结节相鉴别，后者多发生在小关节，且皮损出现快，伴红细胞沉降率增快，类风湿因子阳性。

2．神经梅毒的表现及诊断

神经梅毒是梅毒螺旋体经血全身播散侵犯脑脊膜和（或）血管引起神经组织或血管病变的慢性中枢神经系统疾病。据统计，晚期神经梅毒的发病率约占梅毒患者的 10%，多在感染后 3～20 年发病。晚期神经梅毒病变比早期神经梅毒更严重，更广泛，危害更大。临床上，神经梅毒可分为三大类：①无症状神经梅毒；②间质型神经梅毒；③实质型神经梅毒。

（1）无症状神经梅毒：梅毒患者出现脑脊液（cerebrospinal fluid, CSF）异常，但缺乏神经系统症状和体征，称为无症状神经梅毒。脑脊液检查异常改变包括脑脊液淋巴细胞增多、蛋白质浓度升高或脑脊液检查性病研究试验室试验（venereal disease research laboratory test, VDRL）/RPR 阳性。对于一名已确诊梅毒的患者，这三项中的任何一项改变都意味着可能存在神经梅毒。无症状型神经梅毒由于患者无任何临床表现而难以早期诊断，临床上非常容易漏诊，但常在筛查中发现。其确切发病率并不十分清楚。

（2）间质型神经梅毒：包括脑（脊）膜梅毒及脑（脊）膜血管梅毒。梅毒螺旋体侵犯脑（脊）膜或脑（脊）膜小动脉，出现相应部位的临床症状，包括脑脊膜梅毒及脑（脊）膜血管梅毒。间质型神经梅毒尤其是脑（脊）膜血管梅毒是晚期神经梅毒的主要表现形式。

1）脑脊膜梅毒：病变发生在脑或 / 和脊髓的软膜上，有时可合并脑神经和脊神经根受累。脑膜梅毒表现为脑膜炎的症状和体征，起病常较急，主要表现为发热、头痛、恶心、呕吐、颈强直等，症状一般比细菌性脑膜炎轻；波及颅底时可发生视神经、听神经、面神经等的病变，出现颅神经麻痹。眼底检查显示视盘水肿，神经系统检查可见脑膜刺激征阳性。梅毒性脑膜炎病变可为弥漫性或局限性。脊髓膜梅毒表现为脊髓膜炎。起病较慢，常侵犯胸 4～8 神经，可引起病变位置以下部位的瘫痪、胸段以下感觉减退、大小便功能障碍等。

2）脑（脊）膜血管梅毒：脑膜血管梅毒主要是梅毒性动脉炎，大脑中动脉、基底动脉及大脑前动脉最易受到梅毒螺旋体侵犯，出现相应部位的临床症状和体征。病理变化为动脉内膜增生、管腔狭窄，易形成血栓。脑血管梅毒也可合并梅毒性脑膜炎，即两者可同时存在。脊髓膜血管受累可引起急性横断性脊髓炎，可引起受累部位以下截瘫、感觉丧失、尿潴留等。

（3）实质型神经梅毒：包括麻痹性痴呆、脊髓痨、先天性神经梅毒、视神经萎缩和神经系统树胶肿。治疗困难，患者常常难以完全恢复，尤其是一些功能型损害。发病通常较晚，多在梅毒螺旋体感染 10～15 年后发病。晚期神经梅毒的早期表现形式多为梅毒性脑膜炎和脑血管梅毒，可发生在感染后 3～5 年内；而实质型神经梅毒的发生则比较晚，多在感染后 10～30 年发生。晚期神经梅毒的临床表现分述如下。

1）麻痹性痴呆：为梅毒螺旋体感染所致的脑实质的炎症，潜伏期较长，一般于感染后 15～20 年发病，也有长达 30 年后发病，偶尔也有于感染 2 年内就发病者[11]。大多数为慢性发病，少数表现为亚急性发病。早期表现为记忆障碍，判断力、理解力减退，精神障碍，癫痫发作，尤其是对精神、智力的影响非常明显；精神障碍往往为最早出现症状，突出表现为个性改变、认知障碍，可出现人格改变，夸大、偏执、抑郁，智力衰退。后期出现大脑广泛萎缩、变性，神经细胞丧失，胶质细胞增生，皮质萎缩，脑沟增宽，脑室扩大；脑萎缩以额颞叶最为明显，引起进行性大脑皮质功能衰退并逐渐加重，甚至丧失，发展为痴呆，生活不能自理，肢体瘫痪，感觉障碍。

2）脊髓痨：主要表现为腰部神经后根和脊髓后索受损、变性、萎缩，发生原因不清；于脊髓后根后索中难以查到梅毒螺旋体，因此怀疑与局部免疫反应有关。病变部位以腰骶段为主，临床表现为：短促阵发闪电样疼痛、腰部束带感、深感觉障碍、共济失调、尿潴留、阳痿等，下肢音叉振动觉和关节位置觉消失，膝反射和跟腱反射消失，肌张力减低，行走时呈现踩棉絮感，Romberg 征阳性，可合并阿 - 罗氏瞳孔（小而不规则，调节反射异常，对光反射正常）。脊髓痨早期常表现为手足末梢刺痛，本体感觉和振动觉进行性丧失。脊髓痨可出现夏科关节，表现为膝、髋、踝等大关节肿痛、关节腔积液、关节变形、脱位，以膝关节最为常见。由于自主神经受累，可出现内脏危象。

3）视神经萎缩：为梅毒螺旋体选择性侵犯视神经，导致视盘炎或球后视神经炎；临床表现为进行性视力减退，生理盲点扩大，双眼视野缺损；眼底检查显示视盘水肿。

4）脑树胶肿：甚为罕见，多位于皮层下的脑白质中，也可发生于间质；病灶单发或多发。临床上因其占位对邻近组织产生压迫，可有相应症状。临床和影像学上需与脑胶质瘤等颅内肿瘤、脓肿和结核鉴别。术后组织病理学检查有助于明确诊断[12]。

笔者于2012年曾见过一位55岁女性脑树胶肿患者，因左侧肢体无力数年、加重7 d来我院神经科首诊。实验室检查发现，患者RPR 1∶16阳性，TPPA 1∶1 280阳性。头部磁共振成像（MRI）显示右侧额上回异常信号，转移瘤不除外；增强头部MRI考虑梅毒性树胶肿（图3-33）。在我院神经外科行右额叶占位切除术，术中见肿物位于皮层下0.5 cm，质韧，色灰黄，与脑组织无明显分界，其内有少量淡黄色脓性液体。术后病理学检查显示，脑组织局灶液化变性，纤维组织增生，有较多组织细胞、淋巴细胞、浆细胞浸润，小血管壁玻璃样变性伴血管炎，未见多核巨细胞。上皮样细胞呈片状排列，CD68阳性（图3-34和3-35）。组织学病变符合肉芽肿性炎症。银染色未见梅毒螺旋体。临床、MRI结合组织病理检查诊断为梅毒树胶肿。术后在皮肤科继续抗梅治疗，按神经梅毒的治疗方案治疗了2个疗程。3个月后复查症状消失，RPR滴度降为1∶4；半年后复查RPR转阴，目前仍在随访中。

3．三期心血管梅毒的表现

临床上，晚期心血管梅毒起病隐匿，进展缓慢，常于感染后5～10年开始，感染后20～30年才逐渐出现症状，因此早期很难发现。其发病率约为晚期梅毒的10%，但尸检晚期心血管梅毒高达55.7%。临床上，晚期心血管梅毒可分为单纯性主动脉炎、主动脉瓣关闭不全、冠状动脉狭窄或阻塞、主动脉瘤及心肌树胶肿五类。在梅毒性心血管病，梅毒性主动脉炎是晚期心血管梅毒的基本病变，主要侵犯升主动脉，其次侵犯主动脉弓、降主动脉、

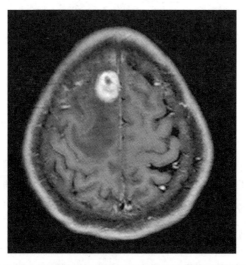

图3-33 脑树胶肿，增强MRI显示右额叶占位病变

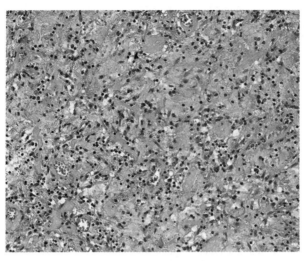

图 3-34 （也见彩图）脑树胶肿。可见上皮样细胞、淋巴细胞、浆细胞浸润，小血管增生（HE 染色，×200）

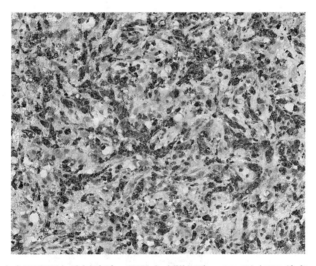

图 3-35 （也见彩图）脑树胶肿。可见上皮样细胞，CD68⁺（HE 染色，×200）

颈总动脉、腹主动脉，破坏主动脉中层肌肉组织和弹力纤维并产生炎症，发生闭塞性动脉内膜炎及血管周围炎，伴有单核细胞、淋巴细胞和浆细胞浸润，导致主动脉根部扩张、瓣环扩大，并在此基础上合并梅毒性主动脉瓣关闭不全、冠状动脉口狭窄或阻塞、主动脉瘤等。偶尔可发生心肌树胶肿。

（1）梅毒性主动脉炎：是晚期心血管梅毒的基本病变，炎症可累及主动脉壁的全层。主要发生在升主动脉。可长期无明显自觉症状，当病变发展到一定程度时，患者可有胸骨后不适感或持续性钝痛。胸部 X 线检查可见主动脉阴影增宽、膨出，前壁和侧壁有线条状钙化影。

（2）梅毒性主动脉瓣关闭不全：占晚期心血管梅毒的 20%～30%。当梅毒性主动脉炎累及主动脉根部时，主动脉管壁的弹力纤维破坏，引起主动脉环扩张，主动脉瓣瓣叶联合处分离，导致主动脉瓣关闭不全。这是梅毒性主动脉炎最常见、最严重的并发症。主动脉瓣膜区有收缩期和舒张期杂音，出现脉压差加大、水冲脉、指甲毛细血管波动。胸部 X 线检查可见左心室扩大。病情严重时可发生充血性心力衰竭，甚至死亡。

（3）梅毒性冠状动脉口狭窄或阻塞：占晚期心血管梅毒的 20%～30%。梅毒性主动脉炎累及冠状动脉口，使之慢慢缩小，甚至阻塞，影响心肌血供，引起心绞痛、心肌梗死，甚至猝死。多数患者同时伴有梅毒性脉瓣关闭不全。

（4）梅毒性主动脉瘤：约占梅毒性心脏病的 20%。在梅毒性主动脉炎基础上，主动脉病变部位较薄弱，弹性下降，导致管壁扩张，膨出，形成主动脉瘤。主要发生在主动脉弓，发生在降主动脉和腹主动脉者少见。轻者平时可无症状，动脉瘤较大时可压迫附近组织引起相关症状，如咳嗽、气喘、声音嘶哑、吞咽困难。本病预后差，约半数患者死于主动脉瘤突然破裂出血。

（5）心肌梅毒树胶肿：非常少见，单发或多发，大小不一。其症状与树胶肿所在的部位有关。以室间隔及房间隔处最为多见。可引起心脏传导阻滞、心力衰竭、心肌破裂。

（四）潜伏梅毒

患者从无明确的梅毒症状和体征，体检时发现梅毒血清学反应阳性，称为潜伏梅毒。病期在 2 年以内的称为早期潜伏梅毒，病期在 2 年以上的称为晚期潜伏梅毒。显性梅毒治疗后，症状和体征已经消失，但血清学尚未转阴者，不能称为潜伏梅毒。早期潜伏梅毒有较强传染性，晚期潜伏梅毒经性接触传染的能力较低，但女性患者妊娠时仍可传染胎儿，并可发生晚期心血管和中枢神经梅毒。对感染时间难以确定的潜伏梅毒应按晚期潜伏梅毒处理。潜伏梅毒的发生可能主要与机体的个体免疫反应特征有关，患者体质对梅毒螺旋体感染的反应具有特殊性，抑或早期症状很轻微而被忽视，耽误治疗，症状自然消退后血清保持阳性，目前确切机制尚不清楚。

潜伏梅毒常于术前、孕前、孕期体检或因其他性病就诊时发现。文献报告的术前检查梅毒血清学阳性率为 1.61%（106/6 557）～2.8%（166/5 887）[13-14]，主要为潜伏梅毒，老年人多，50 岁以上者占 53%～62.2%，超过半数的患者否认既往梅毒史，为首次查出梅毒，抗体滴度一般不高，RPR 多数在 1∶8 以下。笔者认为，既往未曾进行治疗者，即便 RPR 滴度很低，也最好进行规范的抗梅治疗，这样做患者比较安全。

（五）妊娠梅毒

妊娠梅毒是指在妊娠期间存在梅毒螺旋体感染，感染可以发生于妊娠期间或妊娠前。妊娠梅毒在世界范围内均有发生，但不同国家的发病情况有较大差异。在西方国家，发病率较低；而在经济不发达国家，发病率较高。在我国，妊娠梅毒的患病率为 3.7‰～23.3‰[15]，且有逐年增加的趋势。妊娠梅毒主要为潜伏梅毒。我国报告的资料显示，78.9%～100% 的妊娠梅毒为潜伏梅毒[15]。这表明婚前、孕前、孕期进行梅毒血清学检查具有非常重要的意义，需要进一步加强，以早发现、早治疗妊娠梅毒，从而降低先天梅毒的发生率。各期妊娠梅毒对胎儿的影响程度不同，孕妇患早期梅毒时胎儿的感染率高，为 70%～100%；患晚期梅毒时胎儿感染的概率明显降低，但不能因此放松对妊娠期间晚期梅毒的治疗。

妊娠梅毒可以发生胎盘内血管炎症、血管狭窄或阻塞，导致胎盘组织坏死，从而影响胎儿发育。胎儿也可感染梅毒螺旋体，发生先天梅毒。一般认为，在妊娠 16 周之前，由于梅毒螺旋体不易穿过细胞滋养细胞层，胎儿一般不会被感染；妊娠 16 周以后，由于绒毛膜滋养细胞逐渐萎缩，失去对螺旋体的阻碍作用，梅毒螺旋体可通过胎盘感染胎儿。然而，近年来研究发现，梅毒螺旋体早在 9～10 周就能进入胎儿，甚至从妊娠 6 周开始，梅毒螺旋体即可感染胎儿引起流产。胎儿梅毒的组织病理变化与婴儿及成人的相似，以血管周围淋巴细胞、浆细胞及组织细胞浸润以及动脉内膜炎和广泛纤维化为特征。胎盘组织病理学检查可见绒毛增大，间隙纤维组织增生，绒毛羊膜炎或血管周围炎。

未经治疗的妊娠梅毒患者娩出健康新生儿的概率只有约 20%，可引起流产、早产、死胎、娩出先天梅毒儿或体弱或弱智新生儿。抗梅治疗可大大改善妊娠梅毒的结局，对妊娠梅毒患者采用青霉素抗梅治疗，可使新生儿先天梅毒的发生率降低 95%～98%，且新生儿即使有先天梅毒，症状也较轻。妊娠合并梅毒一般不主张终止妊娠。在孕早期和孕中期进行有效的抗梅毒治疗可较好地控制先天梅毒的发生；然而，对于妊娠中期和晚期发现的梅毒，尽管进行正规的抗梅毒治疗，也不能保证杜绝先天梅毒的发生。国外研究报道，即使进行了适当的治疗，仍有 14% 的妊娠梅毒患者娩出先天梅毒儿。因此，对于在妊娠中期和晚期才开始治疗的患者，尤其 RPR 滴度大于 1∶16 者，应将胎儿发生先天梅毒的可能性告知孕妇及其家属。

（六）先天梅毒

妊娠期间未经治疗的早期梅毒患者娩出健康新生儿的概率不足 20%，胎儿感染率可达 75%～95%。孕妇梅毒螺旋体感染可引起胎盘本身病变，可造成流产、早产、死胎。梅毒螺旋体也可通过胎盘感染胎儿，使其发生先天梅毒。先天梅毒的临床经过与后天梅毒基本相似，但不发生硬下疳。临床上分为早期先天梅毒和晚期先天梅毒，一般以出生后 2 年作为时间界限。早期先天梅毒相当于成人的二期梅毒，症状较重，常伴有较严重的内脏损害，未经治疗者死亡率可达 50%；晚期先天梅毒的症状相对较轻，晚期神经和心血管梅毒较少见。

1. 早期先天梅毒的表现

早期先天梅毒生后 2 年内发病，患儿多为早产儿，瘦弱无力，发育不佳；约 80% 的患儿出生时表现基本正常；通常在生后 3 个月内发病，多数在生后 5 周内发病；部分受感染新生儿可无任何临床表现，但梅毒血清学检查阳性。早期先天梅毒的临床表现多样，可累及皮肤、呼吸、消化、血液、神经、骨骼等多系统，出现皮肤损害、肝脾大、骨骼损害、贫血、发热、黄疸、生长发育迟缓等。20%～50% 的患儿有浅表淋巴结肿大。新生儿先天梅毒以皮肤黏膜、骨骼损害表现较为特异，其发生率分别约为 70% 和 40%。

（1）早期先天梅毒的皮肤黏膜病变特点

1）不发生硬下疳：先天梅毒没有后天梅毒的一期阶段，不发生硬下疳，早期先天梅毒相当于后天二期梅毒。

2）皮肤黏膜病变与二期后天梅毒的相似（图 3-36）：可有斑疹、丘疹、斑丘疹，肛门周围可出现扁平湿疣；其特点是皮肤可以发生水疱大疱性损害，这是后天二期梅毒没有的。

3）皲裂性红斑性皮损（图 3-37）：多发生在口周，也可发生在鼻孔周围以及肛周。初起为红斑，继而在红斑上出现条形放射状皲裂；愈合后可形成口周、肛周放射状瘢痕。

4）鼻腔和口腔黏膜病变明显：梅毒性鼻炎为较常见的早期症状，表现为鼻黏膜充血、水肿，分泌物增加，分泌物中含有大量梅毒螺旋体。也可有咽炎、喉炎，表现为咽喉黏膜充血水肿，哭声嘶哑；也可有唇炎，表现为口唇肿胀、红斑、脱屑。

（2）早期先天梅毒的骨病变：发生率高，为 40%～80%。有症状者占 10%～20%，X 线检查异常者约 50%；尸检发现存在骨病变者约 80%。表现为骨膜炎、骨软骨炎、骨髓炎。骨膜炎好发于长骨，伴有骨膜增厚，骨干表面带状或梭形硬韧肿胀区，有压痛。骨软骨炎好

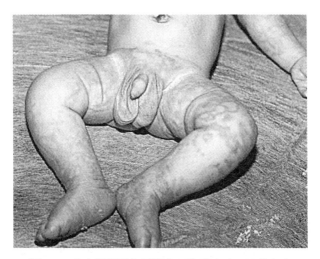

图 3-36 （也见彩图）早期先天梅毒皮疹，环状红斑

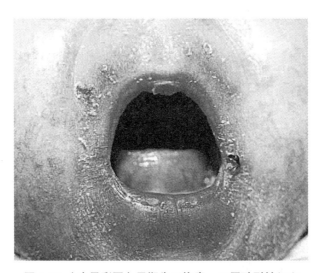

图 3-37 （也见彩图）早期先天梅毒，口周皲裂性红斑

发于胫骨等长骨，伴有局部肿胀压痛。长骨 X 线检查可见骨骺端增厚、模糊不清，骨骺线增宽。四肢长骨 X 线检查对早期先天梅毒的诊断很有帮助。患儿可因骨痛不愿活动，拒抱，牵拉患肢时哭闹，局部肌肉呈保护性痉挛，出现梅毒性假性麻痹。

（3）早期先天梅毒的其他表现：肝、脾、淋巴结肿大较常见；可有肺炎、膜性肾病、贫血、黄疸等；眼梅毒可见虹膜睫状体炎、葡萄膜炎、脉络膜视网膜炎、视神经炎等；也可发生神经梅毒。

2. 晚期先天梅毒的表现

出生 2 年以后发生的先天梅毒称为晚期先天梅毒，最常发生于 7 ~ 15 岁之间，30 岁以后发病者少见。临床表现与后天三期梅毒相似，发生晚期梅毒病变，累及皮肤黏膜、骨关节及神经系统等，并出现多种发育畸形。临床上分为活动性损害和标记性损害两类。

（1）活动性损害：与后天晚期梅毒相似，累及皮肤黏膜、骨关节及神经系统等。皮肤损害有结节性梅毒疹和树胶肿。骨关节病变表现为骨膜炎、骨炎、关节积液等。神经梅毒以颅神经尤其是视神经和听神经损害常见，也可出现麻痹性痴呆、脊髓痨及智力发育障碍。脑树胶肿少见，脑血管梅毒罕见。先天晚期梅毒心血管病变罕见，如发生，与成人后天梅毒晚期心血管病变类似。

（2）标记性损害：为早期先天梅毒遗留的后遗症，病变已无活动性，是先天梅毒的特征性的永久性标记，对晚期先天梅毒的诊断具有一定的特异性。郝秦生（Hutchinson）三征包括：郝秦生齿（恒牙中上门齿上宽下窄，咬合面中央有半月形缺损）、实质性角膜炎、神经性耳聋。郝秦生三征可同时出现，也可单独出现。其他标记性损害包括鞍鼻、口周放射状瘢痕、马刀胫（胫骨骨膜肥厚）等。

3. 先天潜伏梅毒

孕妇患有梅毒，梅毒血清学阳性；胎儿受到感染，新生儿无临床表现，但梅毒血清学检查阳性，则为先天潜伏梅毒。

RPR、TPPA 检测的抗体为 IgG，由于 IgG 能通过胎盘，因此，通过这些检查结果难以确定其是来源于母体还是患儿自身产生的。由于母体可以经过胎盘将反应素抗体和梅毒特异性 IgG 抗体输送给胎儿，因此，即使胎儿未感染梅毒螺旋体，其血中 RPR、TPPA 也可阳性，这两种抗体可以在婴儿体内分别存在约半年和一年半。因此，出生时梅毒血清学试验阳性，并不能肯定地诊断先天梅毒。孕妇妊娠梅毒经过充分抗梅毒治疗后所生的无感染婴儿其梅毒血清学抗体检测也可以阳性，但随着时间的推移可以转阴，6 个月时 RPR 转阴率约为 80%，TPPA 转阴率约为 50%；12 个月时 RPR 转阴率可达 100%，TPPA 转阴率约为 95%。在监测过程中，RPR 如果在 6 个月时不降低甚至上升，则可能确实存在感染，应按先天梅毒治疗。在实际工作中，对无症状但梅毒血清学阳性的患儿进行及时、规则的血清学随访比较困难，有时容易失访，这对其中确实有感染的新生儿的早期治疗非常不利，因此，建议对此类患儿进行预防性的治疗。

四、实验室检查

（一）梅毒血清学试验

梅毒血清学试验是目前诊治梅毒常用的、最实用的检测方法。人体感染梅毒螺旋体 4～10 周后，血清中产生两类相关抗体。其一为非梅毒螺旋体抗体，也叫反应素。关于反应素的来源，目前尚无定论。多数人认为它是宿主感染梅毒螺旋体后局部组织破坏、受损伤细胞的线粒体释放出心磷脂（一种类脂质）并作为抗原刺激人体免疫系统产生的相应抗体，称为抗心磷脂抗体，即所谓的反应素。其二则是由梅毒螺旋体菌体本身作为抗原直接刺激人体免疫系统产生的特异性抗梅毒螺旋体抗体；在体外，这种抗体可与梅毒螺旋体本身的抗原发生反应，而不与心磷脂发生反应。检测血清中这两类抗体的方法分别称为非梅毒螺旋体抗原血清学试验和梅毒螺旋体抗原血清学试验。

1. 非梅毒螺旋体抗原血清学试验

该类试验检测的是血清中的抗心磷脂抗体。该抗体可与从牛心肌组织中提取的心磷脂发生抗原抗体反应，而不与梅毒螺旋体本身的抗原发生反应，实验室用此原理检测该抗体，检测所用抗原为从牛心肌组织中提取的心磷脂。非梅毒螺旋体抗原血清学试验简便易行，敏感性高，可达 95%～100%；特异性稍低，但至少在 95% 以上；个别情况下有生物学假阳性，因此不能仅据此确诊梅毒。该试验滴度治疗后下降并阴转，因此可作为观察和判断疗效的指标。

常用的非梅毒螺旋体抗原血清学试验方法主要有四种：①快速血浆反应素环状卡片试验（rapid plasma reagin circle card test, RPR）；②甲苯胺红不加热血清试验（toluidine red unheated serum test, TRUST）；③性病研究试验室试验（venereal disease research laboratory test, VDRL）；④不加热血清反应素试验（unheated serum reagin test, USR）。现在主要用 RPR 和 TRUST。

（1）快速血浆反应素环状卡片试验（RPR）：是一种沉淀试验，它使用改良的 VDRL 抗原，将标准的心磷脂抗原吸附在活性炭颗粒上，可与梅毒患者的阳性血清混合，发生抗原抗体反应，形成肉眼可见的黑色凝集颗粒。RPR 的优点是：标本不需要灭活，抗原不需要新鲜配制，操作简单，10 min 就可出结果，肉眼就能判断结果。RPR 是目前我国应用的最普遍的非梅毒螺旋体抗原血清学试验。

（2）甲苯胺红不加热血清试验（TRUST）：试验原理及结果均同于 RPR，不同之处是用甲苯胺红颗粒代替活性炭颗粒，阳性结果呈红色凝集。

（3）性病研究试验室试验（VDRL）：1941 年由美国人 Pangborn 首先创立，20 世纪 50 年代以来已被广泛应用。VDRL 的抗原是从牛心肌组织中提取的心磷脂，并适量加入卵磷脂、胆固醇。VDRL 的抗原含有 0.03% 心磷脂，0.21% 卵磷脂、0.9% 胆固醇；卵磷脂可加强心磷脂的抗原性，胆固醇可增加抗原的敏感性。本试验为最经典的反应素试验，特异性和敏感性均较高。其缺点是：①抗原悬液需临时配置，只可保存 1 d，且配置技术要求较高；②操作较复杂，待测血清需在 56℃ 水浴中灭活半小时，需在显微镜下读取结果；③在一期梅毒，VDRL 的敏感性不如 RPR 的高。因为操作不便，目前已很少开展 VDRL。现在 VDRL 主要用于脑脊液中反应素抗体的检测，来帮助诊断神经梅毒。

（4）不加热血清反应素试验（USR）：是一种改良的 VDRL 试验。USR 试验操作与 VDRL 相同，只是在 VDRL 抗原中加入乙二胺四乙酸（EDTA）和氯化胆碱。EDTA 的作用是使抗原在 12 个月内不变性，延长试剂的保存期，因此，USR 的抗原不需要临时配置。氯化胆碱的作用是使血清不必加热灭活。USR 也需要用显微镜观察结果。USR 的敏感性和特异性与 VDRL 的相似。20 世纪 80 年代 USR 曾在我国广泛使用，但现已不再应用。

2. 梅毒螺旋体抗原血清学试验

这类试验检测的是患者血清中抗梅毒螺旋体的特异性抗体，所用抗原为梅毒螺旋体本身或其抗原成分。这类试验是诊断梅毒的金标准，用作确证试验。然而，经过充分的抗梅治疗后，仍有约 70% 的患者这类试验终生保持阳性，因此，这类试验不能用于判断疗效。常用的试验方法包括梅毒螺旋体荧光抗体吸附试验（fluorescent *Treponema* antibody absorption test, FTA-Abs）、梅毒螺旋体血凝集试验（*Treponema pallidum* hemaglutination assay, TPHA）和梅毒螺旋体明胶颗粒凝集试验（*Treponema pallidum* particle agglutination assay, TPPA）。

（1）梅毒螺旋体荧光抗体吸附试验（FTA-Abs）

1）原理：将完整的梅毒螺旋体作为抗原固定在专用玻片上，加上经吸收剂（用梅毒螺旋体 Reiter 株制备）吸收过的梅毒患者的血清，形成抗原抗体复合物。再加上荧光标记的抗人免疫球蛋白抗体（IgG，IgM），与梅毒螺旋体抗体结合，在荧光显微镜下，可见到发苹果绿色荧光的梅毒螺旋体。

2）特点：具有很高的敏感性和特异性，在一期梅毒，阳性反应可能早于 TPHA。

3）缺点：操作复杂，需要荧光显微镜及专业水平较高的检测人员。

（2）梅毒螺旋体血凝集试验（TPHA）

1）原理：以超声裂解的梅毒螺旋体为抗原，致敏经醛化、鞣化的羊红细胞；致敏的羊红细胞与患者血清中的梅毒螺旋体抗体发生反应，产生肉眼可见的凝集。试剂盒中的血清吸收剂可消除待测血清中的生物学假阳性反应而提高试验的特异性。

2）特点：TPHA 1966 年开始使用，是继 FTA-Abs 之后的另一种检测方法。TPHA 和 FTA-Abs 同样具有很高的敏感性和特异性；一般在感染后第 4 周出现反应。

3）缺点：红细胞工作液需当天配制，比较麻烦，现已基本被 TPPA 所替代。

（3）梅毒螺旋体明胶颗粒凝集试验（TPPA）

1）原理：与 TPHA 试验原理基本相同，用明胶颗粒代替 TPPA 中的羊红细胞，所用抗原为基因工程表达的特异性很强的梅毒螺旋体抗原。

2）特点：TPPA 是目前最常用的梅毒确证试验。明胶颗粒体积较羊红细胞体积小，且更均匀一致；由于其表面积增大，所带抗原决定簇更有利于与抗体结合，同时也避免了某些标本可能存在的非特异性抗体对试验的干扰。因此，TPPA 的敏感性和特异性均高于 TPHA 的。TPPA 抗体反应出现的时间比较早；在一期梅毒硬下疳，TPPA 出现阳性一般比 RPR、TPHA 要早。

（4）梅毒螺旋体酶联免疫吸附试验（TP-ELISA）

1）原理：用梅毒螺旋体抗原包被固相板条，加上待测梅毒血清和辣根过氧化酶标记的人 IgG 或 IgM 标记物，形成抗原抗体复合物和酶标记物结合，加上显色剂，用酶标仪检测。

2）特点：TP-ELISA 检测梅毒螺旋体抗体的特异性稍差，不能替代 FTA-Abs、TPHA 和 TPPA。

（5）化学发光微粒子免疫检测法检测梅毒螺旋体抗体（ARCHITECT Syphilis TP Reagent Kit）：为近几年开发的梅毒螺旋体抗体检测技术，目前很多医院都在使用。检测结果值<1 为阴性，≥6 为阳性，在 1 和 6 之间为灰区，位于灰区者应复检或应用其他方法检查。本法的敏感性≥99%，特异性为 99.78%。

（6）梅毒螺旋体蛋白印迹试验（TP-WB）

1）原理：将超声粉碎的梅毒螺旋体蛋白质成分经聚丙烯酰胺凝胶电泳按抗原分子大小不同进行分离，再将电泳胶转移至硝酸纤维素膜上，加入待测血清，经酶联反应，检测血清中是否存在对应不同抗原成分的抗体，如在 47 kD、45 kD、17 kD、15 kD 带区出现任意 3 条及以上带区，即可诊断梅毒。

2）特点：敏感性和特异性均高，但操作复杂，难以作为常规检测。

（7）血清中抗梅毒螺旋体抗体 IgM 的检测

抗梅毒螺旋体的特异性抗体包括两部分：IgM 和 IgG。感染后人体首先产生的是 IgM 型抗体，感染 2 周后即可在血清中检出，而 IgG 至第 4 周才能检出。早期梅毒抗梅治疗后 3～9 个月，晚期梅毒治疗后 2 年，大部分患者 IgM 抗体可转阴，再感染时则又出现阳性。IgM 型抗体是早期梅毒、活动性梅毒、再染性梅毒的标志。IgM 的沉降系数为 19 S，分子量为 900 kD，是免疫球蛋白分子量最大者，不能通过胎盘屏障和血脑屏障；而 IgG 型抗体可以通过胎盘屏障和血脑屏障；因此，在患儿血清中检出 IgM 型抗体是诊断先天梅毒的有力证据。如果患者的血脑屏障完整无损，那么在其脑脊液中检出抗梅毒螺旋体 IgM 型抗体则表示存在活动性神经梅毒。检测血清中抗梅毒螺旋体 IgM 抗体的技术方法包括免疫荧光法、血细胞吸附试验、ELISA、免疫印迹试验等。目前，抗梅毒螺旋体 IgM 型抗体的测定方法的敏感性还不很理想，有报告显示，血清抗梅毒螺旋体 IgM 抗体在一期梅毒的阳性率为 73.3%，在二期梅毒的阳性率为 88.9%[16]。

3. 梅毒螺旋体血清学试验假阳性

（1）非梅毒螺旋体抗原血清学试验假阳性

非梅毒螺旋体抗原血清学试验的敏感性高，但特异性稍低，个别情况下有假阳性，因此不能用于确证诊断。除梅毒以外，偶尔可见其他因素或疾病因素引起的非梅毒螺旋体抗原血清学试验阳性，称为生物学假阳性（biological false positive, BFP），此时梅毒螺旋体抗原血清学试验为阴性。

判断 RPR 生物假阳性要符合以下标准：① 非梅毒螺旋体抗原血清学试验阳性，但梅毒螺旋体抗原血清学试验阴性；②需排除技术性假阳性，即由检测过程中的技术性误差因素造成，如操作失误、环境温度、振荡频率、判断时间过长、判断的准确性等因素、试剂因素或标本的保存或转送不当等，技术性假阳性时可见到；③一次检查结果不足为凭，间隔一段时间多次复查均为 RPR 阳性，而 TPPA 阴性；④ 一般情况下，BFP 的滴度都较低，多在 1∶8 以下。

能引起生物学假阳性的疾病主要包括[17]：①某些自身免疫病，如系统性红斑狼疮、类风湿关节炎、抗磷脂综合征等。在系统性红斑狼疮患者，RPR、TRUST 生物学假阳性的发生率是很低的，徐世正（1986）报告的发生率为 0.7%（1/136），沈大为（1994）报告的发生率为 0.47%（1/213）。②某些非密螺旋体性感染，如 HIV 感染、病毒性肝炎、某些急性感染性发热性疾病、麻风、活动性肺结核。③某些恶性肿瘤，有作者[18]报告，在 2 671 例恶性肿瘤患者中共检出 TRUST 假阳性 36 例，假阳性率为 1.46%（36/2 671）。

至于 RPR、TRUST 生物学假阳性产生的原因，可能与抗心磷脂的抗体具有明显的异质性有关。以心磷脂为靶抗原的抗体有明显的异质性，它们之间的相互关系并不完全清楚，它们所针对的抗原成分也不完全相同，但又有一定的交叉反应。抗心磷脂抗体至少可分为两大类：①β2- 糖蛋白Ⅰ依赖性抗心磷脂抗体：见于系统性红斑狼疮、抗磷脂综合征、原发性血小板减少性紫癜、动静脉血栓形成、反复流产等。抗心磷脂抗体与抗原性心磷脂的结合需要 β2- 糖蛋白Ⅰ作为辅助因子，即抗心磷脂抗体的靶抗原是心磷脂和 β2- 糖蛋白Ⅰ的复合物。②非 β2- 糖蛋白Ⅰ依赖性抗心磷脂抗体：见于感染性疾病，如梅毒、雅司、品它、HIV 感染等。抗心磷脂抗体主要是与磷脂本身反应，没有 β2- 糖蛋白Ⅰ的参与。在 SLE 等自身免疫性疾病，患者体内可产生 β2- 糖蛋白Ⅰ依赖性抗心磷脂抗体，梅毒产生的抗体为非 β2- 糖蛋白Ⅰ依赖性抗心磷脂抗体，两种抗心磷脂抗体之间偶尔可出现交叉反应。恶性肿瘤患者较易出现 TRUST 假阳性的确切原因尚待进一步研究，可能是某些肿瘤抗原与心磷脂抗原存在相似的表位，或肿瘤患者体内产生的抗肿瘤抗体能与心磷脂抗原发生交叉反应。

笔者体会，RPR、TRUST 的生物学假阳性虽然确实存在，但其发生率很低。随着检测技术的改进和 RPR、TRUST 检测试剂盒质量的提高，两种抗心磷脂抗体之间已经基本上不再有交叉反应[19]，生物学假阳性已降低到很低，目前在临床上极为少见。如果遇到单纯 RPR、TRUST 阳性，一定要马上复查，首先要排除由技术性原因引起；其次在硬下疳的早期，偶尔也可出现这种情况，但两类抗体很快就会在血中同时出现。

（2）梅毒螺旋体抗原血清学试验假阳性

梅毒螺旋体抗原血清学试验（TPHA，TPPA，FTA-Abs）的敏感性和特异性均很高，是诊断梅毒的金标准，被用做确证试验。FTA-Abs 和 TPPA 的生物学假阳性相当罕见，而且在目前尚没有特异性更强的检测方法的情况下，对于 FTA-Abs、TPPA 阳性者，在排除了技术性假阳性之后，很难排除梅毒诊断。对于近年来出现的一些新的检测手段如梅毒螺旋体蛋白质印迹试验（TP-WB）能否作为特异性更强的方法，目前这方面的研究资料还不多。

与 FTA-Abs、TPPA 不同，TP-ELISA 检测抗梅毒螺旋体抗体时假阳性报告较多。国内已有很多研究报告反映，TP-ELISA 与 TPPA 的符合率存在着一定的差异，TP-ELISA 的假阳性率为 0.3%～2.8%[20]。

4. 梅毒血清学试验假阴性

梅毒血清学试验假阴性可见于以下一些情况：①在一期梅毒硬下疳早期，梅毒血清反应可呈阴性，尤其是 RPR；②极早期的梅毒得到及时治疗时：梅毒血清学试验可不出现阳性反应；③在二期梅毒可发生 RPR 假阴性，称为前带现象，发生率小于 1%，其原因可能和血清抗心磷脂抗体过多有关，即抗原抗体比例不当阻止了抗原抗体反应发生（当血清被稀释后，可产生阳性结果）；④晚期梅毒患者的血清中抗心磷脂抗体含量很低，有时也可出现 RPR 假阴性。

（二）暗视野显微镜检查梅毒螺旋体

暗视野显微镜检查梅毒螺旋体适用于早期梅毒，主要是硬下疳、扁平湿疣、口腔黏膜斑等。取材：组织损害表面的渗液或组织液。用暗视野显微镜检查可见活动的反白的梅毒螺旋体，根据典型形态和运动特征可以确定诊断。目前临床一般不用此方法诊断梅毒。

（三）皮肤组织病理学检查

早期梅毒诊断通常只做梅毒血清学试验即可，晚期梅毒皮损需结合组织病理学检查。梅毒多数皮损组织病理学上有较特异性改变。硬下疳、扁平湿疣、丘疹、斑丘疹、鳞屑性丘疹的病理变化具有一定的诊断意义，表现为表皮呈银屑病样增生、上皮脚延长、表皮水肿及海绵形成，中性粒细胞侵入表皮，甚至形成微脓肿；基底细胞液化变性，界面模糊，真皮浅层和深层血管周围淋巴细胞和浆细胞浸润，可有红细胞外溢（图 3-38）；真皮浅层也可

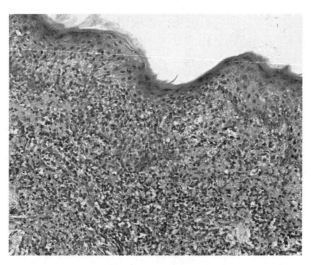

图 3-38 （也见彩图）二期梅毒皮肤病理学表现。可见表皮增生、水肿，基底细胞液化变性，界面模糊，真皮血管周围淋巴细胞和浆细胞浸润，红细胞外溢（HE 染色，×200）

呈带状炎性浸润；血管壁增厚、血管内皮细胞肿胀是其特征性的改变。皮下组织很少累及。嗜银染色可发现梅毒螺旋体。二期梅毒的斑疹病理学上为非特异性炎症改变，不具诊断意义，表现为表皮大致正常，真皮浅层血管周围有少量淋巴组织细胞浸润，浆细胞很少。

三期梅毒病理学上为慢性肉芽肿性炎症，有上皮样细胞、淋巴细胞、浆细胞浸润，可见巨细胞，可伴有干酪样坏死，可见动脉内膜炎，并伴有纤维化。结节性梅毒疹病变通常位置较浅，多位于真皮，无干酪样坏死或干酪样坏死病变较轻。树胶肿病变范围较广，除真皮外，尚可累及皮下组织，病变中心干酪样坏死明显。三期梅毒皮损银染色很难找到梅毒螺旋体。

五、诊断及鉴别诊断

梅毒的临床表现比较复杂，各期均有很多与其他疾病相似的临床表现，容易与其他疾病混淆，因此，梅毒的诊断及鉴别诊断非常重要。梅毒的诊断及鉴别诊断必须根据接触传染史、病史、临床特征、查体及实验室检查进行综合分析。确诊依赖梅毒血清学试验。

（一）皮肤黏膜梅毒的诊断及鉴别诊断

1．一期硬下疳（见临床表现）

需与一期硬下疳鉴别的皮肤疾病有：生殖器疱疹、软下疳、固定药疹、疥疮结节、下疳性脓皮病等。

2．二期梅毒疹和扁平湿疣等（见临床表现）

需与二期梅毒的皮肤黏膜表现鉴别的皮肤疾病有：玫瑰糠疹、银屑病、多形红斑、扁平苔藓、药疹、花斑癣、肛周和外阴尖锐湿疣、会阴部皮炎等。

3．需与三期梅毒（结节性梅毒疹和树胶肿）鉴别的皮肤疾病有：皮肤结核、瘤型麻风、慢性小腿溃疡、转移性皮肤肿瘤等。

（二）梅毒内脏受累（不包括神经梅毒）的诊断和鉴别诊断

这些表现（见临床表现）比较少见，而且很难单纯由皮肤性病科医生做出诊断，往往需要相应专科医生的配合。

（三）神经梅毒的诊断及鉴别诊断

目前神经梅毒的诊断尚无金标准，尚无法依赖一种检查来确定神经梅毒诊断，要综合分析临床表现、梅毒血清学检查、脑脊液检查和影像学检查，而不能凭单一的实验室检查指标来确定。梅毒血清学试验和脑脊液检查非常重要。神经梅毒的鉴别诊断包括很多神经科疾病和部分精神科疾病，必须有神经科医师的参与和协助，甚至主要依靠神经科医生来进行。作为皮肤性病科医生，要注意以下几点。

1．提高临床警惕性：临床上梅毒患者出现下述症状时应注意排除神经梅毒：①头痛，头晕，恶心，呕吐，颈强直；②颅神经受损症状：如斜视、复视、耳聋、吞咽困难等；③癫痫发作，失语，瘫痪，偏瘫；④浅感觉异常：如闪电痛、感觉减退、腰部束带感；⑤深感觉障碍：如共济失调；⑥神经衰弱样症状和痴呆症状；⑦对于不伴有其他基础病如高血压、糖尿病及高脂血症等的青壮年，如果出现不明原因的精神、神经症状，如智力障碍、初次发作的癫痫、脑卒中、各种不明原因的脊髓或神经根性症状，均应做相应检查以除外神经梅毒。

建议对下述梅毒患者进行脑脊液检查：①梅毒患者出现神经系统症状和体征或神经精神症状；②梅毒患者治疗后出现血清固定、血清复发或临床复发；③潜伏梅毒病期超过2年或病期不明；④梅毒合并 HIV 感染。

2. 梅毒血清学试验：患者血清 TPPA/FTA-Abs 为阳性是诊断梅毒的金标准。大多数患者血清 RPR /VDRL 为阳性，但有些患者由于病程太长，RPR 也可为阴性。

3. 脑脊液检查：在诊断神经梅毒和判定疗效方面具有重要意义。一般认为脑脊液（CSF）非梅毒螺旋体抗原血清学试验对于诊断神经梅毒具有较高的特异性，尤其是 CSF-VDRL 在没有脑脊液血污染时，CSF-VDRL 阳性可以诊断神经梅毒，但其敏感性不够高，因此，阴性结果不能排除神经梅毒。如仅以脑脊液非梅毒螺旋体抗原血清学试验诊断神经梅毒，则很有可能漏诊、误诊；如果患者脑脊液被血液污染，则 CSF-VDRL、CSF-RPR 会出现假阳性。VDRL 检测反应过程中需要添加胆固醇，而脑脊液中胆固醇含量远较血浆中低（1/200 ~ 1/300），所以 CSF-VDRL 敏感性很低，仅为 27%。张帆娟[11] 等对 9 例神经梅毒患者进行了 CSF-VDRL，仅 1 例呈阳性反应。由于 VDRL 试剂需临时配制，操作不便，目前多数医院均不开展这项试验，多用 RPR 等试验替代。在神经梅毒患者，CSF-RPR 阳性率可达 84.21%[12]。

梅毒螺旋体抗原血清学试验主要检测抗梅毒螺旋体抗体 IgG，此类抗体的分子量较小，可以穿透血脑屏障而由血液弥散到脑脊液中，因此，即使没有神经梅毒存在，CSF-TPPA/CSF-FTA-Abs 也可能出现阳性，因此，CSF-FTA-Abs/CSF-TPPA 诊断神经梅毒的特异性较差，即便阳性也不能确诊神经梅毒。多数学者认为，这类试验可作为排除诊断使用，即 CSF-TPPA、CSF-FTA-Abs 阴性可以基本排除神经梅毒。然而，也有神经梅毒患者脑脊液梅毒螺旋体血凝试验阳性率为 87.5%（42/48）的报告，即有部分患者为阴性[11]。因此，CSF-TPPA、CSF-FTA-Abs 阴性也不能轻易排除神经梅毒，仍需结合其他综合考虑。

脑脊液抗梅毒螺旋体抗体 IgM（CSF-TP-IgM）检查：由于 IgM 分子量大，不能透过血脑屏障，因此，在脑脊液中检测到抗梅毒螺旋体抗体 IgM 对诊断神经梅毒具有重要意义。然而，CSF-TP-IgM 诊断神经梅毒的敏感性较低，只有 71.4%。

脑脊液中白细胞计数及蛋白质定量分析：脑脊液中的白细胞计数和蛋白质含量的增加，虽为非特异性指标，但可提示有中枢神经系统感染，被认为是诊断神经梅毒的重要依据，但要排除其他细菌、病毒、真菌、结核及合并感染。另外，脑脊液白细胞计数与神经梅毒的活动性高度相关，也是监测神经梅毒疗效的最敏感指标。有学者认为，神经梅毒的诊断可主要依靠脑脊液的细胞学和生化改变。因此，如果脑脊液中淋巴细胞计数 $\geqslant 5 \times 10^6/L$，总蛋白质 $\geqslant 400$ mg/L，CSF-VDRL/RPR 阳性，则可以考虑诊断神经梅毒。如果 CSF-VDRL/RPR 阴性，而 CSF-TPPA/CSF-FTA-Abs 阳性，不能排除神经梅毒。如果 CSF-TPPA/CSF-FTA-Abs 阴性，则可以基本排除神经梅毒。

4. 影像学检查：可作为神经梅毒诊断的一个重要的辅助检查，但大多没有特异性。研究认为，MRI、CT 是诊断间质型神经梅毒和麻痹性痴呆的重要辅助检查；动态脑电图对诊断麻痹性痴呆和间质型神经梅毒有帮助；体感诱发电位图对脊髓痨诊断有一定意义。

（四）先天梅毒的诊断依据

1. 家族史：其母患梅毒，尤其是早期活动性梅毒。

2. 有先天梅毒的症状和 / 或体征。

3. 实验室检查：如符合下列四项中的一项，可以诊断先天梅毒：① 用暗视野显微镜在新生儿体内、皮肤损害、体表分泌物、脐带血中查到梅毒螺旋体；② 出生时患儿 RPR 滴度高于其母亲 4 倍或以上者；③ 随访发现新生儿血清 RPR 滴度持续上升；④ 患儿血中抗梅特异性抗体 IgM 阳性。抗梅毒抗体 IgM 不能通过胎盘，故患儿血中抗梅毒特异性抗体 IgM 升高是诊断先天梅毒的有力证据。

（五）新生儿早期先天梅毒的诊断标准

1. 确诊标准：① 新生儿及其母亲梅毒血清学检查阳性，患儿有早期胎传梅毒的临床表现，如皮肤斑疹、斑丘疹（尤其是伴有掌跖红斑、脱皮、水疱）、早产、低体重、肝脾大、肺炎、腹胀、梅毒假性麻痹、贫血、病理性黄疸、血小板减少、水肿；② 新生儿及其母亲梅毒血清学检查阳性，患儿血清 RPR 滴度高于其母亲 RPR 滴度 4 倍以上。

2. 可疑诊断标准：① 虽然患儿血清学检查阳性，滴度高于母亲，但增高幅度小于 2 个滴度或以下；② 孕妇确诊为梅毒，妊娠期间未经过正规治疗或未治疗或口服红霉素治疗的孕妇所生婴儿。

六、治疗

（一）治疗原则

抗梅治疗应遵循尽早、规则、足量的原则。治疗目标：①对早期梅毒：尽快消灭传染性，各组织器官的活动性病变完全消退，功能恢复，梅毒螺旋体检查阴性，血清反应素试验转阴。②对晚期皮肤黏膜、骨关节梅毒：皮肤和骨关节损害消失，功能障碍得到恢复，防止发生心血管及中枢神经梅毒，力争（不一定能完全达到）血清反应素试验转阴。③对晚期内脏梅毒：各受累器官的活动性病变消退，功能恢复或大部分恢复，有些患者可能会遗留一些后遗症，某些功能可能终生不能恢复；血清反应素试验大部分患者转阴，但有些患者不一定能转阴。④对晚期神经梅毒：脑膜炎症状消失，脑膜血管症状有所改善，但可能会遗留缺血性脑梗死所导致的脑神经或皮质功能损害；对麻痹性痴呆和脊髓痨治疗的目标是终止疾病发展，让患者的病情尽可能得到最大限度的恢复；麻痹性痴呆患者的疗效一般优于脊髓痨患者的疗效。

（二）治疗药物的选择

梅毒主要用青霉素治疗。自 20 世纪 40 年代以来，青霉素一直是治疗梅毒的首选药物；至今，梅毒螺旋体对青霉素依然很敏感。梅毒螺旋体是一种生长缓慢的微生物，生活周期约为 30 h，而抗生素仅在其分裂期起作用。据研究，青霉素杀灭梅毒螺旋体的最小血药浓度约为 0.018 μg/ml，虽然有效血药浓度不高，但在整个疗程必须维持稳定，至少持续 10 d 以上。因此，对抗梅药物不仅要求对梅毒螺旋体敏感，而且要求有足够长的半衰期，以有利于有效血药浓度的维持稳定。否则，给药间隔就必须足够短。

1. 苄星青霉素

苄星青霉素为青霉素 G 的二苄基乙二胺盐，是一种长效青霉素制剂，药物吸收后逐渐水解为活性青霉素 G。肌内注射后，药物在体内缓慢释放，血药浓度较低，但有效血药浓度维持时间长。成人一次肌内注射 240 万单位，2 周后血药浓度仍有 0.12 μg/ml，杀灭梅毒螺旋体的血中有效浓度可维持 10 d 以上。

苄星青霉素的局限性是：治疗早期梅毒常规推荐剂量的苄星青霉素在脑脊液中难以达到足够高的治疗浓度，其在脑脊液中的浓度难以杀灭梅毒螺旋体。

2. 普鲁卡因青霉素

普鲁卡因青霉素也是一种长效的肌内注射剂青霉素。肌内注射后在体内吸收缓慢，达峰时间慢，有效血药浓度稳定且维持时间长，可每日肌内注射一次。

普鲁卡因青霉素的局限性同苄星青霉素的局限性。

3. 水剂青霉素 G

由于苄星青霉素和普鲁卡因青霉素难于透过血脑屏障，因此，主要用水剂青霉素 G 来治疗神经梅毒。但是，本药常规剂量穿透血脑屏障的能力仍然不够强，在无炎症的脑脊液中的浓度仅为血药浓度的 1%～3%，在有炎症的脑脊液中浓度可达血药浓度的 5%～30%。水剂青霉素半衰期短，只有 0.5 h，为获得稳定、充分的血药浓度，应用水剂青霉素 G 治疗神经梅毒时，需要每 4 小时给药 1 次。

4. 四环素、多西环素或红霉素

青霉素过敏者可用四环素、多西环素或红霉素，但它们的疗效不如青霉素可靠。据报告，应用四环素或红霉素治疗早期梅毒的失败率约为青霉素的 2 倍。红霉素的疗效不如四环素好，红霉素治疗妊娠梅毒的失败率可达 10%。有关这类药物治疗梅毒的研究资料及临床经验的积累不如青霉素多，与青霉素治疗的对照研究资料比较少。

妊娠梅毒禁用四环素和多西环素。妊娠梅毒若发生青霉素过敏，治疗药物的选择则比较棘手。另外，需注意，此类口服抗梅药不要与青霉素同时使用，否则可能会因为相互拮抗而降低青霉素的疗效。

5. 头孢曲松

目前青霉素 G 仍然是治疗梅毒的首选药物。然而，对于青霉素过敏者，如何选择药物是一个值得重视的问题。美国 CDC 建议对青霉素过敏者给予青霉素脱敏疗法，但我国很少进行这种疗法。口服四环素、红霉素或多西环素虽被推荐为青霉素过敏者的替代药物，但它们的疗效不如青霉素好。对于妊娠梅毒，禁用四环素和多西环素，而红霉素治疗妊娠梅毒的失败率非常高。头孢曲松是第三代头孢菌素，近年来体外试验和临床研究均表明头孢曲松治疗梅毒具有较好的疗效，尤其是对早期梅毒的疗效肯定[21-23]，可以作为青霉素 G 的替代性药物。

头孢曲松可广泛分布于各种组织和体液中，可穿透血脑屏障。据报告，头孢曲松单剂即可在脑脊液中获得稳定的杀菌浓度，不论脑膜有无炎症，在脑脊液中均能达到针对大多数革兰氏阴性菌的有效浓度。早在 20 世纪 80 年代，美国学者 Johnson 即已研究发现头孢曲松可治愈试验性兔梅毒。在体外研究中，头孢曲松对梅毒螺旋体的最小抑菌浓度为 0.006 μg/ml，可导致 50% 的梅毒螺旋体丧失活动能力的头孢曲松浓度为 0.01 μg/ml。这种水平的血药浓度对头孢曲松来说是非常容易达到的。健康志愿者接受头孢曲松 1 g 静脉滴注，48 h 后血浆中药物浓度仍在 2 μg/ml 以上。2006 年，中国疾病预防控制中心制定的《性传播疾病临床诊疗指南》已明确将头孢曲松列为青霉素的替代性药物，治疗早期梅毒和神经梅毒。头孢菌素和青霉素之间存在大约 10% 的交叉过敏反应，因此，对于青霉素确定过敏的患者，使用头孢曲松应当谨慎，必要时做头孢曲松皮试。

（三）治疗开始时应尽量避免吉赫反应

吉赫反应（Jarish-Herxheimer reaction）常发生在首次用药后 3～12 h 内，发生机制可能与体内梅毒螺旋体突然被杀灭、释放出大量异种蛋白质有关；临床上表现为高热，梅毒性损害可暂时加重，一般 6～12 h 后上述症状消失。轻症反应只需适当休息即可，不必特殊处理。吉赫反应主要发生在早期梅毒，尤其是二期梅毒。吉赫反应可使神经梅毒、心血管梅毒和早期先天梅毒患者症状加剧，甚至出现危象而死亡；如在心血管梅毒可出现冠状动脉阻塞、心绞痛、心力衰竭、主动脉瘤破裂；在神经梅毒可出现癫痫发作、脑血栓形成、视神经炎加剧；在妊娠梅毒可出现早产和胎儿窘迫。可能的避免方法有：①逐渐增加剂量至正常用量；②抗梅治疗前先服用泼尼松片，每次 10 mg，每日 2 次，连用 3 d。

（四）治疗方案

中国疾病预防控制中心性病控制中心于 2006 年颁布了新版《性传播疾病临床诊疗指南》，推荐的梅毒治疗方案如下所述 [24]。

1. 早期梅毒（包括一期、二期以及病期在 2 年以内的早期潜伏梅毒）

（1）推荐方案：普鲁卡因青霉素 G，80 万单位，每日 1 次，肌内注射，连续 15 d；或苄星青霉素 G，240 万单位，分两侧臀部肌内注射，每周 1 次，共 2～3 次。

（2）替代方案：头孢曲松 1 g，每日 1 次，肌内注射或静脉点滴，连续 10 d。

（3）对青霉素过敏者用以下药物：多西环素 100 mg，每日 2 次，口服，连服 15 d；或盐酸四环素 500 mg，每日 4 次，口服，连服 15 d（肝肾功能不全者禁用）；或红霉素 500 mg，每日 4 次，口服，连服 15 d。妊娠期禁服四环素或多西环素。

2. 晚期梅毒（包括三期皮肤、黏膜、骨骼病变以及晚期潜伏梅毒或不能确定病期的潜伏梅毒）及二期复发梅毒

（1）推荐方案：普鲁卡因青霉素 G，80 万单位，每日 1 次，肌内注射，连续 20 d 为 1 个疗程，也可考虑给予第二个疗程，疗程间停药 2 周；或苄星青霉素 G，240 万单位，分两侧臀部肌内注射，每周 1 次，共 3 次。

（2）对青霉素过敏者用以下药物：多西环素 100 mg，每日 2 次，口服，连服 30 d；或盐酸四环素 500 mg，每日 4 次，口服，连服 30 d（肝肾功能不全者禁用）；或红霉素 500 mg，每日 4 次，口服，连服 30 d。妊娠期禁服四环素或多西环素。

3. 心血管梅毒

心血管梅毒患者应住院治疗。如患者有心力衰竭，应首先予以控制，然后再开始抗梅治疗。不用苄星青霉素。为避免吉赫反应，青霉素治疗前 1 d 开始用强的松，每次 10 mg，口服，每日 2 次，连用 3 d。水剂青霉素 G 应从小剂量开始，逐渐增加剂量：首日 10 万单位，1 次肌内注射；次日 10 万单位，每日 2 次，肌内注射；第 3 日 20 万单位，每日 2 次；自第 4 天起用普鲁卡因青霉素 G，80 万单位，肌内注射，每日 1 次，连续 15 d 为一疗程，共 2 个疗程，疗程间休药 2 周。必要时可给予多个疗程。

对青霉素过敏者，可选用下列方案治疗，但它们的疗效不如青霉素可靠。多西环素 100 mg，每日 2 次，口服，连服 30 d；或盐酸四环素 500 mg，每日 4 次，口服，连服 30 d（肝肾功能不全者禁用）；或红霉素 500 mg，每日 4 次，口服，连服 30 d。

4. 神经梅毒

神经梅毒患者应住院治疗。为避免吉赫反应，青霉素治疗前 1 d 开始用强的松，每次 10 mg，口服，每日 2 次，连用 3 d。

（1）推荐方案

1）水剂青霉素 G：每日（1 800～2 400）万单位，静脉滴注，即每次（300～400）万单位，每 4 小时 1 次，连续 10～14 d；继以苄星青霉素 G，240 万单位，分两侧臀部肌内注射，每周 1 次，连续 3 次。

2）普鲁卡因青霉素 G：每日 240 万单位，分次肌内注射，同时口服丙磺舒，每次 0.5 g，

每日 4 次，连续 10 ~ 14 d。继以苄星青霉素 G 240 万单位，分两侧臀部肌内注射，每周 1 次，连续 3 次。

（2）替代方案：头孢曲松 2 g，每日 1 次，肌内注射或静脉点滴，连续 10 ~ 14 d。

（3）对青霉素过敏者，可选用下列方案治疗：多西环素 100 mg，每日 2 次，口服，连服 30 d；或盐酸四环素 500 mg，每日 4 次，口服，连服 30 d（肝肾功能不全者禁用）；或红霉素 500 mg，每日 4 次，口服，连服 30 d。

5. 妊娠梅毒

（1）推荐方案：普鲁卡因青霉素 G，80 万单位，每日 1 次，肌内注射，连续 10 d。妊娠初 3 个月内注射一个疗程，妊娠末 3 个月内再注射一个疗程。

（2）替代方案：妊娠梅毒禁用四环素和多西环素；对于青霉素过敏者，只选用红霉素治疗，每次 500 mg，每日 4 次，口服，早期梅毒连服 15 d，二期复发梅毒和晚期梅毒连服 30 d。妊娠初 3 个月和妊娠末 3 个月各进行一个疗程。但对于孕妇所生婴儿，应给予青霉素进行补治，因为红霉素不能通过胎盘。

6. 先天梅毒

（1）早期先天梅毒（2 岁以内）推荐方案：

1）脑脊液异常者：水剂青霉素 G，每次每公斤体重 5 万单位，静脉注射。对于出生后 7 d 以内的新生儿，每 12 小时 1 次；对于出生后 7 d 以后的新生儿，每 8 小时 1 次，连用 10 ~ 14 d。或普鲁卡因青霉素 G，每天每公斤体重 5 万单位，肌内注射，每日 1 次，连用 10 ~ 14 d。未查脑脊液者，可按脑脊液异常治疗。

2）脑脊液正常者：苄星青霉素 G，每天每公斤体重 5 万单位，分两侧臀部肌内注射一次。

（2）晚期先天梅毒（2 岁以上）：普鲁卡因青霉素 G，每天每公斤体，5 万单位，肌内注射，每日 1 次，连用 10 ~ 14 d。必要时给予第 2 个疗程。对于较大儿童，青霉素用量不应该超过成人同期患者的治疗用量。对青霉素过敏者，可选用红霉素治疗，每天每公斤体重 7.5 ~ 12.5 mg，分 4 次口服，连服 30 d。8 岁以下儿童禁用四环素。

（五）治疗后随访

梅毒治疗后一般应至少随访 2 年。治疗后第一年内每 3 个月 1 次；第二年内每 6 个月 1 次。早期梅毒治疗后 RPR 应在 6 ~ 12 个月内转阴。晚期梅毒治疗后 RPR 在 1 ~ 2 年内大部分转阴，但有的不一定转阴。潜伏梅毒治疗后 RPR 转阴所需的时间更长，可达 4 年，而且约半数潜伏梅毒患者经抗梅治疗后，RPR 滴度虽然可以有所下降，但终生不能转阴。

血清固定：经规范抗梅治疗后临床表现消失，早期梅毒 12 个月、晚期梅毒 24 个月后其血清反应素试验仍不转阴者称为血清固定。对于判定早期梅毒血清固定的具体时间，目前尚无统一标准。有的定为 6 个月，有的定为 1 年，也有的以 2 年为限。梅毒血清固定的判定标准不统一，这必然会影响其结论。我国文献报告的血清固定的发生率为 17.5% ~ 32.1%[25-26]。笔者认为，不应把时间作为判定血清固定的唯一标准，还要看治疗后 RPR 滴度是否还在进行性下降；血清固定的判定不要过早，以早期梅毒 12 个月、晚期梅毒 24 个月为宜。然而，如果抗梅治疗后 RPR 滴度下降不理想，复治最好"赶早不赶晚"，也以早期梅毒 6 个月、晚期梅毒 12 个月为宜。

血清固定发生的原因目前还不太清楚，可能与患者自身的免疫状态有关，主要是由于细胞免疫功能受到抑制所致。HIV 感染者容易发生血清固定，与其免疫功能低下有关。也可能与梅毒开始治疗的早晚、药物选择是否得当有关。初始 RPR 滴度较低、潜伏梅毒及应用大环内酯类药物治疗的梅毒患者较易发生血清固定。患者在规范抗梅治疗之前偶然的抗生素使用，也可能会干扰梅毒的病程。在有些血清固定患者，也不能排除体内有潜在的活动性病变，如患者中枢神经系统可能残存梅毒螺旋体而存在无症状神经梅毒。

血清固定的处置：首先要进行全面体检，以明确是否存在神经梅毒、心血管梅毒或其他内脏梅毒。脑脊液检查很重要。对于抗梅治疗后在预期时间内血清降低不理想或发生血清固定者，可首先选用苄星青霉素或普鲁卡因青霉素复治，也可选用神经梅毒的治疗方案进行复治。对于经过多次复治、RPR 滴度仍然不降低者，迄今尚无更有效的治疗方法。在经过详细的检查，特别是除外了神经、心血管和内脏梅毒之后，应停止治疗，告诉患者不必过于担心，解除顾虑，进行定期随访；所需随访时间尚无一定标准，最好在 3~5 年以上。

七、预防

普及梅毒防治知识，有针对性地加强宣传教育，加大预防干预措施覆盖面，提高重点人群、高危人群梅毒防范意识。提高监测、检测质量，开展主动检测，促进梅毒早期诊断和早期治疗。积极发现、治疗梅毒患者，切断传染源。患者的性伴也要做及时检测、跟踪随访和积极治疗。梅毒患者要注意个人物品的隔离和使用，以防发生间接传染。加强婚前和孕期检查，及早发现、治疗妊娠梅毒，防止发生宫内传染，降低先天梅毒的发病率。

参考文献

[1] 常青，王文吉. 获得性眼梅毒. 中华眼耳鼻喉科杂志，2009, 9(1): 2-4.

[2] 高英，顾昕，管志芳，等. 以眼部损害为首发症状的神经梅毒10例临床分析. 中国皮肤性病学杂志，2012, 26(5): 421-422, 435.

[3] 葛晓，刘必成. 梅毒性肾病综合征合并梅毒性肝炎一例. 东南大学学报（医学版），2012, 31(2): 210-212.

[4] 陈倩，温晓玉，潘煜. 梅毒性肝炎引发黄疸1例. 临床肝胆病杂志，2013, 29(4): 303-304.

[5] 顾颖. 梅毒性肝炎误诊为急性无黄疸型肝炎1例. 中国肝病学，2012, 17(2): 86.

[6] 李宝山，欧阳雁红，于和平，等. 梅毒性胃炎一例. 中华消化内镜杂志，2008, 25(8): 401.

[7] 施辛，刘晖，刘化广，等. 梅毒性胃溃疡一例. 中华内科杂志，2006, 45(7): 595.

[8] Atten MJ, Attar BM, Teopengco E, et al. Gastric syphilis: a disease with multiple manifestations. Am J Gastroenterol, 1994, 89(12): 2227-2229.

[9] 冯佩英，赖维，陆春，等. 伴多发性肺结节的二期梅毒. 皮肤病诊疗学杂志，2011, 18(1): 1-3.

[10] 杨长仪，陈涵强，张尔泉，等. 新生儿梅毒螺旋体性肺炎临床特点和诊治探讨. 实用儿科学杂志，2004, 19(8): 664-665.

[11] 张帆娟，李玲，张波，等. 神经梅毒52例临床分析. 中国现代神经疾病杂志，2008, 8(1): 48-51.

[12] 张子平，程波，王柠. 神经梅毒的临床表现与诊断的探讨. 中国麻风皮肤病学杂志，2006, 22(4): 285-287.

[13] 马蔡昀，文怡，曾慧敏，等. 6 557例输血前和手术前患者HBV、HCV和HIV、梅毒抗体检测结果的分析. 临床检验杂志，2004, 22(6): 478.

[14] 张仲远，迟红梅，杨洁. 5 887例手术前和输血前患者HBV、HCV和HIV抗体及梅毒抗体的检测与分析. 中国艾滋病性病，2007, 13(5): 473-474.

[15] 朴珉贞，郑占才，王家璧. 妊娠梅毒的抗梅治疗及转归. 中国性科学，2009, 18(12): 7-10.

[16] Zheng Zhancai, Zhang Rongfu, Xi Qian. Detection of serum anti-treponema pallidum IgM antibody in syphilis with ELISA. Chinese journal of sexually transmitted infections, 2003, 3(1): 28-32.

[17] 郑占才，溪茜. 梅毒血清反应素试验及其生物学假阳性. 中日友好医院学报，2003, 17(3): 180-183.

[18] 张磊等. 恶性肿瘤患者梅毒血清反应素试验生物学假阳性分析. 医学检验与临床，2007, 18(3): 65-66.

[19] 郑占才，张荣富，白彦萍，等. ELISA法检测梅毒患者血清中抗心磷脂抗体. 中国麻风皮肤病学杂志，2003, 19(4): 307-309.

[20] 郑占才. 关于梅毒血清学的几个热点问题. 中国性科学, 2011, 20(2): 10-12.

[21] 郑占才. 梅毒治疗现状及替代性药物研究. 中日友好医院学报, 2000, 14(4): 217-220.

[22] 郑占才, 王静, 刘随. 头孢曲松与苄星青霉素治疗早期梅毒62例疗效观察. 中国性病艾滋病防治, 2001(增刊), 123-124.

[23] 郑占才, 王家璧. 头孢曲松治疗梅毒研究进展. 中国性科学, 2010, 19(6): 10-12.

[24] 王千秋, 张国成. 性传播疾病临床诊疗指南. 上海科学技术出版社, 上海：2007, 5.

[25] 杨文林, 杨健, 黄新宇. 近10年梅毒血清固定患者临床分析. 临床皮肤科杂志, 2005, 34(11): 719-721.

[26] 王林娜, 左亚刚, 刘永鑫, 等. 梅毒血清抵抗发生率及其相关因素. 中国医学科学院学报, 2008, 30: 338-341.

（郑占才）

第四章

尖锐湿疣

尖锐湿疣（condyloma acuminatum, CA）又称性病疣（venereal warts）、肛门生殖器疣（anogenital warts）或生殖器疣（genital warts），是由人乳头瘤病毒（human papillomavirus, HPV）引起的、以发生在生殖器、肛周部位为主的良性增生性疾病，是一种常见的性传播疾病（sexually transmitted disease, STD）。

一、流行病学

（一）全球 CA 流行情况

CA 是全球范围内最常见的性传播疾病之一，在全球性传播疾病中，HPV 感染占 15%～20%。在性活跃成人的一生中，75% 的人感染过 HPV[1]。据估计，每年全球有 3 000 万新病例被诊断出 HPV 感染。国外报道，CA 的发病率在 15～24 岁的女性和 20～29 岁的男性中明显升高，发病高峰年龄出现在 20～29 岁，随后女性的发病率急剧下降，而男性的高发病率可持续到 40 岁[2]。CA 的发病率每年都在不断上升，美国从 20 世纪 50 年代至 70 年代，CA 的发病率从 13 例 /10 万上升至 106 例 /10 万；英国从 1971 年至 1994 年期间，女性 CA 的发病率增加了 5 倍。在美国，每年新增 620 万 HPV 感染者，目前有 2 000 万 HPV 感染者。据估计，美国有 10% 的人感染过 HPV，在性活跃人群中至少一半人感染过 HPV，而这些人中至少有 80% 的妇女是在 50 岁之前感染的。50% 的人年龄在 15～24 岁，在性活跃人群中至少有 15% 为亚临床感染，4% 的 HPV 感染者为细胞学异常，1% 的 HPV 感染者出现 CA。在德国，14～25 岁女性 CA 的发病率为 171 例 /10 万，26～45 岁女性 CA 的发病率为 157 例 /10 万[3]。在英国，女性 CA 的发病率为 122 例 /10 万，男性 CA 的发病率为 146 例 /10 万。在法国，15～65 岁女性 CA 的发病率为 176 例 /10 万[4]。

（二）我国 CA 流行情况

20 世纪 50 年代，CA 在我国非常罕见[5]。天津医科大学总医院皮肤科门诊 1948 年至 1959 年 10 年间初诊的 52 636 例患者中未发现 1 例 CA；新疆乌鲁木齐市医院 1955 年 7 月至 1957 年 5 月在 1 万例皮肤性病中未发现 1 例 CA 患者；上海 8 家医院统计的 1949—1954 年病毒性皮肤病中，仅有 161 例 CA，占门诊病例的 0.08%；中国医学科学院皮肤病研究所从 1954 年建所到 1966 年，门诊只统计到 26 例 CA。1964 年，我国宣布基本消灭性病。然而，从 20 世纪 80 年代初以来，国内外人口流动剧增，人们的思想观念和生活方式发生了巨大改变，性病在我国又死灰复燃，CA 也随其他性病的出现和增加开始出现，而且增加幅度较大。1981 年发现 9 例；1991 年发现 44 084 例，发病率为 3.89%；2000 年发现 218 760 例，发病率为 17.55%。从 1990 年到 2000 年全国性病病种构成来看，CA 一直位居第二位或第三位。从 CA 发病病例的地理分布来看，经济发达地区高于经济落后地区，东部地区高于西部地区，城市高于农村，沿海开放地区高于内陆。发病较高的地区有珠江三角洲、长江三角洲、京津地区和东北地区。

2012 年全国 105 个性病监测点共报告 CA22 157 例，发病率为 25.68 例 /10 万；其中，男性 11 701 例，女性 10 456 例，男：女为 1.12：1。报告的 CA 病例平均年龄为 32.12±11.92 岁；其中，男性病例的平均年龄为 34.19±12.41 岁，女性病例的平均年龄为 29.81±10.88 岁。男性 CA 病例的平均年龄大于女性的。2013 年全国 105 个监测点报告的病例数为 22 115 例，报告的发病率 24.41 例 /10 万；2014 年病例数为 24 208 例，发病率为 26.86 例 /10 万；2015 年病例数为 22 109 例，发病率为 24.53 例 /10 万。

二、病因及发病机制

（一）病因

人乳头瘤病毒（HPV）是引起 CA 的病原体，HPV 属于乳多空病毒科的乳头瘤空泡病毒 A 属，是一种具有高度宿主和组织特异性的 DNA 病毒，能引起人体皮肤和黏膜的鳞状上皮增殖。HPV 呈球形，直径为 52～55 nm，无包膜。病毒衣壳由 72 个壳微粒组成，构成立体对称 20 面体，中心为病毒的环状双链 DNA。病毒 DNA 约含 8 000 个碱基对（bp），分子量约为 5 000 000。壳微粒含两种结构蛋白质，主要衣壳蛋白（L1）约占整个病毒衣壳蛋白的 80%，次要衣壳蛋白（L2）约占 20%。HPV 基因组依功能不同分 3 个区，每区含有一系列开放阅读框架（open reading frame，ORF），编码病毒蛋白质：①早期区（early region，E 区）：约含 4 500 bp，分别编码 E1、E2、E4、E5、E6、E7 六种早期蛋白质，参与病毒 DNA 的复制、转录、翻译调控和转化等功能。E3 仅见于牛乳头瘤病毒（BPV）。②晚期区（late region，L 区）：约含 2 500 bp，编码 L1 和 L2。③非编码区（uncoding region，UCR）或上游调控区（upstream regulatory region，URR）：约含 1 000 bp，位于 L 区末端与 E 区起始端之间，含有 HPV 基因组 DNA 的复制起点和 HPV 表达所必需的调控元件。

HPV 不能用常规方法培养，也不能进行血清分型。目前 HPV 的分型是基于对其基因组的分子杂交。现已确定基因组全序列的 HPV 基因型有 100 多种，其中 20 余种已证实与宫颈肿瘤相关，另外尚有序列未清的 HPV 型别 50 余种。不同型的 HPV 感染可以引起不同的临床表现，其中，侵犯泌尿生殖道上皮的有 35 个型以上，超过 40 种 HPV 型别可以通过直接性接触传播 [6]。根据 HPV 的组织嗜异性，将其分为皮肤类和黏膜类，再根据 HPV 与宫颈癌的关系不同将其分为低危型和高危型：①黏膜类低危型（low risk，LR）：如 HPV-6、-11、-13、-32、-34、-40、-42、-43、-44、-53、-54 等，与 CA、肛门生殖器表皮内肿物等相关；虽然多种 HPV 类型都可引起 CA，但约 90% 的 CA 患者为感染 HPV-6 和 -11 型 [7]。②黏膜类高危型（high risk，HR）：如 HPV-16、-18、-30、-31、-33、-35、-39、-45、-51、-52、-56、-58、-66 和 -69 等，与宫颈癌、肛门生殖器癌、鲍温样丘疹病等相关，其中 HPV-16 和 HPV-18 是宫颈癌中最常见的型别，其次是 HPV-31、-33、-45 和 -58。③皮肤类低危型：如 HPV-1、-2、-3、-4、-7、-10、-12、-15 等，与寻常疣、扁平疣、跖疣等相关。④皮肤类高危型：如 HPV-5、-8、-14、-17、-20、-36、-38 等，与疣状表皮发育不良等有关。其他还可能与 HPV 感染有关的恶性肿瘤包括：外阴癌、阴茎癌、肛门癌、前列腺癌、膀胱癌、胃癌、大肠癌、口腔癌、鼻腔鼻窦癌、乳腺癌、皮肤癌、恶性黑素瘤等有关。

HPV的抵抗力强，能耐受干燥并可以长期保存，在甘油中或 -20℃时至少可存活 2～5 个月，加热或进行福尔马林处理可灭活；较好的消毒方法是高压消毒或用 2% 戊二醛消毒剂。人是 HPV 的唯一自然宿主，HPV 在组织细胞内以复制的方式进行繁殖，HPV 很难在体外的组织中和细胞中培养生长，也很难在实验动物中接种生长。

（二）发病机制

HPV 感染的确切发病机制尚不清楚。HPV 感染的发生与 HPV 进入上皮细胞的基底层有关。基底层整合蛋白（integrin）α_6 可能是病毒附着的受体，L1 蛋白在病毒结合、进入细胞时起协调作用。HPV 在细胞中存在的方式与诱导细胞癌变的能力密切相关。在良性病变中，HPV DNA 以游离状态存在；在癌前病变中，HPV DNA 约有半数处于整合状态；在恶性肿瘤中，HPV DNA 大部分以整合状态存在。病毒颗粒在角质形成细胞终末分化阶段装配，子代病毒随死亡角质层细胞的脱落而释放。有 10%～18% 的 CA 可自行消退，机体的细胞免疫在 CA 消退中起重要作用。机体对 HPV 的免疫主要以 T 淋巴细胞介导的细胞免疫为主，细胞免疫机制的有效建立涉及病毒抗原的提呈、免疫细胞的激活、效应细胞清除被病毒感染细胞的能力等，主要依靠 T 淋巴细胞及其亚群、朗格汉斯细胞、自然杀伤细胞、细胞因子等。

HPV 只感染人类，不感染其他动物。人群对 HPV 普遍易感，特别是 16～30 岁的青少年。传染源为患者和病毒携带者。HPV 的传播途径有：①性接触传播：HPV 感染主要通过直接性接触传播，该途径的感染率占全部患者的 95% 以上，患者的性伴侣中有 50%～60% 感染；病期在 3 个月左右的患者传染性最强；常规使用避孕套不能完全预防病毒传播。②间接接触传播：通过接触患者的衣服、被褥、物品、用具、便器等物品也有可感染 HPV，但临床上极为罕见。③医源性传播：医务人员在检查、治疗和护理患者时防护不严可造成自身感染或医务人员将 HPV 传播给其他患者；检查和治疗器械消毒不彻底也可造成医源性传播。④母婴传播：胎儿在通过感染 HPV 产道娩出时可感染 HPV，此为母婴传播的主要途径；此外，通过与患有 CA 的母亲密切接触，出生后的婴儿也可感染 HPV。有外伤者易感，免疫功能低下（如糖尿病、系统性红斑狼疮、艾滋病、器官移植、系统应用糖皮质激素、孕妇等）者更容易感染。

国外有大量关于 HPV 在不同人群中感染情况的调查研究，结果表明，在正常女性中，HPV 的检出率为 1.5%～44.3%；而在男性尿道、肛周部位 HPV 的阳性率为 12%～28%；性活跃的成年人有 50% 以上都感染过一种以上的 HPV 病毒，多数是亚临床或潜伏感染；而在没有症状的成年女性中，宫颈 HPV 的检出率高达 80%。美国有一项研究调查了上千名正常人，结果在 HPV 感染者中，表现为 CA 的仅为 1%，说明 HPV 在人群中特别是在性活跃人群中的感染是普遍存在的，但绝大多数人都没有临床症状，仅仅是病毒携带者，只有极少数病毒感染者出现症状，表现为 CA，换句话说，临床上出现 CA 的只是 HPV 感染的冰山一角。

HPV 感染的发生和转归与机体免疫状态密切相关，绝大多数人的 HPV 感染是一过性的、暂时性的，即 HPV 可以被机体自身的免疫系统所清除，因此，临床上常见一些患者罹患 HPV 引起的疾病后不经治疗也可以自然消退，如寻常疣（刺瘊，中医称千日疮，3 年自行消退）、扁平疣（1～2 年消退）、CA（10%～18% 自行消退）。

HPV 在正常人群的外阴、生殖道、肛门甚至口咽中都有一定的感染率，其感染主要表现为自限性。90% 的 HPV 感染者可通过自身免疫系统迅速清除病毒而不会发展为 CA 或出现任何其他症状。但 HPV 感染者即使不出现明显的感染症状，也可将病毒传染给其他人[8]。有报道，美国女大学生的子宫阴道中的 HPV 感染率为 43%，6 个月后清除率为 31%，8 个月后清除率达到 89%，说明机体可自发地清除 HPV。多数患者能在 HPV 感染后 8～10 个月内依靠自身免疫将其清除，但仍有 10%～15% 的患者持续感染，使宫颈上皮细胞发生不同程度的癌前病变，继而发展为浸润癌。大部分 HPV 感染是暂时的，即一过性的，但当病毒或宿主的基因发生突变或宿主的防御机制发生缺陷时，会导致 HPV 持续感染，这种持续性或反复性的 HPV（特别是高危型）感染可使宫颈癌的发生风险增加。

三、临床表现

（一）临床分型

根据 HPV 感染宿主后的临床表现不同，HPV 感染可分为以下三种临床类型：①典型（显性）感染；②亚临床感染；③潜伏（隐性）感染。

1. 典型（显性）感染

典型（显性）感染表现为肉眼可见的典型 CA（具体描述见一般表现）。

2. 亚临床感染

亚临床感染（subclinical papillomaviral infection, SPI）是临床上肉眼不易辨认的皮损，需要借助放大镜、阴道窥器或醋酸白试验才能观察到，组织学和细胞学检查有典型 HPV 感染的改变，自觉症状缺如。异性恋男性 SPI 主要发生在阴茎和阴囊，而男性行为者 SPI 更常出现在肛周区或肛管内，可通过醋酸白试验发现，组织病理检查证实；女性 SPI 以宫颈处常见，可用醋酸白试验、阴道镜、宫颈涂片、组织病理学等方法检测。由于 SPI 仍具有传染性，因此是 CA 复发的主要原因。SPI 在局部免疫功能下降时可发展为显性感染，也可因局部免疫功能加强而将 HPV 清除。

3. 潜伏（隐性）感染

潜伏（隐性）感染（latent papillomaviral infection, LPI）常见于 HPV 感染早期或治疗后期，是指 HPV 进入皮肤黏膜后不引起任何临床表现，也不引起组织学和细胞学改变的一种 HPV 存在状态，醋酸白试验阴性，而通过分子生物学方法（聚合酶链反应、核酸杂交等）可在局部皮肤黏膜中检测出 HPV 感染。由于 LPI 也具有传染性，是 CA 复发的主要原因之一。在局部免疫功能下降时，LPI 可发展为 SPI 或显性感染；当局部免疫功能加强后，HPV 可被机体免疫系统清除。

（二）一般表现

CA 的潜伏期长短不一，短者 3 周，长者 10 个月，平均 3 个月左右，主要发生于性活跃的青壮年人群。男性多见于冠状沟、龟头、包皮、系带、尿道、阴茎体、肛门、阴囊等；女性多见于大小阴唇、阴道口、阴蒂、宫颈、会阴、肛周、阴阜、尿道口、阴道壁等；偶尔也可见于腋窝、脐窝、趾间、乳房下、口腔等。

CA 的皮肤黏膜损害的特点与部位有一定的关系：①湿润部位的损害：位于小阴唇内侧、尿道口、阴道、龟头、肛门周围等湿润部位的皮损呈典型的 CA 表现（图 4-1 至 4-4）；开始为针头大小的、红色或灰白色小丘疹，逐渐增大至米粒大小，柔软，数目由一个逐渐增多至数个，表面凹凸不平，呈乳头状、颗粒状、鸡冠状或菜花状，颜色为白色、灰白色、

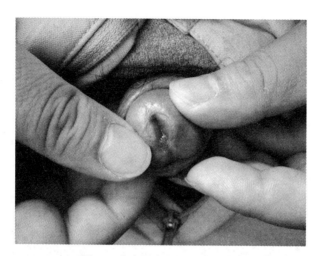

图 4-1 （也见彩图）尿道口 CA

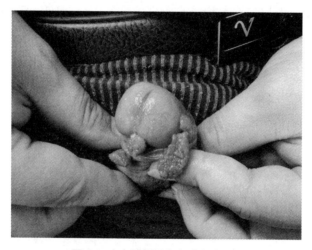

图 4-2 （也见彩图）龟头多发 CA

皮肤色或红色，表面潮湿，可有渗液、浸渍及破溃，也可以合并出血及感染。②皱褶处的损害：位于大小阴唇之间、冠状沟（图 4-5）、包皮内板等皱褶处的皮损呈条索状表现。③干燥部位的损害：位于阴茎体、阴囊、大阴唇、阴阜等干燥部位的皮损（图 4-6 至 4-8），早期多为淡褐色、皮肤色或淡红色的半球形小丘疹，表面光滑，继续发展逐渐形成典型的 CA 表现，也可形成表面似乳头状的高低不平、触之较硬的"寻常疣"。④宫颈部位的损害：开始表现为鲜红色的小丘疹，以后逐渐形成表面粗糙不平的、灰白色扁平丘疹，可互相融合成片。

绝大多数 CA 患者无任何自觉症状。CA 是否出现症状取决于病变的位置、大小和数目。少量 CA 往往不引起症状，而有些患者可能在患处出现瘙痒、出血、灼热、压痛等，女性可有白带增多或性交疼痛。虽然 CA 通常没有其他躯体症状，但有些人可能会因此产生心理问题（如焦虑等）[9-12]。

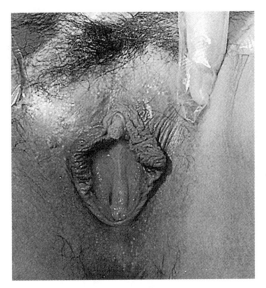

图 4-3 （也见彩图）阴蒂 CA

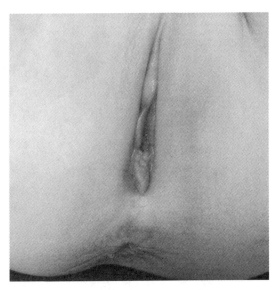

图 4-4 （也见彩图）女 3 岁尿道口 CA

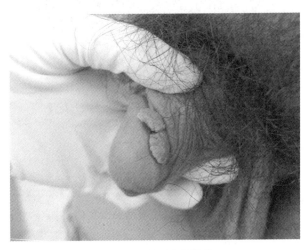

图 4-5 （也见彩图）冠状沟 CA

（三）特殊表现

在一些特殊情况下，如长期大量使用免疫抑制剂、妊娠、恶性肿瘤，特别是由于 HIV 感染而细胞免疫功能低下等，患者的 CA 可长得很大，称为 Buschke-Löwenstein 巨大型 CA，较少见。临床上表现为疣体生长迅速，呈巨大疣状或菜花状，可发生坏死和感染，组织病理学上虽为良性，但具有侵袭性，极少数可转移到区域淋巴结，与 HPV-6 感染有关（图 4-9 至 4-11）。

（四）与肿瘤的关系

大量的流行病学资料表明，CA 与生殖器癌的发生有密切关系。有报告，外阴部的 CA 经过 5～40 年后可能会转化为鳞状细胞癌；有 15% 的阴茎癌、5% 的女阴癌及某些肛门癌是在原有 CA 的基础上发生的，特别是宫颈癌与 HPV 的感染有关，发生恶变尤与 HPV-16、

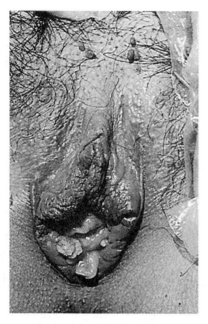

图 4-6 （也见彩图）多发 CA

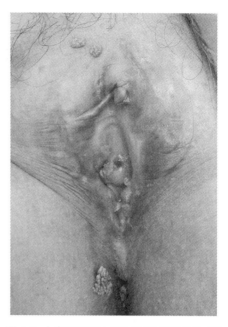

图 4-7 （也见彩图）宫颈癌化疗后多发 CA

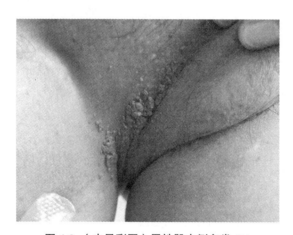

图 4-8 （也见彩图）男性股内侧多发 CA

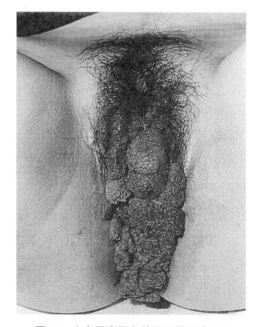

图 4-9 （也见彩图）外阴肛周巨大 CA

-18、-31 和 -33 型的感染有关。

四、实验室检查

（一）醋酸白试验

用蘸过 5% 乙酸的消毒棉签涂擦怀疑是 CA 的病变处，几分钟后（男性 1 ~ 2 min，女性

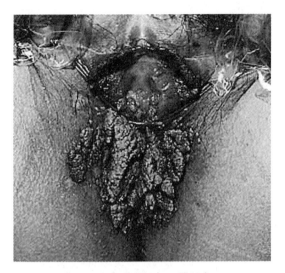

图 4-10 （也见彩图）肛周巨大 CA

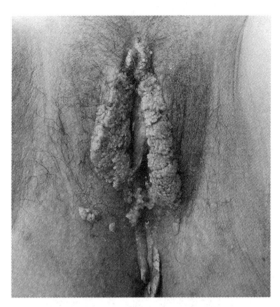

图 4-11 （也见彩图）孕 5 个月 CA

3 ～ 5 min，肛门周围 10 ～ 15 min）如果涂过乙酸溶液的地方变白，即醋酸白试验阳性。尽管醋酸白试验方法简单，也比较准确，而且目前许多单位都在使用，但这种方法并非绝对可靠。在一些慢性炎症，如尿道炎、包皮龟头炎或外伤擦破患处时，做醋酸白试验也会出现阳性，即出现假阳性。有资料报道，醋酸白试验的假阳性率可达 25%。

（二）组织病理学检查

HPV 感染后组织会出现形态学改变，CA 病变组织 HE 染色后可见表皮角化过度伴角化不全，棘层明显肥厚，乳头瘤样增生。在角质层、颗粒层、棘细胞层上部有凹空细胞（koilocyte）为本病的特征性表现。凹空细胞表现为细胞增大，呈圆形或类圆形，有小的或大的不规则核，核深染、固缩，核周有空晕；真皮浅层水肿，可见血管、淋巴管扩张，周围有慢性炎细胞浸润（图 4-12 和 4-13）。临床如果出现以下情况建议进行病理组织活检：①病变临床表现不典型；②经标准治疗效果不理想；③免疫功能低下者；④治疗后立即或频繁复发者；⑤ CA 快速生长者；⑥单个病变或多个病变团块直径总和超过 1 cm；⑦出现非典型特征改变，如色素沉着、硬结、浸润和溃疡等。

（三）免疫组织化学检查

免疫组织化学检查包括 PAP 法（辣根过氧化物酶 - 抗辣根过氧化物酶法）、ABC 法（亲生物素 - 生物素复合物法）、APAAP 法（碱性磷酸酶 - 抗碱性磷酸酶法），前两种较常用，但此类检查方法的阳性率只占确诊病例的 50%。

（四）分子生物学检测

1. 实时荧光聚合酶链反应（RT-PCR）

实验室 HPV 实时荧光 PCR 应用两类引物：①通用引物：针对 L1 基因的保守区可以扩增所有 HPV-DNA；②特异性引物：标记不同荧光的型特异性探针包含 5′ 端荧光报告基团（R 基团）和 3′ 端荧光淬灭基团（Q 基团）。探针完整时，R 基团发射的荧光信号被 Q 基团吸收，

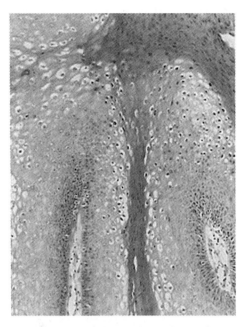

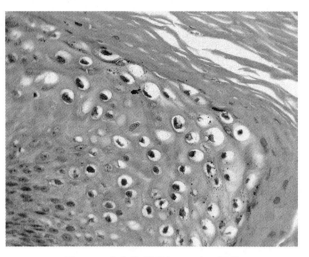

图 4-13　（也见彩图）CA 病理图片

图 4-12　（也见彩图）CA 病理图片

即 PCR 反应前荧光探针不发荧光；PCR 扩展过程中，R 基团和 Q 基团分离，Q 基团对 R 基团的淬灭作用消失，R 基团发出标记的荧光信号。每完成一次扩增，就有一个荧光分子形成，通过自动化的荧光检测仪进行实时荧光检测。

2. 核酸杂交技术

（1）检测原理：生物素 / 地高辛标记的通用引物扩增目的基因，双链 DNA 扩增产物经变性后与固定于硝酸纤维素膜上特异性探针（HPV-16、-18、-31、-33、-35、-39、-45、-51、-52、-56、-58、-59 和 -68 高危型，HPV-6、-11、-42、-43 和 -44 低危型）进行杂交，杂交信号显示反应，根据探针上产生的斑点判断相应的 HPV 型别。

（2）检测类型

分子杂交是基于 DNA 双螺旋分子的碱基互补原理设计的，包括 HPV 基因直接杂交和扩增后杂交两大类。前者包括原位杂交、斑点杂交、Southern 转移杂交；后者包括反向膜杂交、杂交捕获法。

1）原位杂交：主要用于细胞内 HPV 病毒的检测和定位。将细胞或组织固定于载玻片上，使细胞保持良好的形态结构，用蛋白酶 K 处理后，使探针在合适条件下与细胞内的病毒核酸杂交。原位杂交能确定 HPV 存在和疾病表现之间的相互关系，但由于该方法敏感性低，操作繁琐，不适合常规使用。

2）Southern 转移杂交：首先将 HPV DNA 抽提液经凝胶电泳分离后转移至硝酸纤维素膜上，然后进行 DNA 杂交。Southern 转移杂交适用于 HPV 分型和 HPV DNA 分子量鉴定，敏感性高，但对试验条件要求高，操作繁琐。

3）杂交捕获法：是目前 FDA 批准的唯一通过 HPV DNA 检测技术。试验采用杂交时化学发光信号放大的原理检测高危型和低危型 HPV。该技术敏感性好，重复性高，与巴氏法联合使用作为宫颈癌筛查的基本方法，但只能区别高危组和低危组，不能确定 HPV 型别。

4）反相斑点杂交技术：是近年来应用较多的技术，我国有多家产品已获得国家食品药品监督管理局批准。

（五）其他

在某些特殊情况下（如阴道内、宫颈、肛门内 CA），还可采用肛门镜、乙状结肠镜、阴道镜或阴道窥器等进行检查。

五、诊断及鉴别诊断

（一）诊断

1. 接触史

有直接性接触史、配偶感染史或间接接触史。

2. 临床表现

（1）男性或女性外生殖器、会阴或肛门周围，偶尔见于口腔、乳房等处：出现多个粉红色、灰白色或灰褐色赘生物，可呈扁平、乳头状、鸡冠状或菜花状，少数呈乳头瘤样过度增殖的巨大型 CA。

（2）一般无自觉症状。部分患者有瘙痒感、异物感、压迫感或疼痛感。皮损常因脆性增加而出血。女性可有白带增多。

3. 实验室检查

（1）皮损活检有 HPV 感染的特征性凹空细胞。

（2）必要时对皮损活检组织应用抗原或核酸检测方法显示 HPV 感染。

（3）醋酸白试验阳性。

4. 病例分类

（1）报告病例：同时符合诊断中 1 和 2 者。

（2）确诊病例：同时符合诊断中 1、2 者和 3 中的任一项者。

5. 诊断注意事项

肛门生殖器疣通常可以靠视诊进行诊断。但少数情况下皮损不典型（如色素沉着、硬结、出血、溃疡、疣体隐藏在皮下等），需要通过组织活检帮助诊断。特别是对免疫功能不全（包括 HIV 感染）的患者，当标准治疗无效或治疗过程中损害加重时，也应该考虑进行组织病理学检查。由于 HPV 检测结果不能用于 CA 的确诊，且对其治疗并无指导意义，因此，《2015 美国疾病控制中心 HPV 感染及肛门生殖器疣治疗指南》不推荐使用 HPV 检测诊断肛门生殖器疣。

（二）鉴别诊断

1. 绒毛状小阴唇

绒毛状小阴唇又称女阴假性湿疣，病因不明，可能是一种女性生殖器黏膜的生理变异；见于 20～40 岁女性小阴唇内侧、阴道前庭或尿道口周围，表现为对称分布的直径为 1～2 mm 的、白色或淡红色小丘疹，表明光滑如鱼子状、绒毛状或息肉状，群集而不融合，无明显粗糙感及渗液。一般无自觉症状，可有白带增多。醋酸白试验阴性。组织病理学检查显示表皮鱼网状，呈指样突起，包围着基质，基质中毛细血管扩张，其周围有成纤维细胞增生。

2. 珍珠状阴茎丘疹

珍珠状阴茎丘疹可能是一种男性生理发育上的变异，主要见于 20～40 岁年龄段，表现为冠状沟一行或数行的珍珠状、圆锥状或不规则形的白色、黄白色或黏膜色的小丘疹，表面光滑，质较硬，不融合。一般无自觉症状。醋酸白试验阴性。组织病理学检查同绒毛状小阴唇。

3. Fordyce 病

Fordyce 病又称皮脂腺异位症，为皮脂腺发育的生理变异。表现为青春期前后发疹，主要见于黏膜部位，如口腔、龟头、包皮内板、小阴唇等处，表现为粟粒大小、稍高起的成群或成片的黄白色或淡黄色小丘疹。一般无自觉症状。组织病理检查为成熟的皮脂腺小叶。

4. 鲍温样丘疹病

鲍温样丘疹病病因不明，可能与 HPV 感染有关。主要见于 21～30 岁年龄段，男性好发于阴茎及龟头，女性好发于大小阴唇及肛周。表现为多发的、黑褐色或深褐色的扁平丘疹，呈圆形或不规则形，表面可呈天鹅绒样外观或轻度角化呈疣状。一般无自觉症状。临床上为良性经过，但病理学检查呈原位癌样表现。

5. 扁平湿疣

扁平湿疣是二期梅毒的特征性皮疹，表现为生殖器部位的褐色或淡褐色丘疹，扁平而湿润，表面光滑，可融合成斑块。暗视野显微镜检查可见梅毒螺旋体，梅毒血清反应阳性，皮疹具有传染性。

6. 光泽苔藓

光泽苔藓病因不明，多发生在儿童和年轻人，好发于阴茎、龟头、下腹部、前臂、胸部、大腿内侧面等处。表现为一致的、发亮的多角形或圆形平顶丘疹，针尖至粟粒大小，密集而不融合。一般无自觉症状。病理学特征为抱球状炎性浸润，具有诊断意义。

7. 阴茎癌和女阴癌

阴茎癌和女阴癌属鳞状细胞癌，是起源于表皮角质形成细胞的一种恶性肿瘤。多见于 40 岁以上年龄，表现为男女生殖器部位的浸润性斑块，质坚硬，易出血，常形成溃疡。组织病理学检查可确诊，为异型表皮鳞状细胞瘤性生长，可突破基底膜向下浸润，沿淋巴管转移。

8. 生殖器汗管瘤

生殖器汗管瘤是向小汗腺末端汗管分化的一种良性肿瘤，发生于阴囊、阴茎或女阴处，表现为多发的小而质硬肤色或棕褐色小丘疹，密集而不融合。一般无自觉症状。组织病理学检查为真皮浅层多数嗜碱性上皮细胞聚集，呈圆形或卵圆形，导管呈蝌蚪状或囊状，分布于间质中，导管内有嗜伊红无定形物。

9. 其他

还需要进行鉴别诊断的疾病有扁平苔藓、传染性软疣、血管角皮瘤、色素痣、软下疳等。

六、治疗

（一）治疗原则及注意事项

1. 治疗以去除肉眼可见的疣体，改善症状和体征，减少复发为原则。疣体的存在可能会导致严重的心理问题，去除疣体在一定程度上有助于患者缓解焦虑。对于大多数患者来说，治疗可以完全清除疣体。如果不治疗，疣体也有可能会自动清除、保持不变或增大增多。因为部分疣体可在一年内自动清除，所以对于有些患者来说，另外一种可行的方法是推迟治疗等待疣体自动消失[13]。

2. 治疗前应检查患者是否同时患有其他性病，如淋病、生殖道沙眼衣原体感染、梅毒、生殖器疱疹、艾滋病、滴虫病、念珠菌感染等，若有应同时治疗。

3.无论何种治疗方法都有复发的可能，尽量做到早期正规治疗。

4.患者配偶或性伴侣如患有 CA 或其他性病，应同时治疗。

5.治疗期间应避免性生活。

（二）治疗方案

1. 局部药物疗法

（1）0.5% 足叶草酯毒素酊：即 0.5% 鬼臼毒素酊，该药疗效确切，使用方法简单，可以由患者本人实施且不需洗掉，是 1990 年 WHO 推荐治疗 CA 的一线药物，也是 2000 年原卫生部推荐治疗 CA 的首选外用药。该药为细胞毒性药物，由足叶草脂纯化后提取的活性成分制备而成，其作用机制是使 HPV 感染细胞坏死脱落而实现治疗作用。适用于任何部位的 CA，包括男性尿道内及女性阴道内 CA。方法：外用，早晚各涂 1 次，连用 3 d，停药 4 d，为一个疗程。如有残存疣体，可再用一个疗程，一般不超过 3 个疗程。用药前先洗净患处，涂药后暴露患处 2～3 min 使药液挥发干燥。用药时应注意保护患处周围正常皮肤黏膜。注意：本药有致畸作用，孕妇禁用。

（2）10%～25% 足叶草酯酊：该药可以由医生实施，它具有腐蚀、角质溶解、抑制病毒 DNA 合成及有丝分裂等作用。方法：外用，每周 1 次，涂药 2～4 h 后，用水洗去药液。本药局部刺激性大，吸收后可引起全身毒副作用，因此《2015 美国疾病控制中心 HPV 感染及肛门生殖器疣治疗指南》已不推荐用该药治疗 CA。医生用药时应注意保护患者患处周围的正常皮肤黏膜。阴道内疣体慎用。注意：本药有致畸作用，孕妇禁用。

（3）5% 咪喹莫特霜：为外用免疫调节剂，通过诱导机体产生干扰素和其他细胞因子，提高细胞免疫应答，从而发挥抗病毒和抗肿瘤作用，具有显著清除疣体、减少复发的作用。其完全清除率为 40%～70%，复发率仅为 5%～19%[14]。该药可由患者本人实施，但需要洗去。方法：睡前外用，每周 3 次，隔日使用，用药后 6～10 h 用水洗去药液，最多用药 16 周。孕妇慎用。

（4）50% 三氯乙酸溶液：该药由医生实施，为腐蚀性药物，其作用机制是通过对蛋白质的化学凝固作用破坏疣体。方法：每周 1 次外用。用药时应注意保护患处周围正常皮肤黏膜。这种治疗手段尽管已广泛应用，但目前仍缺乏深入研究。其治疗效果比冷冻治疗差，不推荐用于阴道、宫颈或尿道口[15-16]。

（5）5- 氟尿嘧啶软膏：为抗代谢药物，具有免疫刺激和抑制 DNA 与 RNA 合成的作用。方法：每日 1 次外用。治疗 CA 一般需 20～30 d，疗程较长。对疣体较大、数目多、范围广者，不宜使用该药。用药时应注意保护患处周围正常皮肤黏膜。注意：孕妇禁用。

（6）其他：还可选用 3% 肽丁胺霜、2%～8% 秋水仙碱溶液、0.1% 噻替派溶液、0.1% 博来霉素或平阳霉素溶液等。

2. 物理疗法和手术治疗

（1）激光疗法：常采用二氧化碳激光疗法，适用于多发性疣。具有准确作用于患处，对周围正常组织损害小、疼痛轻、副作用小等优点。注意：由于治疗过程中产生的烟雾含有 HPV DNA，因此，操作者应做好个人防护，以免造成医源性感染。还应掌握好治疗深度，避免因激光过浅或过深引起复发或伤口难以愈合。术后应观察创面是否有出血及感染。

（2）冷冻疗法：常采用液氮冷冻治疗，是一种由医生操作、简便高效、价格低廉、患者易耐受、可以安全用于孕妇、通常不会引起瘢痕的方法。其作用机制是反复冻融后、通过热诱导细胞溶解效应而破坏疣体，适用于疣体较小或不太广泛者。如果疣体较多或较大时，需使用局部麻醉药。注意：医生应掌握好治疗尺度，避免因冷冻过深过大，引起慢性溃疡、瘢痕组织增生或增加感染机会。术中偶尔可发生阿 - 斯综合征（Asams-Stoke's syndrome），术后可出现水肿、出血、水疱甚至血疱，应采取相应处理。阴道内避免使用。

（3）电灼疗法：采用电刀和电针治疗，该方法使用历史较长，临床证明疗效确切，适用于疣体较大、CA 伴包皮过长的包皮环切术和阴道 CA 等。具有价廉、操作简便、适于基层医疗单位等优点。这种治疗手段优势是不需要止血处理，但为防止留下瘢痕，必须小心控制治疗深度。

（4）手术切除：采用外科手术切除治疗，适用于疣体体积大、累及范围广的 CA。对巨大疣体，手术切除时要注意预防外阴畸形。

（5）光动力疗法：将对光敏感的药物（常用卟啉类或二氢卟吩类）外用在皮损处，封包作用一段时间后，用适当光照射，产生单线态氧或其他自由基等细胞毒性物质，选择性杀伤感染 HPV 的表皮细胞，而对正常细胞无影响，从而达到治疗目的。适用于尿道口、阴道壁等特殊部位的治疗。具有安全有效、复发率低、患者耐受性好等优点。

（6）其他疗法：还可采用 Nd-YAG 激光疗法、γ - 射线疗法、微波疗法等。

3. 免疫疗法

（1）干扰素：是一组生物活性蛋白质，具有免疫调节、抗病毒及抗病毒增殖等作用。常用方法：皮损基底部注射，每周 3 次，至少 4 周，一般用 8 ~ 12 周。

（2）其他免疫疗法：还有胸腺素、白细胞介素、转移因子、丙种球蛋白、聚肌胞、左旋咪唑、二硝基氯苯、卡介苗、异维 A 酸、自体疫苗等，但目前对这类药物对 CA 的确切疗效尚存争议，一般只作为临床辅助治疗。

4. 疫苗

预防和治疗 HPV 最有效的方法是研制出特异性的疫苗，从而诱导机体产生针对病毒的中和抗体，激发机体的保护性免疫应答，最终达到有效预防与治疗 HPV 的目的。根据疫苗功能不同，HPV 疫苗分为预防性疫苗和治疗性疫苗。

（1）预防性疫苗：多以 HPV 的主要衣壳蛋白 L1 体外表达形成的病毒样颗粒（VLP）为靶抗原，诱导机体产生特异性的中和抗体。

（2）治疗性疫苗：以 HPV 早期蛋白质如改造过的 E6、E7 蛋白作为靶抗原，诱导机体产生特异性的细胞免疫反应，用于宫颈上皮内瘤变（CIN）和宫颈癌的免疫治疗。

目前，已有 20 多种疫苗处于动物实验和临床研究中，这些研究主要集中在发达国家，其中国外已经应用的有二价疫苗和四价疫苗，两者均能预防导致大多数 HPV 相关肿瘤的高危型 HPV-16 和 -18 感染，后者还可以预防引起 CA 的 HPV-6 和 -11 感染。2014 年 12 月，美国食品药品管理局（FDA）批准了一个九价疫苗，该疫苗除了同样包含四价疫苗的 4 个 HPV 型别外，还可以预防其他引起宫颈癌的 5 个 HPV 型别（HPV-31、-33、-45、-52 和 -58）。《2015 美国疾病控制中心 HPV 感染及肛门生殖器疣治疗指南》指出：对于女孩，推荐在 11 ~ 12 岁常规接种任意一种 HPV 疫苗；对于没有接种过 HPV 疫苗的 13～26 岁女性，均应接种疫苗。对于男孩，推荐在 11～12 岁常规接种四价或九价 HPV 疫苗；对于没有接种过 HPV 疫苗的 13～21 岁男性，应接种 HPV 疫苗。美国对 HPV 疫苗的效果监测研究显示，生殖器疣的发病率下降，同时四价疫苗所针对的 HPV 型别相关疾病的发病率也有所下降。

5. 治疗方案的选择

（1）对于男性尿道内和肛周的疣体，或女性阴道前庭、尿道口、阴道壁和宫颈口的疣体，一般采用物理疗法。

（2）对于单个疣体直径<0.5 cm，疣体直径<1 cm，疣体数量<15 个，一般采用局部药物疗法。对于疣体直径、数量超过上述标准者，建议采用物理疗法。

（3）对于物理疗法治疗后的少量疣体残存，可用局部药物疗法再治疗。

（4）对于治疗后复发频繁或免疫力低下或疣体直径较大、数量较多者，在局部药物疗法或物理疗法治疗后，可加用免疫疗法进行辅助治疗。

（5）目前所有疗法均有不足之处，确定治疗方案应考虑多种因素，包括疣体的部位、大小、数目、形态、可运用的治疗药物及设备、患者的意愿、治疗费用、不良反应以及医生自身经验等来选择治疗方案。没有明确的证据表明某一种治疗方法会比另一种治疗方法更好，也没有某一种治疗方法对所有患者或各种疣体均有理想的治疗效果，故临床上多采用两种或多种方法联合治疗[13]。

七、复发及随防预防

（一）复发的原因

无论采用哪种治疗手段都不能避免 CA 的复发，复发的时间主要集中在治疗后最初的 3～6 个月，复发的可能性常着随时间的延长而降低。

引起 CA 复发的确切原因目前尚未完全搞清，可能与以下因素有关：HPV 亚临床感染及隐性感染、CA 分布广泛、巨大 CA、治疗依从性低、治疗不彻底、同时合并其他性传播疾病、免疫功能低下、长期使用免疫抑制剂或糖皮质激素、包皮过长、雌激素水平高、对 HPV 有遗传易感性、细胞免疫功能异常、性伴侣未治疗等。

（二）复发的预防方法

1. 不再接触感染源：这是预防 CA 复发的首要方法，患者要洁身自好，杜绝非婚性行为、多性伴，避免再感染。

2. 早发现、早治疗：医生应根据患者具体情况选择适合的治疗方法，及时彻底治疗，必要时可请相关科室协助治疗。

3. 医生应对患者进行性病方面全面的仔细检查，对合并的其他性病要同时给予治疗。

4. 患者在治疗期间应避免性生活。

5. 夫妻双方同时患病，一定要双方同时进行彻底治疗。

6. 增强患者抵抗力，解除患者思想顾虑，保持身心健康。

7. 治愈后要定期复查，注意局部卫生，保持局部干燥和清洁，对分泌物污染的衣物要进行消毒处理，减少疾病复发。

8. 对包皮过长者在治愈后应做包皮环切术。

（三）随访

在治疗后的最初 3 个月内，每 2 周随访 1 次。告知患者复发多在治疗后最初 3 个月内，需仔细观察皮损好发部位，遇到特殊情况（如发现有新发皮损或创面出血等）应随时就诊。3 个月后，可根据患者的具体情况，适当延长随访间隔期，一般随访至末次治疗后 6 个月。

参考文献

[1] Carlos T Da Ros, Caio da Silva Schmitt. Global epidemiology of sexually transmitted diseases. Asian Journal of Andrology, 2008, 10: 110-114.

[2] Scheurer ME, Tortolero-Luna G, Adler-Storthz K. Human papillomavirus infection: biology, epidemiology, and prevention. International Journal of Gynecological Cancer, 2005, 15: 727-746.

[3] Hillemanns P, Breugelmans JG, Gieseking F, et al. Estimation of the incidence of genital warts and the cost of illness in Germany: a cross-sectional study. BMC Infect Dis, 2008, 2(8):76.

[4] Monsonego J, Breugelmans JG, Bouee S, et al. Anogenital warts incidence, medical management and costs in women consulting gynaecologists in France. Gynecol Obstet Fertil, 2007, 35: 107-113.

[5] 赵辨. 中国临床皮肤病学. 江苏：江苏科学技术出版社，2010，1816.

[6] Chesson HW, Dunne EF, Hariri S, et al. The estimated lifetime probability of acquiring human papillomavirus in the United States. Sexually Transmitted Diseases, 2014, 41(11): 660-664.

[7] Huang S, Tang W, Zhu Z, et al. Higher prevalence of sexual transmitted diseases and correlates of genital warts among heterosexual males attending sexually transmitted infection clinics (MSCs) in Jiangmen, China: Implication for the up-taking of STD related service. PloS One, 2015, 10(3).

[8] Galloway DA, Laimins LA. Human papillomaviruses: shared and distinct pathways for pathogenesis. Current opinion in virology, 2015, 14: 87-92.

[9] Lacey CJ, Woodhall SC, Wikstrom A, et al. 2012 European guideline for the management of anogenital warts. J Eur Acad Dermatol Venereal, 2013, 27(3): e263-270.

[10] Han C, Huangfu J, Lai L L, et al. A wide field-of-view scanning endoscope for whole anal canal imaging. Biomedical optics express, 2015, 6(2): 607-614.

[11] British Association for Sexual Health and HIV. United Kingdom National Guideline on the Management of Ano-genito Warts, 2007. http://www.bashh.org/documents/86/86.pdf.

[12] Workowski KA, Bolan GA, Centers for Disease Control and Prevention. Sexually transmitted diseases treatment guidelines, 2015. MMWR Recomm Rep, 2015, 64(RR-03): 1-137.

[13] 刘晗，柯吴坚，杨立刚. 2015美国疾病控制中心人乳头瘤病毒感染及肛门生殖器疣治疗指南. 皮肤性病诊疗学杂志，2015, 22(5): 410-414.

[14] Bosch FX, Broker TR, Forman D, et al. Comprehensive control of human papillomavirus infections and related diseases. Vaccine, 2013, 31: H1-H31.

[15] Mayeaux EJ Jr, Dunton C. Modern management of external genital warts. J Low Genit Tract Dis, 2008, 12(3): 185-192.

[16] Meltzer SM, Monk BJ, Tewari KS. Green tea catechins for treatment of external genital warts. Am J Obstet Gynecol, 2009, 200(3): 233.e1-7.

（车雅敏）

附 录

中国尖锐湿疣诊疗指南（2014）

（中华皮肤科杂志,2014,47(8): 598-599.）

一、诊断

（一）诊断依据

1. 流行病学：有多性伴、不安全性行为或性伴感染史；或与尖锐湿疣患者有密切的间接接触史；或新生儿母亲为 HPV 感染者。

2. 临床表现：①潜伏期：3 周至 8 个月，平均 3 个月；②症状与体征：男性好发于包皮、龟头、冠状沟、系带、阴茎、尿道口、肛周和阴囊等，女性为大小阴唇、尿道口、阴道口、会阴、肛周、阴道壁、宫颈等，被动肛交者可发生于肛周、肛管和直肠，口交者可出现在口腔。

皮损初期表现为局部细小丘疹，针头至绿豆大小，逐渐增大或增多，向周围扩散、蔓延，渐发展为乳头状、鸡冠状、菜花状或团块状赘生物。损害可单发或多发。色泽可从粉红至深红（非角化性皮损）、灰白（严重角化性皮损）乃至棕黑（色素沉着性皮损）。少数患者因免疫功能低下或妊娠而发生大体积疣，可累及整个外阴、肛周以及臀沟，称巨大型尖锐湿疣。

患者一般无自觉症状，少数患者可自觉痒感、异物感、压迫感或灼痛感，可因皮损脆性增加、摩擦而发生破溃、浸渍、糜烂、出血或继发感染。女性患者可有阴道分泌物增多。

亚临床感染和潜伏感染：亚临床感染的皮肤黏膜表面外观正常,如涂布 5% 醋酸溶液（醋酸白试验），可出现境界清楚的发白区域。潜伏感染是指组织或细胞中含有 HPV 而皮肤黏膜外观正常，病变增生角化不明显，醋酸白试验阴性。

3. 实验室检查：主要有组织病理检查和核酸检测。①病理学检查：乳头瘤或疣状增生、角化过度、片状角化不全、表皮棘层肥厚、基底细胞增生、真皮浅层血管扩张，并有淋巴细胞为主的炎症细胞浸润；在表皮浅层（颗粒层和棘层上部）可见呈灶状、片状及散在分布的空泡化细胞；有时可在角质形成细胞内见到大小不等浓染的颗粒样物质，即病毒包涵体。②核酸扩增试验：扩增 HPV 特异性基因 (L1、E6、E7 区基因)。目前有多种核酸检测方法，包括荧光实时 PCR、核酸探针杂交试验等。应在通过相关机构认定的实验室开展。

（二）诊断标准

1. 临床诊断病例：应符合临床表现，有或无流行病学史。

2. 确诊病例：应同时符合临床诊断病例的要求和实验室检查中任一项。

二、处理

（一）一般原则：尽早去除疣体，尽可能消除疣体周围亚临床感染和潜伏感染，减少复发。

（二）治疗方案：外生殖器尖锐湿疣推荐治疗方案如下。

1. 医院外治疗：推荐方案为0.5%鬼臼毒素酊（或0.15%鬼臼毒素乳膏）：每日外用2次，连续3 d，随后，停药4 d，7 d为一疗程。如有必要，可重复治疗，不超过3个疗程。或5%咪喹莫特乳膏，涂药于疣体上，隔夜1次，每周3次，用药10 h后，以肥皂和水清洗用药部位，最长可用至16周。

2. 医院内治疗：①推荐方案：CO_2激光或高频电治疗、液氮冷冻、微波、光动力治疗；②替代方案：30%～50%三氯醋酸溶液，单次外用。如有必要，隔1～2周重复1次，最多6次；或外科手术切除；或皮损内注射干扰素。使用冷冻头的液氮冷冻方法禁用于腔道内疣体的治疗，以免发生阴道直肠瘘等。30%～50%三氯醋酸溶液适宜治疗小的皮损或丘疹样皮损，不能用于角化过度或疣体较大的、多发性的以及面积较大的疣体。在治疗时应注意保护周围正常皮肤和黏膜。不良反应为局部刺激、红肿、糜烂、溃疡等。

（三）治疗方法选择

男女两性外生殖器部位可见的中等以下疣体（单个疣体直径<0.5 cm，疣体团块直径<1 cm，疣体数目<15个）：以往一些指南主张外用药物治疗。但国内很多学者不同意这种观点：一方面，1 cm的疣体已经很大，15个以内的疣体已经很多，外用药物治疗不如物理治疗及时；另一方面，及早清除疣体，减少创伤面在尖锐湿疣的治疗上是一个原则，这点对减少复发尤为重要。男性尿道内和肛周，女性的前庭、尿道口、阴道壁和宫颈口的疣体，或男女两性的疣体大小和数量均超过上述标准者，建议用物理方法治疗或联合氨基酮戊酸光动力疗法治疗。

1. 宫颈尖锐湿疣：对宫颈外生性疣的患者，在开始治疗之前，需要确定HPV型别、明确CIN的等级，行脱落细胞学检查并且活检了解病灶是否存在癌变情况。宫颈外生性疣应请妇科专家会诊。确诊的低危型宫颈尖锐湿疣可采用CO_2激光、微波等治疗方法，也可用30%～50%三氯醋酸溶液治疗。

2. 阴道尖锐湿疣：液氮冷冻治疗（不推荐用冷探头，因可能有阴道穿孔及瘘管形成的危险），也可选择高频电刀、CO_2激光、微波等治疗方法。

3. 尿道尖锐湿疣：液氮冷冻治疗或10%～25%鬼臼树脂安息香酊。疣体涂药，待其干燥，然后才能与正常黏膜接触。如有必要，1周重复1次。尽管对应用鬼臼毒素和咪喹莫特治疗尿道口远端疣的评估资料有限，一些专家还是主张在一些患者中应用这种治疗。光动力疗法在尿道尖锐湿疣的治疗上有独特的效果已被国内多项试验所证实。

4. 肛周疣：液氮冷冻治疗，或30%～50%三氯醋酸，只在疣体上涂少量药液，待其干燥时可见表面形成一层白霜，然后用滑石粉或碳酸氢钠或液体皂中和未反应的酸液。如有必要，1～2周后重复1次，最多6次。手术治疗：部分肛周疣的患者同时伴有直肠疣，应进行直肠指检和（或）肛镜检查。直肠疣的处理应请肛肠科专家会诊。光动力疗法：单个疣体直径<0.5 cm，疣体团块直径<1 cm者可直接采用光动力疗法治疗，超出以上疣体大小建议采用其他物理疗法联合光动力疗法治疗，合并有直肠疣时可单独采用光动力疗法配合柱状光源或采用物理方法联合光动力疗法治疗。

5. 肛门内疣：需性病和肛肠专科医生共同诊疗。肛门部疣有时伴发直肠黏膜疣，对肛门部疣的患者应常规检查直肠黏膜，可采用肛门指诊、常规肛镜、高分辨肛镜。

6. 巨大尖锐湿疣：多采用联合治疗方案。在治疗前需做病理活检明确组织是否发生癌变。首要的治疗是去除疣体，可以选择手术或者高频电刀切除疣体，然后配合光动力治疗或外用药物治疗。

7. 亚临床感染：对于无症状的亚临床感染尚无有效的处理方法，一般也不推荐治疗，因为尚无有效方法将 HPV 清除出感染细胞，且过度治疗反而引起潜在不良后果。处理以密切随访及预防传染他人为主。对于醋酸白试验阳性的可疑感染部位，可视具体情况给予相应治疗（如激光、冷冻）。有研究提示，光动力疗法可能对亚临床感染有效。无论是药物治疗或物理治疗，可先做醋酸白试验，尽量清除亚临床感染，以减少复发。

三、特殊情况的处理

（一）妊娠

妊娠期忌用鬼臼毒素和咪喹莫特。由于妊娠期疣体生长迅速，孕妇的尖锐湿疣在妊娠早期应尽早采用物理方法如液氮冷冻或手术治疗。需要告知患尖锐湿疣的孕妇 HPV-6 和 -11 可引起婴幼儿的呼吸道乳头瘤病，患尖锐湿疣的妇女所生新生儿有发生该病的危险性，如无其他原因，没有足够的理由建议患尖锐湿疣的孕妇终止妊娠，人工流产可增加患盆腔炎性疾病和 HPV 上行感染的危险性。患尖锐湿疣的孕妇，在胎儿和胎盘完全成熟后和羊膜未破前可考虑行剖宫产，产后的新生儿应避免与 HPV 感染者接触，必要时需请妇产科和性病科专家联合会诊处理。也可以外用三氯醋酸治疗。

（二）合并 HIV 感染者

由于 HIV 感染或其他原因使免疫功能受抑制的患者，常用疗法的疗效不如免疫正常者，治疗后也更易复发。依不同情况，可采用多种方法联合治疗，这些患者更容易在尖锐湿疣的基础上发生鳞癌，因而常需活检来确诊。

（三）复发的病例

少数患者尖锐湿疣皮损会多次复发，对于这些患者，目前尚无明确有效的疗法。使用激光治疗时应注意及早发现亚临床感染，治疗范围应超过皮损 2 mm，深度达真皮浅层。去除可能的病因，如同时存在的其他感染。在广泛、彻底去除疣体后，局部使用光动力疗法或咪喹莫特治疗，可降低复发率。

四、随访

尖锐湿疣治疗后的最初 3 个月，应嘱患者至少每 2 周随诊 1 次，如有特殊情况（如发现有新发皮损或创面出血等），应随时就诊，以便及时得到恰当的临床处理。同时应告知患者注意皮损好发部位，仔细观察有无复发，复发多发生在最初的 3 个月。3 个月后，可根据患者的具体情况，适当延长随访间隔期，直至末次治疗后 6 个月。

五、预防

使用安全套可以降低生殖道 HPV 感染的危险性，也可以减少 HPV 感染相关疾病（即尖锐湿疣或宫颈癌）的危险性。但是 HPV 感染可以发生在未被安全套覆盖或保护的区域如阴囊、阴唇或肛周。

第五章

生殖器疱疹

一、流行病学

生殖器疱疹（genital herpes，GH）是由单纯疱疹病毒（herpes simplex virus，HSV）感染引起的性传播性疾病，是发生于生殖器部位的单纯疱疹。HSV 一般分为两型：HSV-1 和 HSV-2。多数情况下，GH 由 HSV-2 引起，少数情况下由 HSV-1 或 HSV-1/2 混合感染引起。

GH 的准确发病率并不清楚，因为绝大多数患者并无临床症状，很难被发现。在世界范围内，GH 的患者人数不断增加。在西方国家性活跃的年轻人群中，GH 在性传播性疾病中居第三位，仅次于非淋菌性尿道炎（宫颈炎）和淋病。在我国，早年 GH 在沿海地区发病率较高，近年来随着交通的便利、旅游的人数增多以及性观念的改变，GH 的发病率已无明显的地域区别，并呈逐年上升趋势，人群感染率高达 80%～90%，但其中 10% 的患者无明显临床症状。在 1976—1994 年的 20 年间，HSV-2 血清感染率上升了 30%。美国的一项调查显示，在 2005—2008 年间，HSV-2 的血清阳性率为 16.2%，其中 81% 的被感染者并不知晓已被感染[1]。一项来自芬兰西南部的调查分析了过去 10 年（2003 年至 2012 年）间经病毒培养鉴定的 HSV-1 和 HSV-2 阳性的 GH 患者 869 例，结果显示，HSV-2 的阳性率为 66.4%，HSV-1 的阳性率为 33.6%，HSV-1 感染的男性患者的发病年龄低于 HSV-2 感染的男性患者，提示 HSV-1 感染的人群以年轻人为主，且女性较男性更易感染 HSV-1[2]。HSV-2 感染在非洲最为多见，其次为北美、北欧、欧洲西部和南部，亚洲人种的发病率最低[3]。另一项加拿大的研究得出了相似的结论：抗 HSV-1 抗体血清阳性率为 43%，抗 HSV-2 抗体血清阳性率为 2.5%，而且随着年龄的增长，两种抗体阳性的概率明显增高。有意思的是，在大城市（人口＞25 万）居民中，抗 HSV 抗体阳性率明显高于中等城市（人口＜25 万）居民[4]。另一项大样本的研究对 29 022 名不知道有任何 HSV 感染的无症状女性进行了抗 HSV-1 抗体和抗 HSV-2 抗体检测[5]，结果显示，抗 HSV-1/2$^{+/-}$ 抗体占 45%，抗 HSV-1/2$^{-/+}$ 抗体占 5%，抗 HSV-1/2$^{+/+}$ 抗体占 7%，抗 HSV-1/2$^{-/-}$ 抗体占 38%。可见抗 HSV-1 单项抗体阳性率高达 45%，这提示我们，在进行抗 HSV 抗体检测时一定要关注 HSV 型别，对抗 HSV-1 抗体阳性的患者不能轻易诊断 GH，若患者无明显临床症状，且没有明确的 GH 患者接触史，则不能诊断为 GH。抗 HSV-1 抗体阳性多见于发生于口唇、鼻或眼黏膜的单纯疱疹。

此外，HSV 感染的发病率在不同国家有差别，在发达国家，在正常人群中 50%～70% 的人抗 HSV-1 抗体阳性，而在发展中国家则高达 100%；抗 HSV-2 抗体的阳性率介于 10%～40% 之间，而在 HIV 感染患者以及女性性工作者中高达 60%～95%[6]。最近，我国的资料得出了不同的结论[7]。在 530 例 GH 中（男 311 例，女 219 例），抗 HSV-1 抗体 IgM 阳性为 60 例（11.32%），抗 HSV-1 抗体 IgG 阳性为 471 例（88.87%），抗 HSV-2 抗体 IgM 阳性为 213 例（40.19%），抗 HSV-2 抗体 IgG 阳性为 349 例（65.85%）；患者以 31～40 岁年龄段为最多见，其次为 21 ~ 30 岁；且患者以自由职业者和民工为最多见；初发者为 304 例（57.36%），复发者为 226 例（42.64%），其中频繁发作者（≥6 次 / 年）为 85 例（16.04%）；提示我国 GH 患者以 HSV-2 感染为主，女性近期感染多于男性，以 21 ~ 40 岁性活跃人群为高发人群。

新生儿感染 HSV 的发生率各国报道不同，英国为 1.65 例 /10 万，瑞士为 1.6 例 /10 万，荷兰为 3.2 例 /10 万，以色列为 8.4 例 /10 万，美国为（5 ~ 33）例 /10 万[10]。

二、病因及发病机制

（一）病原学

HSV 是一种双链 DNA 病毒，HSV-1 和 HSV-2 两型有相似的基因结构，40% 的结构同源性；HSV-1 和 HSV-2 基因组编码至少 80 种不同的结构和非结构多肽，包括至少 10 种不同的病毒糖蛋白，大多数嵌于病毒包膜中（gB、gC、gD、gE、gG、gH、gI、gL、gM、gN）。针对 HSV 感染的抗体反应主要是针对这些表面糖蛋白。糖蛋白 gB、gC、gD 和 gE 可激发强大的免疫反应，有些糖蛋白表位为 HSV-1 和 HSV-2 共享，因而可出现交叉免疫反应。HSV-1 中的糖蛋白 gG1 和 HSV-2 中的糖蛋白 gG2 没有交叉反应，故该蛋白质可用于型别特异性检测的靶点。而 gB 和 gD 有很大的相似性[6]。

（二）发病机制

HSV 病毒感染机体后，利用人体细胞内 DNA 聚合酶，以人体细胞内蛋白质等为原料进行自我复制，最后组装成新的病毒体，突破宿主细胞，导致周围细胞的感染，从而使病变加重。

1. 传染源

（1）患者：人是 HSV 的唯一自然宿主，患者红斑水疱部位存在大量的致病病毒，特别是发病初期，传染性最强。恢复期患者也是该病的传染源，但传染性相对较弱。

（2）潜伏感染者：绝大多数初次感染 HSV-1 和 HSV-2 的患者没有临床症状，但 HSV 在背根神经节的神经元细胞中潜伏下来，仅有 10% ~ 25% 的抗 HSV-2 抗体阳性的患者知晓自己患了 GH。大批血清学阳性的患者因无临床症状成为 GH 的传染源[8-9]。

2. 传播途径

（1）性接触：是主要传播途径，包括生殖器性接触、口交和肛交。性活动时，由于摩擦或其他外力刺激，可导致水疱破溃，由此疱液、局部渗出液中的病毒进入对方的皮肤黏膜而发生感染。男性同性性行为者传染的风险也很大，主要引起肛门 GH。有口唇单纯疱疹的患者在口交时，也可使对方感染 GH。女性同性恋者若一方患 GH，也可通过直接或间接接触导致对方感染。

（2）母婴传播：HSV-2 血清阳性率在妊娠女性中可达 20% ~ 30%，另外由于大约 10% 的 HSV-2 血清学阴性的女性其性伴为血清学阳性，因而这些女性在怀孕期间很有可能感染 HSV-2[3]。在 HSV 感染的孕妇中，2/3 是在妊娠期间被感染，而在已感染 HSV 的孕妇中，75% 至少复发一次，14% 在分娩时有前驱症状或皮损[10]。在妊娠早期（最初 3 个月）原发感染 HSV 的孕妇，如发生通过宫内胎盘感染胎儿，则可出现自然流产、宫内发育迟缓、早产、低出生体重儿和婴儿先天性畸形，如小头畸形、小眼、视网膜发育异常和脑钙化等，但经胎盘感染的病例少有文献报道。有研究认为，合体滋养层可阻挡 HSV 的侵入，防止 HSV 经胎盘传播。发生于孕妇的复发性 GH 引起新生儿 HSV 感染的风险较小，并且与早产、低出生体重无关。母婴传播多数出现在胎儿通过产道分娩时有前驱症状或皮损者，新生儿感染有巨大风险[11]。

（3）间接接触：由于有感染性的 HSV 能在潮湿的环境中存活数小时，因而少数情况下也有可能通过污染物而间接传播，例如，患者坐过的马桶、被污染的传单、毛巾等。

3．易感人群

（1）多性伴者：性伴侣越多，感染 GH 的概率越高，男性性工作者的 GH 发病率和复发率要高于女性性工作者。

（2）免疫功能低下者：如恶性肿瘤、糖尿病、肾病、红斑狼疮、化疗者、应用糖皮质激素或免疫抑制剂者，GH 发病和复发的概率成倍增高。

（3）无保护性行为者：性活动中使用避孕套可避免感染 HSV。

（4）饮酒者：酒精能抑制中枢神经系统，减轻焦虑，增加性欲；同时，酒后暴力性性行为增多，生殖器损伤的可能性增加，也增加了该病的感染概率。

（5）教育程度较低者：由于对 GH 没有正确认识，未采取保护措施，同时由于该类人群的认识能力稍差，一旦感染，往往发展为性病恐惧症患者。

（6）患其他性传播疾病患者：其他性传播疾病，如梅毒、软下疳等，常出现生殖器部位的破溃，这些微小伤口为 HSV 的侵入提供了条件。

7. 初次性行为过早者：研究显示，初次性行为的年龄与 HSV 感染的风险相关，年龄越小，感染风险越大[12]。首次性交年龄小于 19 岁者其发病率和复发率均高。

三、临床表现

（一）成人

1．典型表现

（1）原发性 GH

没有抗 HSV-1 抗体或抗 HSV-2 抗体的个体初次感染 HSV 后形成原发性感染首次发作（first-episode primary infection），体内存在抗 HSV-1 抗体的个体感染 HSV-2 后形成非原发感染的首次发作（first-episode non-primary infection），原发性 GH 病情相对严重。

1）潜伏期为 3～14 d。

2）外生殖器或肛门周围小水疱密集分布，有轻度瘙痒或疼痛，不久水疱破溃形成糜烂面或浅表溃疡（图 5-1 和 5-2）。

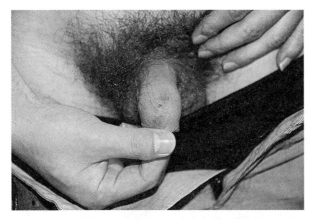

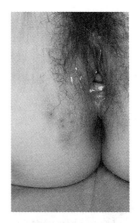

图 5-1 （也见彩图）包皮外侧可见数个米粒大小的水疱，部分已破溃结痂（抗 HSV-2 抗体阳性）

图 5-2 （也见彩图）右侧大阴唇外侧散在数个米粒大小水疱

3）可有腹股沟淋巴结肿大，伴压痛。

4）可出现发热、头痛、乏力等全身症状。

5）病程为 2～3 周，愈合后无瘢痕和色素沉着。

（2）复发性 GH

潜伏感染病毒的再次激活称为复发感染（recurrent infection）。几乎所有首次感染 HSV-2 的 GH 患者病情好转后都有 GH 复发的可能；而首次感染 HSV-1 的 GH 患者的复发概率较低。复发性 GH 的病情相对较轻。

复发原因多与机体抵抗力低下有关，如酗酒，熬夜，压力大，生活不规律，女性月经期，旅游，长时间乘坐火车、飞机、轮船，长期服用激素或免疫抑制剂等。

复发性 GH 具有如下特点：①复发部位多为原发部位或其周围；②复发前有前驱症状，如局部烧灼感、针刺感或感觉异常；③复发性 GH 的症状多较原发性 GH 轻微，且病程较短；④复发次数及周期不定，严重者每月复发 1～2 次，轻者每年 1～2 次。

2. 非典型表现

（1）非典型部位：GH 出现在生殖器以外的部位，如臀部和大腿（图 5-3）。

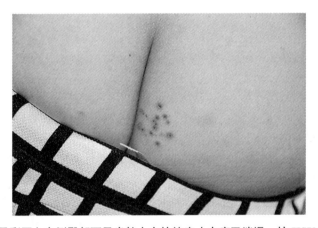

图 5-3 （也见彩图）右侧臀部可见米粒大小的结痂（水疱已消退，抗 HSV-2 抗体阳性）

（2）非典型表现：GH 除了上述典型临床表现外，临床上还可见到非典型表现，很容易误诊。如会阴、阴茎或肛周的皲裂、局限性复发性红斑、复发性后背痛、膀胱炎、尿道炎、没有明显外生殖器皮损的分泌物增多[13-14]。

（二）新生儿

新生儿 HSV 感染发生的时间则整个孕期中所占的比例分别为子宫（5%）、围生期（85%）和产后（10%）。后两种情况有可能引起播散性感染、中枢神经系统疾病和皮肤、眼睛和口腔疾病[12]。

1. 播散性感染

播散性感染占新生儿感染的 25%，一般出现在产后 10～12 d；患儿可表现为病毒血症、呼吸衰竭和肝功能衰竭和弥散性血管内凝血。可累及多个系统，如中枢神经、肺、肝、肾上腺、皮肤、眼和口腔。2/3 的婴儿可并发脑炎，约 40% 的婴儿在整个病程中均无水疱出现。死亡率高，死因多为凝血障碍和多系统衰竭[12]。

2. 中枢神经系统疾病

1/3 的新生儿 HSV 感染表现为脑炎等中枢神经系统疾病，可伴有或不伴有皮肤受累，一般出现在出生后 16～19 d，当然在出生后 1 月内均可以出现[16]。可表现为全身或局部抽搐、昏睡、易怒、喂食困难、体温不稳、囟门突出。60%～70% 的患儿可有皮损，死因主要为脑组织的毁灭性破坏[16]。

3. 皮肤、眼睛和口腔疾病

45% 的新生儿 HSV 感染仅表现为眼睛、皮肤和口腔受累，一般出现在产后 10～12 d，查体可发现皮肤上出现水疱性损害。

四、实验室检查

（一）病毒培养

从患者的生殖器溃疡或其他黏膜和皮损处组织或细胞提取分泌物进行病毒培养。HSV 的培养敏感性很低，对复发感染者的培养敏感性更低，且技术要求较高，一般基层单位不能进行此项检查。

1. 取材

用棉棒或头部缠绕聚酯纤维拭子的金属棒取材；藻酸钙拭子对 HSV 有杀伤作用，不应用于取材。对于活动期皮损，可收集水疱中的疱液或水疱破溃流出的分泌液。

2. 转送

将上述标本迅速置于含有 1 ml 病毒转送培养基或通用转送培养基的试管中，因 HSV 对干燥和 pH 异常敏感。将标本置于冰上送实验室检测。进行病毒培养检测时，禁用酒精或聚维酮碘溶液进行消毒，因为两者均可灭活病毒。

在过去的几十年间，病毒培养是诊断 GH 的金标准。病毒培养敏感性较低，初次感染的皮损中 80% 可分离出病毒，而在复发的皮损中仅有 25%～50% 可分离出病毒。当皮损开始愈合时，检测到可分离出 HSV 的概率更低，仅为 25%。故培养阴性不能排除 HSV 感染[17]。

（二）病毒抗原检测

对于不同类型标本或不同的取材部位的标本，采用的病毒抗原检测方法有所不同（表 5-1）。

1. 直接免疫荧光

将分泌物印片直接加入 FITC 标记的抗人 HSV-1 和 HSV-2 抗体，用荧光显微镜观察即可。该法简单易行，但敏感性稍低。

2. 聚合酶链反应（PCR）

检测疱疹病毒 DNA 更敏感，是直接免疫荧光检测的 4 倍。在有条件进行 PCR 检测的单位，PCR 检测已替代病毒培养。基于细胞涂片诊断 HSV 感染的敏感性和特异性均低，不是诊断 HSV 感染的可靠依据。由于感染患者的排毒是间歇性的，培养阴性并不一定代表不存在感染，需应用 PCR 等方法检测 HSV-2 核酸。

表 5-1　HSV 抗原检测方法

取材位置或标本类型	检测方法
皮肤和黏膜水疱	PCR；病毒培养，抗原检测
男性尿道	PCR；抗原检测
女性宫颈或尿道	PCR；抗原检测
男性和女性的尿液	PCR；病毒培养
外阴（青春期前女性）	PCR

（三）血清学抗体检测

血清学抗体检测主要针对患者血清中出现的抗 HSV-1 抗体和抗 HSV-2 抗体，可用于型别的鉴定，故称为型别特异性血清学检测。由于 HSV-1 的糖蛋白 gG1 与 HSV-2 的 gG2 具有型别特异性，故采用纯化重组的 gG1 和 gG2 蛋白作为抗原可检测出相应的抗 HSV-1 抗体和抗 HSV-2 抗体。

目前市场已有销售的试剂供应，包括抗 HSV-1 抗体 IgM 和 IgG、抗 HSV-2 抗体 IgM 和 IgG。IgG 在感染后 2 周内检测不到，称为"窗口期"，感染 2 周后至 3 个月间可检测到 IgG，而且 IgG 在血清中存留的时间很长，在病情恢复后很长一段时间内均阳性，故 IgG 不能作为疗效观测指标。IgM 多见于感染初期，但在初次感染的患者可能为阴性，且不能用于鉴别初发和复发的患者，故 IgM 检测在临床应用中意义不大，不应作为诊断指标，因为 IgM 抗体并非型特异性抗体。因为几乎所有 HSV-2 感染都是通过性接触获得的，故抗 HSV-2 抗体阳性意味着 GH。而单独抗 HSV-1 抗体阳性判断起来很困难，因为在婴儿期的口腔 HSV 感染往往没有临床症状，即使患者极力否认口周单纯疱疹病史，也不能排除 HSV-1 的感染，这样抗 HSV-1 抗体阳性与 GH 的关系就变得很纠结。

血清学抗体检测诊断 HSV 感染的敏感性为 80%~98%，特异性＞96%。美国疾病预防控制中心、美国家庭医生学会等组织并不推荐在普通人群进行 HSV-1 和 HSV-2 血清学筛查，但在以下几种情况下需要进行型别特异性抗体检测：①反复发作的生殖器症状或 HSV 培养阴性的不典型 GH；②临床诊断为 GH 而没有进行实验室证实；③ GH 患者的性伴。另外，对多性伴、人类免疫缺陷病毒（HIV）感染和男男性接触人群（MSM）等高危患者所做的性传播疾病检测应包括 HSV 血清学抗体检测[4]。

（四）Western blot（免疫印迹）检测

该方法是目前确诊 HSV 感染的金标准，尚未得到美国 FDA 批准用于临床检测。因其操作复杂，不适于大规模人群的筛查或检测，目前多用于对其他检测方法的确证。

五、诊断及鉴别诊断

（一）诊断

1. 典型 GH

根据病史和临床表现即可做出诊断。

2. 非典型 GH

非典型 GH 的诊断较困难，实验室检查对诊断至关重要。常用方法有对皮损部位取材进行 HSV 病毒培养、PCR 检测和血清型特异性抗体检测。此外，对于非生殖器部位的 GH，也需结合实验室检查。

Maroñas-Jiménez 等报道 1 例 27 岁女性，在不洁性接触后 5 d 出现发热、关节痛、咽炎、外阴片状糜烂、浅表淋巴结肿大、四肢散在痛性脓疱。经脓疱培养，在外生殖器糜烂处和脓疱部位分离出 HSV-2 病毒，最后诊断为酷似播散性淋病的 GH。经阿昔洛韦 5 mg/kg，每 8 h 静滴 1 次，皮损消退 [15]。

（二）鉴别诊断

对于某些特殊类型的 GH，需结合实验室检查与如下疾病进行鉴别诊断。

1. 梅毒

梅毒是由苍白（梅毒）螺旋体引起的慢性性传播疾病。主要通过性接触、母婴垂直传播和输血等途径传播，临床上可表现为一期梅毒、二期梅毒、三期梅毒、潜伏梅毒和先天梅毒（胎传梅毒）等。一期梅毒的标志性临床特征是硬下疳，好发部位在男性为阴茎、龟头、冠状沟、包皮、尿道口，在女性为大小阴唇、阴蒂、宫颈，以及男性和女性的肛门、肛管等处，也可见于唇、舌、乳房等处。GH 患者的水疱破溃后会形成浅表溃疡，与梅毒硬下疳很相似。硬下疳的特点为皮损单发、无痛无痒、圆形或椭圆形溃疡，边界清晰，隆起皮面，表面无分泌物，触之有软骨样硬度。持续时间为 4～6 周，可自愈；可通过梅毒血清反应素试验、梅毒螺旋体颗粒凝集试验（TPPA）、梅毒螺旋体酶联免疫吸附试验等确诊试验进行鉴别。

2. 软下疳

软下疳是由杜克雷嗜血杆菌感染引起，主要表现为发生于生殖器部位的痛性溃疡，数目较多，多伴有腹股沟淋巴结化脓性病变。男性好发部位包括所有外生殖器，如冠状沟、包皮系带、龟头、阴茎体、包皮、会阴及肛周等处，女性好发部位为小阴唇、大阴唇、阴蒂、子宫颈、前庭、会阴及肛周等处。发病部位与 GH 相似，但 GH 形成的溃疡较小，且数目少，疼痛很轻，可与之鉴别。此外，从溃疡处取分泌物进行直接涂片，软下疳患者革兰氏染色可发现阴性杜克雷嗜血杆菌。

3. 白塞病

白塞病以口腔溃疡、生殖器溃疡和眼色素膜炎为主要临床表现，可累及多个系统。女性以阴唇溃疡多见，多见于小阴唇和大阴唇的内侧。溃疡数目不一、大小不定，溃疡边缘呈堤状凹陷，表面往往有脓性分泌物，溃疡周围红肿疼痛。此外，白塞病患者往往有口腔溃疡、眼部症状，如角膜炎、虹膜睫状体炎、脉络膜炎、视网膜炎、视神经炎、视神经萎缩等，皮肤病变如结节性红斑或毛囊炎，同时可有系统症状，如发热、关节痛等。仅有生殖器溃疡的患者不能诊断为白塞病。

4. Reiter 病

Reiter 病又称尿道 - 眼 - 滑膜综合征和反应性关节炎，是与衣原体感染相关的非化脓性关节炎。因可累及生殖器，故需与之鉴别。该病生殖器表现为尿频、尿急及环状龟头炎，眼部表现包括结膜炎、巩膜炎、角膜炎、虹膜炎、虹膜睫状体炎，甚至角膜溃疡。皮肤表现为蛎壳状银屑病。HLA-B27 阳性是该病一个特点。

5. 固定性药疹

固定性药疹是药物过敏反应，可发生于任何部位，但生殖器、手背和口唇是常见部位。常见过敏药物包括磺胺类、解热镇痛类、镇静安眠类等，其临床表现特殊，初期为圆形或椭圆形红斑，伴瘙痒，不久可形成水疱、破溃，愈后留有色素沉着。每次发病均在同一部位，故名固定性药疹。该病一般不出现 GH 样小水疱，多为大疱性损害，且每次发作均与服药相关，可与 GH 鉴别。

六、治疗

（一）一般治疗

1. 保持创面清洁、干燥。每天用生理盐水或自来水清洗。

2. 外用抗生素药膏防止并发细菌感染。

3. 心理疏导：虽然 GH 本身的影响并不大，但其社会心理学影响极其深远，包括焦虑、压抑、孤独、无自信、害怕传染、害怕被性伴拒绝等。少数患者会担心感染 HSV 会增加 HIV 和导致新生儿感染的风险，故心理疏导对增强患者治愈疾病的信心很关键[4]。

（二）抗病毒药物的选择

1. 阿昔洛韦（acyclovir，ACV）：又名无环鸟苷，对原发性和复发性 GH 均有肯定疗效。阿昔洛韦在感染细胞中经病毒的胸苷激酶（TK 酶）及细胞中的激酶催化，生成三磷酸阿昔洛韦，抑制病毒 DNA 多聚酶。由于阿昔洛韦对 HSV 具有高度特异性，成为治疗 GH 的经典药物。该药可抑制病毒复制，但对处于休眠期的病毒则无抑制作用，故不能消除潜伏感染的 HSV。此外，阿昔洛韦口服生物利用度仅为 15% ~ 30%，血浆半衰期短，每日服药次数多。推荐剂量：0.2 g，每日 5 次。静脉治疗方案：5 mg/kg，每 8 小时 1 次，溶于 500 ml 生理盐水中。由于阿昔洛韦在肾小管内有形成药物结晶的风险，故静脉滴注时速度应缓慢，3 ~ 4 h 滴完。

2. 盐酸伐昔洛韦（valaciclovir，VCV）：是在阿昔洛韦侧链上加入一个亲脂基团缬氨酸成为阿昔洛韦左旋缬氨酸酯，可使阿昔洛韦的生物利用度增加 3 ~ 5 倍，达 65%。对于复发性 GH，盐酸阿昔洛韦表现出了很好的疗效。盐酸伐昔洛韦是阿昔洛韦的前体药物，口服后吸收迅速并在体内很快转化为阿昔洛韦，其抗病毒作用是由阿昔洛韦所发挥，即被磷酸化生成活化型阿昔洛韦三磷酸酯，与脱氧核苷竞争病毒胸腺嘧啶激酶或细胞激酶，与脱氧鸟嘌呤三磷酸酯竞争病毒 DNA 多聚酶，从而抑制病毒的 DNA 合成，发挥抗病毒作用。

3. 喷昔洛韦（penciclovir，PCV）：喷昔洛韦口服难以吸收，故目前尚无口服制剂上市。但外用制剂喷昔洛韦乳膏已得到广泛应用。喷昔洛韦是一种阿昔洛韦嘌呤衍生物，其结构、活性和作用机制与阿昔洛韦相似。泛昔洛韦的生物利用度为 77%。

4. 泛昔洛韦（famciclovir，FCV）：泛昔洛韦是喷昔洛韦的前体，泛昔洛韦口服后在小肠上部吸收，在小肠壁及肝内迅速转化为活性产物喷昔洛韦。

5. 更昔洛韦（ganciclovir，GCV）：2' 脱氧鸟苷酸类似物，在体内首先被磷酸化为三磷酸活化物，竞争性抑制 DNA 聚合酶，使病毒 DNA 延伸终止。具有强大的抗巨细胞病毒（CMV）活性，主要用于巨细胞病毒感染，但对 HSV 也有治疗作用。

6. 膦甲酸钠（foscarnet sodium，FOS）：是无机焦磷酸盐的有机类似物，在体外试验中可抑制包括巨细胞病毒（CMV）、HSV-1 和 HSV-2 等疱疹病毒的复制。在不影响细胞 DNA 聚合酶的浓度下，膦甲酸钠在病毒特异性 DNA 聚合酶的焦磷酸盐结合位点产生选择性抑制作用，从而发挥抗病毒作用。膦甲酸钠一般不作为 GH 的一线治疗药物，仅用于耐阿昔洛韦的 HSV 株或耐更昔洛韦的 CMV 株的治疗。

（三）成人（非孕妇）治疗方案[19]

1. GH 首次发作

推荐方案：阿昔洛韦，400 mg，口服，每日 3 次，连用 7 ~ 10 d；或阿昔洛韦，

200 mg，口服，每日 5 次，连用 7～10 d；或泛昔洛韦，250 mg，口服，每日 3 次，连用 7～10 d；或伐昔洛韦，1 g，口服，每日 2 次，连用 7～10 d。如果未完全治愈，治疗疗程可超过 10 d。

2. 复发性 GH

（1）发作期治疗：对于复发性 GH 患者，在出现复发病损的第一天就开始治疗对缩短病程和缓解病情有效，对这些患者要长期备药以便在发作时及时用药治疗。

推荐方案：阿昔洛韦，400 mg，口服，每日 3 次，连用 5 d；或阿昔洛韦，800 mg，口服，每日 2 次，连用 5 d；或阿昔洛韦，800 mg，口服，每日 3 次，连用 2 d；或泛昔洛韦，125 mg，口服，每日 2 次，连用 5 d；或泛昔洛韦，1 g，口服，每日 2 次，连用 1 d；或伐昔洛韦，500 mg，连用，每日 2 次，连用 3 d；或伐昔洛韦，1 g，口服，每日 1 次，连用 5 d。

（2）抑制病毒治疗：对于 GH 复发次数≥6 次 / 年者，给予长期抑制病毒治疗可降低患者复发率 70%~80%，改善患者的生活质量。随着时间的推移，患者对疾病的心理适应可能会改变，很多患者 GH 的复发频率会降低。治疗周期一般为 1 年。

推荐方案：阿昔洛韦，400 mg，口服，每日 2 次；或泛昔洛韦，250 mg，口服，每日 2 次；或伐昔洛韦，500 mg，口服，每日 1 次；或伐昔洛韦，1 g，口服，每日 1 次。

对 GH 非常频繁复发者（≥10 次 / 年），伐昔洛韦 500 mg，口服，每日 1 次的疗效低于阿昔洛韦方案。

3. 严重感染

严重感染者或有并发症者需要住院治疗。散播感染，如肺炎、肝炎、脑膜炎或脑炎，需要静脉应用阿昔洛韦治疗，推荐剂量为 5～10 mg/kg，每 8 小时 1 次，静脉滴注，2～7 d 或直到临床症状消失，然后给予口服治疗，总疗程至少 10 d。

4. 几种治疗方案的比较

（1）毕建军等[20]研究了伐昔洛韦抗病毒抑制疗法治疗频发性 GH 的临床疗效。将 120 例频发性 GH 患者（复发次数＞6 次 / 年）采用数字表法随机分成四组进行比较：①Ⅰ组：阿昔洛韦 400 mg，每日 2 次，疗程 6 个月；②Ⅱ组：伐昔洛韦 500 mg，每日 1 次，6 个月；③Ⅲ组：伐昔洛韦 500 mg，每日 2 次 3 个月；④Ⅳ组：伐昔洛韦 500 mg，每日 2 次，3 个月，然后 500 mg，每日 1 次，3 个月。研究通过对患者复发情况进行观察，并检测患者 HSV-2 DNA 病毒载量的变化发现，与治疗前相比，四组治疗方案均能明显减少患者疱疹的复发次数，其中Ⅳ组减少复发次数与其他三组相比均具有统计学显著性差异（$P<0.05$）。伐昔洛韦 500 mg，每日 2 次能有效抑制病毒复制，后续的减量抑制疗法可以进一步抑制病毒复制。

（2）张玲等[21]将 132 例频发 GH 患者（复发次数＞6 次 / 年）随机分成两组进行了比较：①Ⅰ组：阿昔洛韦 400 mg，口服，每日 2 次，连续服用 6 个月；②Ⅱ组：伐昔洛韦 500mg，口服，每日 2 次，连续服用 3 个月，第 4、5 个月口服 500 mg，每日 1 次，第 6 个月口服 500 mg，隔日 1 次。研究分别对患者用药过程中及用药 6 个月后的复发情况进行了观察。结果表明，两种方案治疗后患者的平均复发次数均明显减少，两组治疗前和治疗后平均复发次数均有统计学显著性差异。与阿昔洛韦组相比，伐昔洛韦组无症状排毒显著减少（$t=5.72$，$P<0.05$）。与阿昔洛韦伐相比，昔洛韦不仅可以有效预防频发性 GH 复发次数，而且可以减少生殖器部位的无症状排毒。

（四）外用药物治疗

1. α-2b 干扰素

α-2b 干扰素商品名尤靖安，每日 3 次，连用 7～10 d。干扰素具有抗病毒和免疫调节两方面作用，虽然系统应用有一定疗效，但由于有系统性不良反应如发热、呕吐、乏力、流感样症状等，阻碍了其广泛应用。重组人干扰素 α-2b 凝胶采用水溶性基质羧甲基纤维素钠制备水溶性凝胶，具有无油腻性、不易污染衣物、患者应用后感觉良好、对皮肤及黏膜无刺激性、保存和携带方便等优点，在临床应用较广。

2. 抗病毒药

1% 喷昔洛韦乳膏、3% 阿昔洛韦乳膏。1% 喷昔洛韦乳膏是目前新研制开发的治疗 GH 的外用有效药物。该类药物为核苷类抗病毒药物，在病毒感染细胞内在病毒胸腺嘧啶脱氧核苷激酶及细胞的作用下转变为喷昔洛韦三磷酸盐，与脱氧鸟嘌呤核苷三磷酸盐竞争性抑制病毒 DNA 多聚酶而迅速起效。喷昔洛韦是一种阿昔洛韦嘌呤衍生物，其结构、活性和作用机制与阿昔洛韦相似。喷昔洛韦的磷酸化率、稳定性、磷酸盐衍生物浓度及对病毒 DNA 多聚酶的亲和力均高于阿昔洛韦。

3. 咪喹莫特

咪喹莫特是 toll 样受体 7 的拮抗剂，可激发免疫反应，激活炎症细胞，如单核细胞、巨噬细胞、树突细胞分泌前炎症因子，同时可刺激 IFN-γ、TNF-α 和 IL-12 的产生，对病毒感染性疾病具有治疗作用。McKendry 等采用咪喹莫特外用成功治疗了 2 例合并 HIV 感染的患者，另外，2 例经阿昔洛韦治疗失败后改用咪喹莫特治疗取得满意疗效[22]。

4. 联合用药

（1）干扰素联合喷昔洛韦乳膏：两药联合外用具有协同作用，较单用干扰素疗效更佳[23]。

（2）重组人干扰素 α-1b 联合泛昔洛韦：采用重组人干扰素 α-1b 肌内注射联合泛昔洛韦口服治疗。盐酸泛昔洛韦片 0.25 mg，每日 3 次；重组人干扰素 α-1b［商品名：运德素，北京三元基因工程有限公司。国药准字（20010008）］，300 万单位，肌内注射，隔日 1 次，共 9 次。两组治疗总疗程均为 1 个月。结果显示：从止疱时间、水疱完全消失时间、开始结痂时间、完全脱痂时间、痊愈时间等临床观察指标来看，两药联合应用的疗效明显高于单独泛昔洛韦口服治疗[24]。

（3）阿昔洛韦联合卡介菌多糖核酸：口服阿昔洛韦 200 mg，每日 5 次，连用 10 d，然后改为 400 mg，口服，每日 2 次，同时卡介菌多糖核酸注射液（商品名：斯奇康，湖南九芝堂斯奇生物制药有限公司生产）0.5 mg，肌内注射，隔日 1 次，连用 3 个月后停药。虽然两组有效率比较无统计学显著性差异，但联合用药组复发率明显下降[25]。

（五）孕妇的治疗

1. 药物治疗

对于分娩前 4 周内首次发作的 GH，发生新生儿 HSV 感染的可能性较大，可考虑给予阿昔洛韦预防性治疗。阿昔洛韦 5 mg/kg，静脉滴注，每 8 小时 1 次，疗程为 10～21 d。目前对孕妇使用阿昔洛韦尚有争议，虽然目前尚无阿昔洛韦致新生儿畸形的报道。只有在与孕妇及其家属进行充分的沟通并得到其知情同意的情况下方可使用。对于正在接受长期抑制病毒治疗的女性患者，如其有意向或已经怀孕，建议其停止抗病毒治疗。对于有频繁复发或新近感染的 GH 妊娠患者，在其妊娠近足月时，可给予阿昔洛韦治疗以减少活动性损害的出现，从而降低剖宫产率。对于既往有复发性 GH 病史但近足月时无复发迹象的孕妇，可不进行阿昔洛韦治疗。

2. 剖宫产

剖宫产可以防止新生儿的感染[26]。如孕妇在分娩时有 GH 的皮损或有前驱症状应采取剖宫产，在羊水破裂前完成剖宫产可防止新生儿感染 HSV；但也有证据显示，即使在羊水破裂前施行了剖宫产，仍然出现了新生儿感染[27]。如果孕妇有疱疹病史，但分娩时无皮损和前驱症状，不建议采用剖宫产。

（六）新生儿的治疗

1. 抗病毒治疗

目前推荐的治疗方案为：阿昔洛韦 60 mg/(kg·d)，分 3 次口用。皮肤、眼、口腔疾病的疗程为 14 d，中枢神经系统疾病和播散性感染的疗程为 21 d。中枢神经系统疾病患儿治疗结束后应进行脑脊液 HSV DNA PCR 检测，若仍为阳性，应继续治疗直至转为阴性[31]。在这种大剂量阿昔洛韦治疗后，播散性感染患者的 1 年死亡率已从最初的 85% 降至 29%，中枢神经系统感染的死亡率也从最初的 50% 降至 4%，83% 的播散性感染和 31% 中枢神经系统感染在 1 岁时恢复正常[28]。

2. 治疗后抗病毒抑制性治疗

患播散性 HSV 感染的新生儿经过正规治疗后，约 20% 会留下神经系统后遗症，而有中枢神经系统染的新生儿的后遗症发生率更高，约 70%。过敏和感染性疾病国家研究所（NIAID）抗病毒研究合作组（CASG）进行了一项三期、安慰剂对照临床研究，对已经完成治疗的新生儿进行了 6 个月抗病毒抑制性治疗，结果发现，这样可大大改善其临床结局。发起的感染的患儿治疗后神经发育较好，且较少出现皮损复发；有皮肤、眼、口腔疾病感染的患儿其皮损的复发概率很小[29]。目前的推荐方案是：口服阿昔洛韦，300 mg/m^2，每日 3 次，疗程 6 个月。在治疗开始后的 2 周和 4 周检查中性粒细胞绝对值，以后每个月检查一次。

3. 对怀孕前有 GH 病史，分娩时有疱疹皮损的孕妇所生婴儿的处置

孕妇在怀孕前有 GH 病史，分娩时有 GH 皮损的概率很高，但传染给婴儿的可能性很小（<3%）。分娩后 24 h 内，需在新生儿的不同部位（眼结膜、口腔、鼻黏膜、直肠）取材进行病毒培养，同时采血进行病毒 DNA 的 PCR 检测。不需要对无症状的新生儿进行抗病毒治疗。

如果病毒培养和 PCR 检测阴性，但在随后的 6 周内婴儿出现了 HSV 感染的迹象，需进行进一步评估。如果病毒培养和 PCR 检测阳性，提示 HSV 感染，需进行全面评估，包括脑脊液生化指标、脑脊液 HSV PCR 检测和血清丙氨酸转氨酶（ALT），以评价其感染程度。此时需尽快进行抗病毒治疗。

如果脑脊液指标正常，脑脊液 HSV PCR 阴性，ALT 正常，提示 HSV 感染尚不严重，可给予阿昔洛韦，静脉给药 10 d。如脑脊液指标不正常，PCR 阳性或 ALT 升高，如为中枢神经系统感染或播散性感染，给予阿昔洛韦，应用 21 d；如为眼睛、皮肤、口腔感染，治疗 14 d。同时给予抗病毒抑制性治疗 6 个月。

4. 对怀孕前无 GH 病史但分娩时有 GH 皮损的孕妇所生婴儿的处置

在此种情况下，新生儿感染的风险很高，原发感染时 >50%，非原发感染时为 25%。分

娩时对皮损进行病毒培养和 PCR 检测以及进行血清学检测对判断感染类型和新生儿感染的风险至关重要。

在出生后 24 h 内，从新生儿的体表（眼睛、口腔、鼻咽和直肠）取材进行病毒培养和血清 HSV DNA PCR 检测。考虑到婴儿被感染的可能性很大，需同时进行脑脊液检测，包括前述脑脊液常规指标、脑脊液 HSV DNA PCR 和血 ALT，并给予静脉阿昔洛韦治疗。如果母亲血清学病毒学检测提示复发性感染，且婴儿没有临床表现和 HSV 感染的迹象（体表取材病毒培养阴性、血 DNA PCR 阴性、脑脊液 PCR 阴性、ALT 正常），可终止治疗，密切随访。出现任何感染迹象时及时进行检查。

如果母亲的检测结果提示原发感染或非原发感染，但新生儿没有临床表现，可给予阿昔洛韦静脉注射 10 d，因为这种情况下新生儿被感染的风险较大，所以可给予预防性治疗。

如果婴儿已经出现了 HSV 感染的证据，治疗方法同对怀孕前有 GH 病史的孕妇所生的婴儿：预防性治疗 10 d；有眼睛、皮肤、口腔感染，预防性治疗 14 d；有播散性感染或中枢神经系统感染，预防性治疗 21 d。

（七）病毒耐药性问题

长期应用针对病毒 DNA 多聚酶的抗病毒药物，如阿昔洛韦、伐昔洛韦等，会导致耐药性的发生。在免疫功能正常的人群，耐药率为 1%；应用免疫抑制剂的患者，耐药率增高，在 HIV 阳性的个体，耐药率可达 5%；在造血干细胞移植的个体，耐药率高达 30%[30-31]。抑制病毒 DNA 多聚酶的过程与病毒胸腺嘧啶激酶（TK）有关，所以 DNA 多聚酶和 TK 的突变会导致耐药的发生。编码 TK 的 *UL23* 基因突变较编码 DNA 多聚酶的 *UL30* 基因突变更常见。95% 的阿昔洛韦耐药病毒株是由于 *UL23* 基因突变导致的。

临床上，当患者出现对治疗的抵抗时，如治疗 1 周后水疱仍不消退，或在原水疱周围出现新的卫星灶，应考虑出现了耐药病毒株。此时可进行基因突变检测，首先检测 *UL23* 基因，其次检测 *UL30* 基因[32-34]。

进行基因突变检测的最棘手的问题是：如何判断发生的碱基异常是由基因突变引起的还是由基因多态性造成的。在这种情况下，进行平行检测最为关键。收集患者治疗前的标本和治疗后的标本同时检测，若治疗前没有而治疗后出现，则为基因突变；若治疗前和治疗后均存在同样的碱基异常，则为基因多态性。

七、预防

（一）成人的预防

GH 目前尚不能根治，故预防显得尤为重要，主要有以下几方面。

1. 咨询

咨询的内容：①向患者说明 GH 病史，了解无症状排毒和性传播风险，强调有复发可能。②告知初次发作的 GH 患者需进行抗病毒抑制性治疗和发作期抗病毒治疗，有利于防止病情复发和缩短病程。③鼓励 GH 患者如实告知其性伴。④无症状时期也可以发生性接触传染，HSV-2 比 HSV-1 更容易发生性接触传染，在感染后 12 个月内 HSV-2 排毒率最高。⑤劝告患者出现活动性 GH 病损或前驱症状时应避免与性伴发生性行为。⑥对 HSV-2 感染者应用伐昔洛韦可减少性传播风险。⑦正确和坚持应用乳胶安全套可以降低 GH 传播风险。⑧告知患者及其性伴，即使他们没有 GH 征兆，也可能已被感染，血清学检查有助于发现无症状

HSV 感染。⑨新生儿可能感染 HSV，HSV 感染孕妇有必要将其病情告知所有参与照顾孕妇和新生儿的人员。⑩未被感染的孕妇在妊娠期应避免与疱疹病毒感染的性伴发生性行为（包括口交）。⑪经血清学型特异性试验诊断为 HSV-2 的无症状感染者也应接受与有症状患者相同的信息咨询，应对这些患者进行 GH 相关临床表现的宣教。⑫血清 HSV-2 反应阳性的患者感染 HIV 的风险增高，应告知患者，抑制性抗病毒治疗并不能降低 HIV 的易感性[19]。

2. 健康教育

告知患者 GH 的自然病程、复发的可能性及伴随其他性病的风险；提倡使用安全套，安全套可大大减少 GH 传播的危险；告知患者无症状感染者也有感染的可能性；避免非婚性行为对预防 GH 感染至关重要；鼓励 GH 感染者通知性伴进行检查，以便其性伴得到及时的诊断和治疗，同时告知新性伴自己已经感染 GH；提醒青年人发生初次性行为的年龄与 HSV 感染概率有相关性。避免过早性行为的发生。对低收入、低教育程度、长期性压抑人群进行性病知识普及，杜绝无保护性接触。

（二）新生儿的预防

预防新生儿疱疹的关键包括预防孕期胎儿感染和预防生产过程中感染。临近分娩时，要及时与孕妇进行沟通，若其无 GH 前驱症状、无疱疹皮损，可经阴道分娩。反之，需行剖宫产，避免产程感染。

妊娠妇女临近分娩时原发性感染首次发作和非原发感染的首次发作造成胎儿感染 HSV 的可能性分别为 57% 和 25%，远远高于复发感染造成胎儿感染（2%）[35]。令人欣慰的是，妊娠期间多数 GH 属于复发性感染，所以经胎盘传给胎儿的可能性较小。

（三）疫苗

至目前为止，已研制的几种疫苗并未达到预期效果。HSV-2 gD 亚单位疫苗预防 HSV-1 或 HSV-2 感染的疗效可达到 75%，但此疫苗仅局限于 HSV-1 和 HSV-2 血清学阴性的女性，对男性和 HSV-1 阳性的女性无效[36]。最近，一项随机双盲临床试验研究了此 HSV-2 gD 亚单位疫苗对 HSV-1 和 HSV-2 血清学阴性的女性的效果，结果显示，该疫苗对防止 HSV-1 感染的有效率为 58%，而对 HSV-2 无效[37]。目前尚无有效的疫苗问世。

参考文献

[1] Centers for Disease Control and Prevention (CDC). Seroprevalence of herpes simplex virus type 2 among persons aged 14-49 years-United States, 2005–2008. MMWR Morb Mortal Wkly Rep, 2010, 59: 456-459.

[2] Kortekangas-Savolainen O, Orhanen E, Puodinketo T, et al. Epidemiology of genital herpes simplex virus type 1 and 2 infections in southwestern Finland during a 10-year period (2003-2012). Sex Transm Dis, 2014, 41(4): 268-71.

[3] Pinninti SG, Kimberlin DW. Management of neonatal herpes simplex virus infection and exposure. Arch Dis Child Fetal Neonatal Ed, 2014, 99(3): F240-4.

[4] Gorfinke IS, Aoki F, McNeil S, et al. Seroprevalence of HSV-1 and HSV-2 antibodies in Canadian women screened for enrolment in a herpes simplex virus vaccine trial. Int J STD AIDS, 2013, 24(5): 345-9.

[5] Schulte JM, Bellamy AR, Hook EW, et al. HSV-1 and HSV-2 Seroprevalence in the United States among Asymptomatic Women Unaware of Any Herpes Simplex Virus Infection (Herpevac Trial for Women). South Med J, 2014, 107(2): 79-84.

[6] LeGoff J, PéréH, Bélec L. Diagnosis of genital herpes simplex virus infection in the clinical laboratory. Virol J, 2014, 11(1): 83.

[7] 顾金花, 郑华, 钟淑霞, 等。生殖器疱疹患者530例HSV抗体型别检测分析. 中国皮肤性病学杂志, 2012, 26(2): 137-139.

[8] Wald A, Zeh J, Selke S, et al. Reactivation of genital herpes simplex virus type 2 infection in asymptomatic seropositive persons. N Engl J Med, 2000, 342: 844-850.

[9] Tronstein E, Johnston C, Huang M-L, et al. Genital shedding of herpes simplex virus among symptomatic and asymptomatic persons with HSV-2 infection. JAMA, 2011, 305: 1441-1449.

[10] Watts DH, Brown ZA, Money D, et al. A double-blind, randomized, placebo-controlled trial of acyclovir in late pregnancy for the reduction of herpes simplex virus shedding and cesarean delivery. Am J Obstet Gynecol, 2003, 188: 836-43.

[11] 郑和义. 生殖器疱疹的危害与处理. 中华皮肤科杂志, 2011, 44(5): 299-301.

[12] Pinninti SG, Kimberlin DW. Maternal and neonatal herpes simplex virus infections. Am J Perinatol, 2013, 30(2): 113-119.

[13] Cusini M, Ghislanzoni M. The importance of diagnosing genital herpes. J Antimicrob Chemother, 2001, 47(Suppl T1): 9-16.

[14] Lautenschlager S, Eichmann A. Urethritis: an underestimated clinical variant of genital herpes in men? J Am Acad Dermatol, 2002, 46: 307-308.

[15] Maroñas-Jiménez L, Menis D, Delgado-Márquez AM, et al. Primary herpes simplex infection with genital and extra-genital lesions mimicking disseminated gonococcal disease.Br J Dermatol, 2015, 172(1): 278-280.

[16] Kimberlin DW, Lin CY, Jacobs RF, et al. Natural history of neonatal herpes simplex virus infections in the acyclovir era. Pediatrics, 2001, 108: 223-9.

[17] Wald A, Huang ML, Carrell D, et al. Polymerase chain reaction for detection of herpes simplex virus (HSV) DNA on mucosal surfaces: comparison with HSV isolation in cell culture. J Infect Dis, 2003, 188: 1345-1351.

[18] Fanfair RN, Workowski KA. Clinical update in sexually transmitted diseases-2014. Cleve Clin J Med, 2014, 81(2): 91-101.

[19] Workowski KA, Bolan GA, Centers for Disease Control and Prevention. Sexually transmitted diseases treatment guidelines, 2015. MMWR Recomm Rep, 2015, 64(RR-03): 1-137.

[20] 毕建军, 杨慧兰, 樊建勇, 等. 伐昔洛韦对频发性GH的抑制疗法. 首都医科大学学报, 2011, 32(6): 834-836.

[21] 张玲, 杨慧兰, 刘仲荣, 等. 阿昔洛韦与伐昔洛韦预防频发性GH复发作用比较研究. 临床皮肤科杂志, 2011, 40(4): 213-215.

[22] McKendry A, Narayana S, Browne R. Atypical presentations of genital herpes simplex virus in HIV-1 and HIV-2 effectively treated by imiquimod. Int J STD AIDS, 2015, 26(6): 441-443.

[23] 任万明, 瞿平元[会议论文]. 尤靖安与夫坦乳膏治疗GH的疗效观察. 海口：第五届全国性传播疾病防治学术研讨会, 2010年5月.

[24] 周颖, 姜昱, 雷立清, 等. 重组人干扰素α1b联合泛昔洛韦治疗GH临床疗效观察. 南方医科大学学报, 2010, 30(9): 2192-2193.

[25] 甘小艳. 阿昔洛韦联合卡介菌多糖核酸治疗频发性GH的临床观察. 中国皮肤性病学杂志, 2008, 22(6): 加页6-加页7.

[26] ACOG Practice Bulletin. Clinical management guidelines for obstetricians and gynecologists. No. 82 June 2007. Management of herpes in pregnancy. Obstet Gynecol, 2007, 109: 1489-1498.

[27] Whitley RJ, Corey L, Arvin A, et al. Changing presentation of herpes simplex virus infection in neonates. J Infect Dis, 1988, 158:109-116.

[28] Kimberlin DW, Lin CY, Jacobs RF, et al. Safety and efficacy of high-dose intravenous acyclovir in the management of neonatal herpes simplex virus infections. Pediatrics, 2001, 108: 230-238.

[29] Kimberlin DW, Whitley RJ, Wan W, et al. Oral acyclovir suppression and neurodevelopment after neonatal herpes. N Engl J Med, 2011, 365: 1284-92.

[30] Bacon TH, Levin MJ, Leary JJ, et al. Herpes simplex virus resistance to acyclovir and penciclovir after two decades of antiviral therapy. Clin Microbiol Rev, 2003, 16: 114-128.

[31] Morfin F, Thouvenot D. Herpes simplex virus resistance to antiviral drugs. J Clin Virol, 2003, 26: 29-37.

[32] Andrei G, Georgala A, Topalis D, et al. Heterogeneity and evolution of thymidine kinase and DNA polymerase

mutants of herpes simplex virus type 1: implications for antiviral therapy. J Infect Dis, 2013, 207: 1295-1305.

[33] Sauerbrei A, Liermann K, Bohn K, et al. Significance of amino acid substitutions in the thymidine kinase gene of herpes simplex virus type 1 for resistance. Antiviral Res, 2012, 96: 105-107.

[34] Wang Y, Wang Q, Zhu Q, et al. Identification and characterization of acyclovir-resistant clinical HSV-1 isolates from children. J Clin Virol, 2011, 52: 107-112.

[35] Brown ZA, Wald A, Morrow RA, et al. Effect of serologic status and cesarean delivery on transmission rates of herpes simplex virus from mother to infant. JAMA, 2003, 289: 203-209.

[36] Stanberry LR, Spruance SL, Cunningham AL, et al. Glycoprotein-D-adjuvant vaccine to prevent genital herpes. N Engl J Med, 2002, 347: 1652-1661.

[37] Belshe RB, Leone PA, Bernstein DI, et al. Efficacy results of a trial of a herpes simplex vaccine. N Engl J Med, 2012, 366: 34-43.

（左亚刚）

第六章

软 下 疳

软下疳（chancroid, soft chancre）是由杜克雷嗜血杆菌引起的、主要发生在生殖器和（或）肛门部位的、质地柔软的化脓性溃疡，疼痛剧烈且常合并化脓性腹股沟淋巴结病变，主要通过性接触感染。在我国，软下疳的发病率曾排在梅毒和淋病之后，所以又称第三性病。近一二十年来，软下疳在世界许多国家的发病率明显下降，但在一些贫穷国家和地区仍然可能是生殖器溃疡的主要原因[1-3]，并可明显增加 HIV 感染的风险[4]。近年来发现，杜克雷嗜血杆菌可能是某些患者皮肤慢性溃疡的病原菌，所以软下疳仍然会对人类健康造成较大危害。

一、流行病学

（一）流行情况

1997 年，世界卫生组织估计全世界每年有 600 万人患软下疳。软下疳主要流行于热带及亚热带地区，主要在非洲、亚洲及加勒比地区的发展中国家流行，曾经是这些国家的主要的性接触感染性疾病之一，占生殖器溃疡患者的 23%～56%。虽然软下疳主要在经济发展落后和公共卫生条件较差的发展中国家流行，但在 20 世纪 80 年代和 90 年代早期，也曾在北半球发达国家中的某些城市流行，如美国的纽约、新奥尔良和杰克逊市。据文献报道，不论是发展中国家还是发达国家，软下疳的发病率在近一二十年来都呈现了明显的下降趋势[5]，例如，泰国的软下疳发病率在 1987 年至 1994 年期间下降了 95%；2002 年至 2006 年，非洲乌干达的软下疳患者只占生殖器溃疡患者的 1%；1995 年至 2005 年，在法国巴黎地区诊断的 287 例生殖器溃疡患者中，仅在 1995 年至 2001 年有 8 例患者确诊为软下疳，2002 年到 2005 年无 1 例软下疳患者。从 1994 年开始，美国杰克逊市的病例数开始下降。2009 年，全美国仅有 28 例软下疳的病例报告。

在我国，自 20 世纪 80 年代开始出现性病病例后，有一些散在的临床疑似或确诊的软下疳病例报道，但总体上软下疳在我国比较少见。广州市的性病监测资料表明，自 20 世纪 90 年代中期，软下疳的发病率也出现了明显的下降趋势；在北京市朝阳区 1993 至 2003 年期间的法定性传播疾病报告病例中，无 1 例软下疳病例[6]。广州市 1991 至 2003 年期间的性病监测资料表明，软下疳的发病率在 1991 至 1996 期间呈逐年增加趋势，1991 年发病率为 0.18 例 /10 万，1996 年增加到 0.75 例 /10 万，从 1997 年开始下降，2000 年至 2003 年发病率为（0.03～0.10）例 /10 万[7-8]。

在南京、大连和深圳 1990 年至 2000 年对 380 例主要表现为生殖器溃疡、糜烂和（或）水疱的患者进行的病原学研究中，未发现一例软下疳患者[9]。

研究表明，生殖器疱疹容易被误诊为软下疳，仅依靠临床诊断很可能会误诊误报，需要结合实验室检查帮助确诊；但由于杜克雷嗜血杆菌的实验室培养困难，目前专门用于性接触感染诊断的合格 PCR 实验室的数量不足，证实临床诊断病例较为困难。这些因素影响了软下疳发病率数据的准确性，也影响了对发病率数据变化原因解释的准确性。

虽然软下疳的发病率明显下降，但该病在经济发展落后和公共卫生条件较差的发展中国家可能会继续存在，特别是在那些有多性伴、性生活频率高的性工作者中。检测数据表明，在一些南部非洲发展联盟国家，如莱索托、马达加斯加、马拉维的某些地区，自 2004 年以来，软下疳仍然是生殖器溃疡的主要原因[10]。

（二）危险因素

软下疳主要发生在经济发展落后国家从事性工作的妓女和男性嫖客中，男性患者明显多于女性（3∶1～25∶1）。尽管没有证据表明无症状携带杜克雷嗜血杆菌的妓女是否能够传染软下疳，但一般认为妓女是该病的主要传染源。在肯尼亚首都内罗毕，5%～25% 的妓女患有生殖器溃疡，其中 50% 的溃疡分泌物能培养分离出杜克雷嗜血杆菌。在尼日利亚港口城市拉各斯，86% 患有生殖器溃疡的妓女杜克雷嗜血杆菌血清学试验阳性。研究还发现，与软下疳患者的单次性接触被感染的概率是 0.35[11]。性伴多（每年 15～20 名）、性生活频率高患软下疳的风险明显增高。吸食可卡因及嗜酒也是患软下疳的个体危险行为。包皮环切术可以降低男性被传染的风险[12]。

二、病因及发病机制

（一）病原体

1889 年，意大利皮肤病医生杜克雷从 3 例患有生殖器溃疡的患者的患部取脓性分泌物接种到自己皮肤，结果发生了溃疡。他在自身患部排出的脓性分泌物中发现了一种微生物，这种微生物特别喜欢在含有新鲜的人血或兔血的培养基上生长，所以被称为杜克雷嗜血杆菌。后来证实杜克雷嗜血杆菌为软下疳的致病菌。

杜克雷嗜血杆菌是一种革兰氏阴性、需氧性、无芽胞杆菌，对二氧化碳亲和性强。人工培养必须供给新鲜血液才能生长；为 $0.5 \, \mu m \times (1.5～2.0) \, \mu m$ 大小的短杆菌，两端呈钝圆形；在溃疡面脓液中的菌体为链锁状、双球菌状、大球菌、棒状等多形性。从病灶中或培养菌落中取材检查，可见 2 个或 2 个以上细菌连成锁状，有如鱼群在游泳，故称鱼群状。在淋巴结组织切片中也可见典型的连锁状杆菌。

杜克雷嗜血杆菌对温度较敏感，在 43～44℃以上温度下失去抵抗能力，20 min 即可死亡；在 42℃下抵抗力稍强，但 4 h 死亡；在 37℃中可存活 6～8 d；在 10～20℃下 7～10 d 后可死亡，在此温度下较大肠埃希菌、葡萄球菌抵抗力弱，比淋球菌抵抗力强。杜克雷嗜血杆菌对寒冷抵抗力较强，5℃中可生存 1 周，冻干时可能生存 1 年；对干燥的抵抗力弱。在人工培养条件中，温度是影响其生长的重要因素。

（二）发病机制

杜克雷嗜血杆菌通过破损的皮肤或黏膜侵入表皮，引起淋巴细胞、吞噬细胞及中性粒细胞聚集，毛细血管内皮细胞肿胀、增生，血管壁变厚，官腔闭塞，以及血栓形成。开始发生表皮内的炎症反应，最初导致水疱形成，并较快发展为脓疱；然后，脓疱从中央坏死并逐渐扩大，形成边缘不整齐、质地柔软、基底部有灰黄色脓性分泌物的疼痛性溃疡。同侧腹股沟淋巴结及周围组织也可以发生炎症反应，导致腹股沟淋巴结炎。

细胞免疫反应在软下疳的发病机制中起主要作用。杜克雷嗜血杆菌通过破损的皮肤或黏膜侵入表皮后，很快引起多形核白细胞浸润，在多形核白细胞的共同作用下形成脓肿；在脓肿的基础上，巨噬细胞的参与导致了溃疡的形成。在皮损的真皮层，发现有记忆 / 效应 CD4+ 和 CD8+T 细胞、NK 细胞、树突状细胞和巨噬细胞的浸润，很少有 B 淋巴细胞的浸润。浸润的免疫细胞通过分泌细胞因子对疾病的发展起重要作用。例如，T 淋巴细胞分泌可溶性白介素 2（interleukin, IL-2）；树突状细胞分泌 IL-6、IL-1b、IL-8、IL-12 和肿瘤坏死因子 - α（tumor necrosis factor-α, TNF-a）；NK 细胞分泌 γ 干扰素（interferon-γ, IFN-γ）。这些浸润的免疫细胞和免疫细胞分泌的细胞因子互相作用，促进了局部炎症的发展 [13]。

在以人类志愿者作为研究对象的研究中发现，大多数志愿者不能清除杜克雷嗜血杆菌的感染而出现脓疱。在自然病例中，多数患者都有脓疱发生。对这一现象有学者进行了深入研究。研究者通过流式细胞术分析发现，志愿者的脓疱和外周血中 FOXP3+ 细胞几乎均是 CD4+T 淋巴细胞，仅有很少量的 CD8+FOXP3+T 淋巴细胞；脓疱中 CD4+FOXP3+T 淋巴细胞百分比显著高于外周血的百分比；进一步分析发现，脓疱中的 FOXP3+T 淋巴细胞大多数是 CD4+、CD25+、CD127lo/- 和 CTLA-4+T 淋巴细胞，且 FOXP3+T 淋巴细胞存在于脓疱发生的整个过程中，并在脓疱的基底部数量最多。研究者还发现，脓疱中表达 IFN-γ 的 CD4+FOXP3+T 淋巴细胞的百分比显著低于脓疱中的 CD4+FOXP3- T 效应淋巴细胞的百分比；另外，如果除掉感染及未感染杜克雷嗜血杆菌志愿者外周血中的 CD4+CD25+T 淋巴细胞，则可以显著提高志愿者外周血中 CD4+T 淋巴细胞对杜克雷嗜血杆菌的增生反应。以上研究结果提示，软下疳脓疱部位的 CD4+CD25+CD127lo/-FOXP3+Treg 淋巴细胞可能可以抑制人体对杜克雷嗜血杆菌的免疫反应，在脓疱的发生和持续过程中发挥一定作用 [14]。

杜克雷嗜血杆菌的毒性是由其超氧化物歧化酶（superoxide dismutase enzymes）和溶血素（Hemolysin）决定的。超氧化物歧化酶可增加致病微生物在人体内存活的能力 [15]；而溶血素与侵入表皮和溃疡形成有关 [16]。临床已知的所有杜克雷嗜血杆菌株在体内外均可表达具有免疫原性的溶血素，因此，有可能通过研制针对溶血素疫苗来预防软下疳 [17]。

三、临床表现

在性交过程中，杜克雷嗜血杆菌通过生殖器部位的皮肤或黏膜微损伤处感染人体，人体发病前一般无前驱症状。软下疳潜伏期为 3～14 d，平均为 4～7 d，在 HIV 感染人群中潜伏期延长。在以志愿者为研究对象的研究中发现，平均 30 个菌落单位（colony forming unit, CFU）的细菌导致丘疹形成的比例为 95%，导致脓疱形成的比例为 65%[18]。

软下疳发病时表现为丘疹，周边有红晕，4～7 d 后发展为脓疱，2～3 d 后形成中度至重度的疼痛性浅表性溃疡。溃疡逐渐变深，溃疡基底部为易碎的肉芽肿组织，肉芽组织上有灰色至淡黄色分泌物，溃疡边缘粗糙、凹凸不平。一般软下疳的溃疡为多发性的，溃疡可以融合形成直径大于 2 cm 的溃疡或匐行性溃疡。由于自身接种，在原发溃疡附近可以发生多个溃疡或接吻式溃疡 [17]。如果不进行有效的抗生素治疗，软下疳溃疡可以在数周至数月自愈。软下疳也可仅表现为脓疱，类似毛囊炎或化脓性感染，而不发展为溃疡，通常称为毛囊性软下疳。

软下疳在男性好发于包皮、系带、冠状沟、龟头和阴茎；在女性好发于阴唇系带、阴唇、前庭、阴蒂、阴道壁、宫颈和肛周。软下疳偶尔也可发生在大腿内侧、乳房、手指和口腔黏膜。

超过40%的软下疳溃疡患者合并有区域性疼痛性腹股沟化脓性淋巴结炎（横痃）。腹股沟化脓性淋巴结炎一般为单侧发生，但也可双侧发生；肿大的淋巴结可自然破溃流脓，形成溃疡和窦道；窦道开口呈"鱼口样"，此为软下疳的特征性临床表现。腹股沟化脓性淋巴结炎在男性多见，特别是在男同性恋人群。

软下疳比较少见的临床表现有男性的化脓性尿道炎和女性的亚临床阴道溃疡引起的阴道瘘。

值得注意的是，杜克雷嗜血杆菌也有可能与一些皮肤慢性溃疡有关。最近有研究人员应用16S rRNA PCR分析和PCR基因扩增物的测序证实，杜克雷嗜血杆菌是发生在3名萨摩亚儿童下肢和1名居住在瓦努阿图成年女性下肢皮肤溃疡的病原体[19-20]。

四、实验室检查

（一）标本的采集

标准、规范的实验室样品应取自软下疳溃疡基底部。标本采集前需要使用无菌棉签或生理盐水去除溃疡浅表的炎性分泌物，然后再使用无菌棉签获取实验室检查标本。由于棉签上的杜克雷嗜血杆菌仅能存活2 h，应立即将标本接种在培养基上进行细菌培养。如果当地没有条件进行细菌培养，可以将标本存放在专用的仪器中并立即送有条件的实验室进行细菌培养。进行分子生物学分析的标本应放在干的无菌试管中送实验室检测。

有些软下疳患者就诊时仅有腹股沟化脓性淋巴结炎，而没有生殖器等部位的溃疡，所以仅能获得淋巴结脓液的标本进行实验室检查，但一般来说培养结果往往是阴性的。成熟的分子诊断学检测方法鲜有报道。

（二）检测方法

1. 显微镜检查

杜克雷嗜血杆菌是一种革兰氏阴性、无芽胞杆菌。虽然该菌易于聚集在一起，形成"鱼群""指纹"或"铁路轨道"形态，但因这些形态特征缺乏敏感性和特异性，临床标本显微镜检查不应作为软下疳的一种确诊方法[10]。

2. 细菌培养和鉴定

虽然有文献报道，与分子生物学检查方法相比，培养的敏感性充其量仅相当于分子生物学检查方法的75%，但因大多数基于DNA/RNA的检测试剂是内部试剂，市场上缺乏经过验证的商用试剂产品，大多数微生物诊断实验室仍然采用培养方法鉴定杜克雷嗜血杆菌[21]。杜克雷嗜血杆菌对生长环境有严格的要求，培养基要求用新鲜配制的，培养条件也必须满足要求。如果没有条件和设备立即接种标本并进行孵育，可先将标本接种到运输培养基上。有研究者报道，一种含有巯基氯化血红素的运输培养基可以使杜克雷嗜血杆菌的活性保存4 d。为了提高培养的敏感性，最好同时至少使用两种培养基进行培养。目前使用最多的两种培养基是淋球菌琼脂培养基和Mueller-Hinton琼脂培养基，这两种培养基均含有丰富的IsoVitaleX营养添加剂、1%血红蛋白（加入5%胎牛血清或5%巧克力马血），为了防止革兰氏阳性细菌的过度生长，这两种培养基还含有3 μg/ml的万古霉素。考虑到有些临床杜克雷嗜血杆菌株的生长在万古霉素3 μg/ml的浓度下可能会受到抑制，可以同时使用非选择性培养基，以确保培养的成功率。

标本接种后，立即放入33～35℃、微氧或厌氧条件下、相对湿度为80%的培养箱中培养，培养 48～72 h 后进行细菌鉴定。可以通过菌落形态和显微镜下细菌形态进行初步鉴定，然后通过生化试验来进一步鉴定杜克雷嗜血杆菌。该菌的菌落呈隆起颗粒状，直径为 1～2 mm，半透明，呈灰黄或灰白色，表面光滑；由于该菌具有相互聚集和黏附特性（结块），用白金耳可将其完整地在培养基表面推动。该菌的生化试验特点包括氧化酶试验弱阳性、过氧化氢酶试验阴性、卟啉试验阴性。一旦培养分离，杜克雷嗜血杆菌的生物活性会迅速降低，所以很难应用市售的生化检测试纸条进行全生化鉴定及 X 因子的鉴定[23]。

3. 分子生物学检查

1989 年，国外学者首次使用杜克雷嗜血杆菌菌株——ATCC33922——被 ^{32}P 标记的三个 DNA 片段探针检测了单纯培养或混合培养的杜克雷嗜血杆菌，证明能够可靠地检测到 10^4 菌落形成单位的杜克雷嗜血杆菌，但该方法仅能检测到 10^4 以上菌落形成单位的杜克雷嗜血杆菌。与核酸扩增试验方法相比，该方法的敏感性较低，临床应用受到限制。

研究人员已使用过多个杜克雷嗜血杆菌基因片段，包括 16S rRNA 基因、RRS（16S rRNA）/RRL（23S rRNA）基因中间序列、编码一个 27 kDa 杜克雷嗜血杆菌特异性蛋白质的基因、一个克隆杜克雷嗜血杆菌的不知名的 DNA 片段、groEL 和 recD 基因，通过聚合酶链反应（PCR）检测杜克雷嗜血杆菌。这些 PCR 实验方法提高了检测的成功率。但存在于软下疳溃疡试验标本中的 Taq 聚合酶抑制剂能降低以上 PCR 实验方法的敏感性（特别是在使用磷酸钠盐运输培养基的情况下）。如果在提取检测标本核酸时使用洗涤剂，在核酸扩增前进行透析，则可以减少 Taq 聚合酶抑制剂的影响，明显提高检测的敏感性[24]。

由于杜克雷嗜血杆菌是生殖器溃疡的唯一病原菌的情况非常罕见，所以最有价值的用于检测杜克雷嗜血杆菌的 PCR 是复合 PCR（Multiplex PCR, M-PCR）。第一个用于检测单纯疱疹病毒 1/2 型、梅毒螺旋体和杜克雷嗜血杆菌的复合 PCR 试剂盒是罗氏公司在 20 世纪 90 年代开发的，尽管没有在市场上销售，但该方法已在美国、印度、莱索托、马达加斯加、南非和泰国等国家用于生殖器溃疡的病原学研究[24-25]。另外，还有增加了肺炎克雷伯杆菌检测的多重 PCR 试剂盒（实验室内部使用）；目前市场上销售的复合 PCR 产品主要有检测单纯疱疹病毒 1/2 型、梅毒螺旋体、杜克雷嗜血杆菌和白念珠菌的复合 PCR 检测板（Seeplex®，韩国 Seegene 公司），以及可以检测梅毒螺旋体、杜克雷嗜血杆菌、沙眼衣原体 L1～L3、无乳链球菌和巨细胞病毒的复合 PCR 检测板。

4. 其他检测方法

由于目前杜克雷嗜血杆菌培养比较困难且分子生物学检测方法还没有普遍应用，有必要研究其他实验室检查方法以帮助诊断软下疳。对杜克雷嗜血杆菌的诊断和分型研究证实，基质激光解析辅助 / 离子飞行时间质谱技术（MALDI-TOF-MS）可以在 10 min 内完成对杜克雷嗜血杆菌的鉴定[10]。一些单克隆抗体已经显示出诊断杜克雷嗜血杆菌感染的潜在应用前景。研究发现，一种抗脂寡糖单克隆抗体可以检测出每毫升缓冲液中 10^3 菌落形成单位的杜克雷嗜血杆菌，并在杜克雷嗜血杆菌感染兔的皮损中检测出该致病菌[10]。还有一种诊断杜克雷嗜血杆菌血红蛋白的单克隆抗体快速检测试剂盒（15 min 出结果），虽然该试剂盒非常快捷，但该检测方法至少需要 $2×10^6$ 菌落形成单位的杜克雷嗜血杆菌才能出现阳性反应，敏感性较差[10]。

5. 血清学检测方法

人体感染杜克雷嗜血杆菌血清学试验发现，直到出现脓疱时，才能检测到针对抗脂寡糖或超声全细胞抗原的 IgG 抗体[3]。与 PCR 检测方法相比，血清学检测的敏感性较低，作为软下疳患者的病因学诊断价值不大，但可用作血清流行病学研究的检查方法[11]。

6. 药敏试验

由于杜克雷嗜血杆菌培养需要复杂的营养成分以及该菌的聚集倾向，目前该菌的药敏试验仍有一些技术困难，并且没有标准化的程序，但抗生素药物的最低抑菌浓度可以应用琼脂稀释法和 E 试验法检测。随着抗生素的广泛使用，杜克雷嗜血杆菌也对许多既往敏感的抗生素产生了耐药性。已有研究发现了由质粒介导的对四环素、氯霉素、磺胺类、青霉素和氨基糖苷类耐药的杜克雷嗜血杆菌株和由染色体介导的对甲氧苄啶、青霉素和氟喹诺酮类抗生素耐药的临床分离株[10]。在 20 世纪 90 年代，医学专家就已强调了在体外监测红霉素和环丙沙星对杜克雷嗜血杆菌株的最小抑菌浓度是否向上漂移是非常重要的，因为这两种抗生素是治愈软下疳的最重要的两种抗生素药物[26]。

五、诊断及鉴别诊断

（一）诊断

软下疳主要依靠病史、临床表现和实验室检查进行临床诊断和确诊。根据当地流行病学背景，如果患者发病前 2 周有不洁性接触史，在生殖器、会阴或肛周部位有一个或多个痛性溃疡，溃疡边缘粗糙及凹凸不平，基底软、为易碎的肉芽肿组织，其上有灰色至淡黄色分泌物，腹股沟淋巴结疼痛、肿大，甚至破溃形成溃疡，通过临床表现排除了生殖器疱疹、固定型药疹，并通过暗视野显微镜检查及血清学试验阴性排除了梅毒，则可初步考虑为软下疳；如涂片查到革兰氏阴性链杆菌，则可以做出临床诊断，但确诊尚需有杜克雷嗜血杆菌细菌培养和分子生物学等实验室检测阳性结果。

（二）鉴别诊断

软下疳主要与发生在生殖器、会阴及肛周部位溃疡的性接触感染疾病（主要是生殖器疱疹、梅毒、性病淋巴肉芽肿和腹股沟肉芽肿）和非性接触感染疾病（主要是白塞病和固定性药疹）进行鉴别。

1. 生殖器疱疹

生殖器疱疹是由单纯疱疹病毒 1 或 2 型感染引起的性接触感染性疾病。其典型皮疹表现为散在或集簇性小水疱，水疱很快（2～4 d）破溃，形成糜烂或浅表性溃疡，患者有自觉疼痛、腹股沟淋巴结肿大及触痛。其不典型的皮疹可表现为红斑、丘疹、裂隙、硬结、疖肿、毛囊炎、皮肤擦破、红肿渗液的包皮龟头炎或女性外阴炎。男性生殖器疱疹的皮疹发生于包皮、冠状沟、龟头、阴茎干、尿道口、阴囊、肛周、腹股沟、臀部等处，女性发生于大小阴唇、阴道口、宫颈、会阴、肛周、腹股沟、臀部等处。

超过 60% 的生殖器疱疹患者无明显症状，20% 的患者在发疹前发疹部位可有瘙痒、刺痛、烧灼及其他异常感觉。首次感染患者还可出现发热、乏力、头痛等全身症状。

鉴别生殖器疱疹和软下疳主要通过皮疹表现、自觉症状和实验室检查进行。生殖器疱疹的主要皮疹表现是多发性小水疱，虽然可以出现脓疱，但与软下疳相比相当少见；软下疳发病前一般无前驱症状，皮疹的疼痛症状也比生殖器疱疹轻许多；生殖器疱疹引起的腹股沟淋巴结肿大不会出现脓肿和破溃。生殖器疱疹还有反复发作的特点。另外，病毒培养、病毒抗原检测、PCR 检测病毒等实验室检查方法均有助于与软下疳鉴别。

2. 梅毒

梅毒是由苍白螺旋体引起的一种性接触感染性疾病。根据病程分为一期梅毒、二期梅毒、三期梅毒。由于一期梅毒临床上主要表现为生殖器、肛周的溃疡，临床上需要与软下疳鉴别的是一期梅毒。

鉴别一期梅毒和软下疳主要也是通过皮疹特点、自觉症状和实验室检查进行。一期梅毒的溃疡称为"硬下疳"，硬下疳的数量一般为单个，直径为 1~2 cm，触之较硬，溃疡基底呈红色糜烂面，仅有很少量的分泌物，较干净。一期梅毒患者也可有腹股沟淋巴结肿大，但其肿大的皮肤表面不红，也不会化脓，也无疼痛和触痛感，因此，硬下疳的溃疡与软下疳的溃疡有明显区别，从临床表现上比较容易鉴别。

硬下疳的确诊必须有实验室的检查依据，首先可以使用暗视野显微镜检查硬下疳病损内的梅毒螺旋体，该检查对梅毒的诊断具有十分重要的价值；如果阴性，可以连续查 3 d 并可做血清学抗梅毒抗体检查，包括荧光抗梅毒螺旋体抗体吸附试验（FAT-Abs）、快速血浆反应素环状卡片试验（RPR）、梅毒螺旋体血凝试验（TPHA）、性病研究实验室玻片试验（VDRL）、酶免疫测定 IgM［Captia（IgM）EIA］等试验检测抗梅毒螺旋体特异性和非特异性抗体，以上血清学检查方法检测的阳性率均大于 50%，其中 FAT-Abs 和酶免疫测定 IgM 的阳性率相对更高。

3. 性病淋巴肉芽肿

性病淋巴肉芽肿是由沙眼衣原体引起的性接触感染性疾病，该病的发病部位与软下疳类似，早期表现为浅表性糜烂或溃疡，中期出现单侧或双侧淋巴结肿大，因此，该病早中期患者需要与软下疳鉴别。

鉴别主要通过病史、皮疹表现、自觉症状和实验室检查进行。性病淋巴肉芽肿的潜伏期比软下疳的长，一般为 1~6 周，平均为 3 周。性病淋巴肉芽肿引起的糜烂或溃疡较软下疳的浅，无明显疼痛症状，虽然肿大的淋巴结皮肤表面可以同软下疳一样呈红色且有压痛，但不会像软下疳一样破溃和流脓液；另外，由于性病淋巴肉芽肿的肿大淋巴结团块中央凹陷，可产生一长条形沟槽，称为槽形征，这种表现是性病淋巴肉芽肿的特征性表现。

性病淋巴肉芽肿的实验室检查不仅是性病淋巴肉芽肿确诊的必需的检查，而且也是与软下疳鉴别的非常重要的依据，包括补体结合试验、微量免疫荧光法、沙眼衣原体细胞培养及直接免疫荧光法。

需要注意的是，国外有文献报道[27]，大约有 10% 的软下疳患者合并有生殖器疱疹或梅毒混合感染。因此，对于有不洁性生活病史、生殖器部位出现溃疡的患者，应该考虑到这三种疾病混合感染的可能性；对于怀疑有可能存在混合感染的患者，如果有条件，最好进行杜克雷嗜血杆菌、单纯疱疹病毒 1 和 2 型及梅毒螺旋体的实验室检查。

4. 腹股沟肉芽肿

腹股沟肉芽肿是由肉芽肿荚膜杆菌引起的一种主要通过性接触感染的腹股沟肉芽肿性疾病，在生殖器、肛周等部位发生慢性溃疡性肉芽肿，临床上需要与软下疳鉴别。

鉴别主要通过病史、临床表现、症状和实验室检查进行。腹股沟肉芽肿的潜伏期为 8~12 周，明显长于软下疳；溃疡性肉芽肿发生缓慢，呈牛肉红色，无疼痛症状，腹股沟区肿大不是淋巴结肿大，而是皮下肉芽肿组织形成，这些临床表现与软下疳也明显不同。通过压片法检查腹股沟肉芽肿新鲜活检标本，或通过病损组织病理学活检、Wright-Giemsa 或

Warthin-Starry 染色，可以查到杜诺凡小体；还可以通过取腹股沟肉芽肿病损进行肉芽肿荚膜杆菌培养或肉芽肿荚膜杆菌 PCR 检测与软下疳鉴别。

5. 白塞综合征

白塞病是一种以口腔溃疡、生殖器溃疡和眼色素膜炎为主要临床表现的慢性、复发性疾病，常累及皮肤、关节、神经及消化道多个系统。因为一些患者以生殖器和（或）肛周溃疡为首发症状，所以有些情况下需要与软下疳鉴别。

鉴别主要通过临床表现和实验室检查进行。白塞病的生殖器或肛周部位的溃疡呈圆形或椭圆形，单发或多发，深浅不一，大小为 2～30 mm，溃疡中心有淡黄色坏死基底，而且有中度至重度疼痛，因此，单就溃疡来说，白塞病的生殖器和（或）肛周溃疡的临床表现与软下疳有很多相似之处。但以下临床表现有助于其与软下疳鉴别，白塞病患者发病前一般没有不洁性接触史；绝大多数患者有生殖器和或肛周溃疡之外的皮肤损害，如结节性红斑、多形红斑样、急性发热性中性皮病样损害、毛囊炎、痤疮等，50% 左右的白塞病患者会有皮肤针刺同形反应；因为白塞病可累及多个系统，所以患者可以出现关节痛、神经系统、消化系统、心血管等系统症状。

白塞病的实验室检查与软下疳的也有比较大的区别，白塞病的患者可出现贫血，免疫球蛋白增高，C- 反应蛋白高，红细胞沉降率快，血清黏蛋白和血浆铜蓝蛋白增加，纤维蛋白原、血小板因子Ⅷ、优球蛋白溶解时间均明显增高，以及纤维蛋白溶解活性降低。另外，白塞病的患者的病理学改变是血管炎，也与软下疳有明显不同，必要时可以作为鉴别诊断的依据。

6. 固定性药疹

固定性药疹是药疹中常见的一种类型，可发生于全身任何部位，但 80% 的患者发生于皮肤黏膜交界处，其中大多数病例好发于男女性生殖器部位。其皮疹特点是：局限性水肿性红斑，在炎症剧烈者，红斑中央可形成水疱并形成糜烂和溃疡。许多患者就诊时，皮疹已处于糜烂、溃疡表现，需要与软下疳鉴别（特别是初次患固定性药疹的患者）。

鉴别主要通过病史和临床表现不同进行。固定性药疹患者患病前有服药史，特别有使用磺胺类药物、四环素类药物、巴比妥、解热镇痛药物史，一般没有不洁性接触史。固定性药疹发疹初期表现为水肿性红斑或红斑基础上水疱，有瘙痒感；糜烂溃疡阶段可有黄色脓性分泌物，但溃疡一般比较浅，有轻中度疼痛，一般不会有腹股沟淋巴结肿大；固定性药疹预后会留有明显色素沉着，这些临床表现与软下疳均有明显区别，比较容易鉴别。

六、治疗

（一）单纯软下疳的生殖器溃疡的治疗

可能由于软下疳的发病率的明显下降及杜克雷嗜血杆菌药敏试验技术上比较困难，近20 年来，几乎没有关于杜克雷嗜血杆菌耐药的文献。目前认为有效的治疗药物仍为大环内酯类（阿奇霉素、红霉素）、头孢菌素（头孢曲松）和氟喹诺酮类（环丙沙星）[28]。

2003 年 WHO[10] 推荐的具体治疗方案为：环丙沙星 500 mg，每日 2 次，共 3 d；或红霉素 500 mg，每日 4 次，共 7 d；或阿奇霉素 1 g，单次剂量口服。

2013 年英国性健康和 AIDS 协会推荐的具体治疗方案 [10] 是：阿奇霉素 1 g，单次剂量口服；或头孢曲松 250 mg，单次剂量肌内注射；或环丙沙星 500 mg，单次剂量口服；或环丙沙星 500 mg，每日 2 次，共 3 d；或红霉素 500 mg，每日 4 次，共 7 d。

2007 年中国疾病预防中心性病控制中心推荐治疗软下疳的方案[27]为：头孢曲松 250 mg，单次剂量肌内注射；或阿奇霉素 1 g，单次剂量口服；或环丙沙星 500 mg，每日 2 次，共 3 d。

尽管阿莫西林和克拉维酸联合治疗软下疳可能是有效的，但考虑到由染色体介导的 β-内酰胺类耐药问题，在美国已不再推荐治疗软下疳[10]。在仍然将生殖器溃疡按病症处理的国家，WHO 建议，治疗方案应将梅毒和性病性淋巴肉芽肿病考虑在内[30]。

有研究发现，单剂量口服氟罗沙星、肌内注射头孢曲松及口服阿奇霉素治疗合并有 HIV-1 感染的软下疳患者效果不好[31]。治疗失败的原因可能并不是耐药导致，而是对于这些免疫功能低下的患者，抗生素使用的时间不足[28]。但目前缺乏针对这些患者到底应使用多长时间抗生素的研究报道。在临床实践中，应该密切且经常随访 HIV 抗体阳性的软下疳患者，在确信临床治愈后，再考虑停用抗生素[28]。英国性健康和 AIDS 协会建议首选红霉素治疗 HIV 抗体阳性的软下疳患者[32]。

（二）软下疳合并化脓性腹股沟淋巴结炎的治疗

抗生素的选用与治疗单纯软下疳的生殖器溃疡相同，但至少需要 2 周时间的治疗。为了避免较大的化脓性腹股沟淋巴结炎的自然破溃流脓，可以进行抽吸或切开引流处理[10]。尽管有学者认为切开引流较抽吸需要更少的进一步医疗处置，但考虑到继发感染和愈合时间，WHO 推荐在医疗条件较差地区，对较大的化脓性腹股沟淋巴结炎进行抽吸处置，特别是对合并 HIV-1 感染免疫功能低下的患者[28]。

七、预防

预防软下疳的流行应做好以下几个方面的工作。

（一）通过各种途径（特别是网络宣传手段）对公众、特别是处于性活跃期的青少年宣传软下疳的有关知识，让大众了解感染软下疳的危险因素、主要临床特征及其对个人身心健康、家庭幸福的危害，从而提高预防软下疳的意识，自觉坚持安全的性行为，自觉正确并坚持使用安全套，减少性伙伴数量及性生活频率。

（二）性病专业协会要组织专家根据软下疳疾病的变化情况，及时修订软下疳的诊断、治疗等方面的指南，特别是对于缺乏实验室检查结果、临床不能确诊的疑似病例，如何规范病症处理。

（三）性病专业协会要重视对从事性病防治的临床及预防医生有关软下疳治疗、预防等方面专业知识的培训，特别是临床表现、诊断要点和处理原则，确保及时正确临床诊断以及合理、规范处置，建立对患者和其性伙伴进行随访的意识，建立对患者进行预防软下疳教育的意识。

（四）呼吁国家卫生行政管理部门重视标准化、规范化性病诊断实验室的建设，特别是 PCR 实验室的建设，解决软下疳临床确诊的难题。

（五）进行软下疳预防疫苗的研制工作，通过接种有预防效果的疫苗，更好地预防软下疳。

参考文献

[1] Risbud A, Chan-Tack K, Gadkari D, et al. The aetiology of genital ulcer disease by multiple polymerase chain reaction and relationship to HIV infection among patients attending sexually transmitted disease clinics in Pune, India. Sex Transm Dis, 1999, 26(1): 55-62.

[2] Behets FM, Braithwaite AR, Hylton-Kong T, et al. Genital ulcers: aetiology, clinical diagnosis, and associated human immunodeficiency virus infection in Kingston, Jamaica. Clin Infect Dis, 1999, 28(5): 1086-1090.

[3] Chen CY, Ballard RC, Beck-sague CM, et al. Human immunodeficiency virus infection and genital ulcer disease in South Africa: The Herpetic Connection. Sex Transm Dis, 2000, 27(1): 21-29.

[4] Mohammed TT, Olumide YM. Chancroid and human immunodeficiency virus infection—a review. Int J of Dermato, 2008,47(1):1-8.

[5] Steen R. Sex, soap and antibiotics: the case for chancroid eradication. Int J STD AIDS, 2001, 12(Suppl 2):147-149.

[6] 李东亮, 张政, 罗风基. 北京市朝阳区1993—2003年STD报告资料分析. 中国艾滋性病, 2005, 11(1): 45-47.

[7] 张锡宝, 韩尔阳, 汤少开, 等. 广州市性病监测10年流行动态分析. 中国皮肤性病学杂志, 2002, 16(1): 17-20.

[8] 李季, 汤少开, 徐斌, 等. 广州市2000—2003年性病流行病学分析. 现代预防医学, 2004, 31(6): 838-840.

[9] 叶顺章, 韩国驻, 赖伟红, 等. 以生殖器溃疡为特征的性病患者临床和病原学检查. 中华皮肤科杂志, 2006, 39(5): 244-246.

[10] Lewis DA. Epidemiology, clinical features, diagnosis and treatment of Haemophilus ducreyi—a disappearing pathogen?. Expert Rev Anti Infect Ther, 2014, 12(6): 687-696.

[11] Dada AJ, Ajayi AO, Diamond-stone L, et al. A serosurvey of Haemophilus ducreyi, syphilis and herpes simplex virus type 2 and their association with HIV female sex workers in Lagos, Nigeria. Sex Transm Dis, 1998, 25(5): 237-242.

[12] Weiss HA, Thomas SL, Munabi SK, et al. Male circumcision and risk of syphilis, chancroid, and genital herpes: a systematic review and meta-analysis. Sex Transm Inf, 2006, 82(2): 101-110.

[13] Janowicz DM, Li W, Bauer ME. Host-pathogen interplay of Haemophilus ducreyi. Curr Opin Infect Dis, 2010, 23(1): 64-69.

[14] Li W, Tenner-Racz K, Racz K, et al. Role Played by CD4+FOXP3+ Regulatory T Cells in Suppression of Host Responses to Haemophilus ducreyi during Experimental Infection of Human Volunteers. J Infect Dis, 2010, 201(12): 1839-1848.

[15] San Mateo LR, Toffer KL, Kawule TH. The sod A gene of Haemophilus ducreyi encodes a hydrogen peroxide—inhabitable superoxide dismutase. Gene, 1998, 207(2): 251-257.

[16] Ward CK, Lumbley SR, Latimer JL, et al. Haemophilus ducreyi secretes a filamentous hemagglutinin-like protein. J Bacteriol, 1998, 180(22): 6013-6022.

[17] Montero JA, Zaulyanov LL, Houston SH, et al. Sexually transmitted disease—Chancroid: an update. Infect Med, 2002, 19(3): 174-178.

[18] Al-Tawfiq JA, Thornton AC, Katz BP, et al. Standardization of the experimental model of Haemophilus ducreyi infection in human subjects. J Infect Dis, 1998, 178(5): 1684-1687.

[19] Ussher JE, Wilson E, Campanella S, et al. Haemophilus ducreyi causing chronic skin ulceration in children visiting Samoa. Clin Infect Dis, 2007, 44(10): e85-e87.

[20] McBride WJ, Hannah RC, Le Cornec GM, et al. Cutaneous chancroid in a visitor from Vanuatu. Australas J Dermatol, 2008, 49(2): 98-99.

[21] Morse SA, Trees DL, Htun Y, et al. Comparison of clinical diagnosis and standard laboratory and molecular methods for the diagnosis of genital ulcer disease in Lesotho: association with human immunodeficiency virus infection. J Infect Dis, 1997, 175(3): 583-589.

[22] Alfa M. The laboratory diagnosis of Haemophilus ducreyi. Can J Infect Dis Med Microbiol, 2005, 16(1): 31-34.

[23] Plummer FA, Nsanze H, D'Costa LJ, et al. Short-course and single-dose antimicrobial therapy for chancroid in Kenya: studies with rifampin alone and in combination with trimethoprim. Rev Infect Dis, 1983, 5(Suppl

3):S565-S572.

[24] Johnson SR, Martin DH, Cammarata C,et al. Alterations in sample preparation increase sensitivity of PCR assay for diagnosis of chancroid. J Clin Microbiol, 1995, 33(4): 1036-1038.

[25] Orle KA, Gates CA, Martin DH, et al. Simultaneous PCR detection of Haemophilus ducreyi, Treponema pallidum, and herpes simplex virus types 1 and 2 from genital ulcers. J Clin Microbiol, 1996, 34(1): 49-54.

[26] Knapp JS, Back AF, Babst AF, et al. In vitro susceptibilities of isolates of Haemophilus ducreyi from Thailand and the United States to currently recommended and newer agents for treatment of chancroid. Antimicrob Agents Chemother, 1993, 37(7): 1552-1555.

[27] Chen CY, Ballard RC, Beck-Sague CM, et al. Human immunodeficiency virus infection and genital ulcer disease in South Africa: the herpetic infection. Sex Transm Dis, 2000, 27(1): 21-29.

[28] Annan NT, Lewis DA. Treatment of chancroid in resource-poor countries. Expert Rev Anti Infect Ther, 2005, 3(2): 295-306.

[29] 王千秋, 张国成. 性传播疾病临床诊疗指南. 上海: 上海科学技术出版社, 2007.

[30] Lewis DA, Marumo E. Revision of the national guideline for first-line comprehensive management and control of sexually transmitted infections: what's new and why? S Afr J Epid Infect, 2009, 24(1): 6-9.

[31] Tyndall M, Malisa M, Plummer FA, et al. Ceftriaxone no longer predictably cures chancroid in Kenya. J Infect Dis, 1993, 167(2): 469-471.

[32] Clinical Effectiveness Group (British Association for Sexual Health and HIV). Draft UK national guideline for the management of chancroid; 2013[OL]. Available from: www.bashh.org/documents/Chancroid%20draft%20 2013.doc.

（吕世超）

第七章

性病性淋巴肉芽肿

性病性淋巴肉芽肿（lymphogranuloma venereum, LGV）又称腹股沟淋巴肉芽肿，是由沙眼衣原体 L1、L2 或 L3 血清型引起的性传播疾病[1]，是经典的性病之一。1833 年，Wallace 在非洲和亚洲的热带和亚热带地区发现本病并首先作了描述。1913 年，Durand、Niclas 和 Favre 明确了本病的概念并认识到本病是由性接触引起的。LGV 在我国属于少见性病，有散发病例报道。

一、流行病学

在过去 50 年，经典型 LGV 作为生殖器溃疡 - 淋巴结肿大综合征的原因之一，主要累及热带、亚热带地区的成人，如非洲、印度、东南亚、加勒比海地区、中美洲和南美洲，但在西方发达国家少见。除了在印度北部 LGV 作为生殖器溃疡的原因可能在减少外[2]，近年来这些地区的流行病学资料变化的缺乏表明，在热带性传播疾病谱中，LGV 沙眼衣原体仍然是重要的病原体。随着核酸扩增试验（nucleic acid amplification test, NAAT）的出现，一个扩展的临床描述，即 LGV 相关的生殖器溃疡疾病，成为可能，提示在流行地区，如南非，这种病原体导致的生殖器溃疡的比例远远大于以前认为的比例[3-4]。

2003 年以前，欧洲和北美有散发病例报告，这些患者可能是在 LGV 流行区传染的[5]。20 世纪 80 年代初，由沙眼衣原体血清型 L1 引起的 LGV 在一小群男男性行为者（men who have sex with men, MSM）中发病，发病地区仅局限于西雅图[6]。因此，LGV 在西方发达国家被认为是一种输入性感染。然而，2003 年荷兰鹿特丹首次报道了 MSM 中几例 LGV 直肠炎，随后西欧其他国家、北美、澳大利亚又有相继报道[7-8]，且分子遗传学研究证实这些 MSM LGV 是由一种新的 L2b 血清型引起的[9]。但这种血清型不是最近才出现的，一项回顾性研究表明，1981 年在旧金山的 MSM 患者中 L2b 已经存在[10]。这表明，在西方国家，MSM LGV 的流行不是突然暴发的，而是已有 20 多年了。迄今为止，L2b 血清型引起的 LGV 流行似乎仅局限于 MSM 人群，大多数（80%）HIV 阳性并合并有其他性传播疾病，而且丙型肝炎病毒（hepatitis C virus, HCV）与 LGV 之间有很强的相关性[11-12]。尽管有散发女性 LGV 的病例报道，但目前关注的重点是：MSM LGV 流行是否很快会广泛扩散到异性恋人群[13-14]。最近应用分子遗传学技术检测了荷兰阿姆斯特丹 MSM 人群中和异性恋人群中的沙眼衣原体[15]，结果显示，MSM 人群中沙眼衣原体的遗传差异明显低于异性恋人群，说明沙眼衣原体在 MSM 人群中和异性恋人群中的传播方式是不同的。在一项有瑞典人和美国人参与的大规模国际性研究中也发现类似的差异[16]。因此，目前认为，LGV 从 MSM 人群传播到异性恋人群的可能性较小。

MSM LGV 的流行特点是：直肠炎，有多性伴或高危性行为，常合并 HIV 感染、其他性传播疾病和血源性疾病。2003 年，荷兰报告的 13 例 MSM LGV 中有 11 例 HIV 抗体阳性，6 例伴有其他性传播疾病，1 例有新近获得的 HCV 感染 [17]。Rönn 和 Ward 等对 13 项描述性研究进行荟萃分析，结果显示，LGV 病例中合并 HIV 感染的发生率为 67%～100%，两者之间有明显的相关性；MSM LGV 患者发生 HIV 感染的风险是非 LGV 沙眼衣原体感染者的8 倍 [18]。应用多西环素治疗沙眼衣原体直肠炎期间，采用肛拭子标本能检测到 LGV 直肠炎沙眼衣原体 RNA 的持续时间达 16 d；而非 LGV 直肠炎沙眼衣原体的 DNA 7 d 后已检测不到 [19]；因此，对于 LGV 直肠炎，应延长治疗时间。

关于泌尿生殖器或咽部 LGV 的报道较少，原因之一可能是漏报，原因之二是缺乏相应的诊断试验。目前还缺乏排除泌尿生殖器或咽部 LGV 的筛查指南。De Vrieze 等最近报道 [20]，肛门直肠 LGV 中尿道 LGV 的患病率是 2.1%，与肛门直肠 LGV 患者接触者中尿道 LGV 的患病率是 6.8%，这些表明，泌尿生殖器 LGV 比以往认为的更常见；而且，在 11 例尿道LGV 病例中只有 1 例有经典的腹股沟横痃（淋巴结病）。这些发现表明，有大量尿道 LGV未得到诊断，其中多数没有症状。

二、病因及发病机制

（一）病原体

LGV 的病原体为沙眼衣原体，分为 15 个血清型（A-K、L1、L2 和 L3 型等）。A、B、Ba 和 C 型引起沙眼，D-K 型引起泌尿生殖道感染，L1、L2 和 L3 型引起 LGV。与沙眼衣原体其他血清型相比，L 血清型的侵袭力更强。根据编码衣原体主要外膜蛋白的 omp1 基因核苷酸序列的不同，L2 血清型又进一步分为 L2、L2'、L2a、L2b 和 L2c。近几年欧美国家暴发的 LGV 病例大部分是由 L2b 血清型引起的，少数散发病例是由 L1、L3 血清型引起的。沙眼衣原体具有组织嗜性，不同的血清型优先感染特定的组织 [21]，这可以部分解释在 MSM中肛门直肠 L2b 血清型感染的比例显著；同时 L2b 血清型可能只暂时感染尿道上皮，没有足够的时间引起临床症状和不易被检测到。

最近 Somboonnna 等在 1 例有严重出血性直肠炎的 MSM 中分离出一株毒力强的特殊LGV 菌株，命名为 L2c；基因组测序发现，L2c 菌株是由 LGV L2 型与非侵袭性沙眼衣原体 D 型的重组菌株，有高度保守的簇状基因交换区，包括 D 样内毒素基因，后者与临床疾病的严重程度相关 [22]。该菌株在组织培养中具有不同于其他 LGV 菌株的细胞毒性，提示在细菌进化或流行中通过基因重组这一机制可以产生新的致病菌株。

（二）发病机制

LGV 沙眼衣原体的致病机制及宿主免疫机制目前还不清楚，尽管在 LGV 血清型的基因组中没有发现引起疾病后果差异的额外基因，但功能基因缺失和序列变化加剧的区域是不同血清型之间重组的重要位点，已证实沙眼衣原体血清型之间可以发生基因转移 [23]，这对泌尿生殖器沙眼衣原体感染的临床特征、诊断和治疗可能有相当大的影响。

LGV 主要影响生殖器及直肠周围的淋巴组织，病原体通过黏膜或皮肤裂隙侵入人体，然后侵入淋巴组织，导致淋巴管炎、淋巴管周围炎和淋巴结炎，数周至数月后炎症反应可进一步扩展并导致邻近组织器官受累，出现脓肿、破溃、瘘管、窦道及狭窄形成。

三、临床表现

LGV 的潜伏期为 1 ~ 4 周，原发感染部位不同，其临床表现也不同；若原发感染部位在生殖器，常引起腹股沟综合征；若原发感染部位在直肠，常导致肛门直肠综合征[24]。临床发展过程可分为早期、中期和晚期。

1. 早期表现

早期表现为阴茎、宫颈或直肠等处出现小的无痛性丘疹或脓疱，破溃后形成小的疱疹样溃疡，可见黏液脓性分泌物；皮损常在 1 周内愈合，不为患者所觉察。

2. 中期表现

在原发损害发生后 2 ~ 6 周，出现腹股沟和（或）腹股沟淋巴结疼痛性炎症。典型的表现是：单侧腹股沟淋巴结肿大、化脓、脓肿。在 1/3 的患者中，这些横痃有波动感，破溃，在有些患者会发展成"沟槽征"（腹股沟韧带把肿大的淋巴结团块上下分开，使之两侧隆起，中央凹陷，产生一个长条形沟槽）。腹股沟 - 股部淋巴结肿大主要见于原发感染部位在外生殖器的一些男性患者；相比之下，在女性患者更常累及直肠、阴道上段、宫颈和尿道后段，这些区域回流到深髂或直肠周淋巴结，导致腹腔内或腹膜后淋巴结肿大，可引起下腹痛或后背痛。

在这一阶段可以出现全身症状，如低热、发冷、不适、肌痛、关节痛等。此外，沙眼衣原体的全身播散偶尔会引起关节炎、肺炎或肝炎（肝周围炎），少见的系统并发症包括心脏受累、无菌性脑膜炎、眼部炎症性疾病等。一种罕见的表现是咽综合征，累及口腔和喉部，可发生颈部淋巴结肿大和横痃[25]。

3. 晚期表现

晚期表现又称肛门生殖器直肠综合征：常见于女性患者，起初表现为直肠结肠炎，随后出现直肠周围脓肿、瘘管、狭窄和直肠狭窄，可能导致"淋巴管痔"（直肠淋巴管阻塞引起的痔样肿胀）；若不治疗，慢性进行性淋巴管炎可导致慢性水肿和硬化纤维化，引起受累区域的狭窄和瘘管形成，最终导致象皮病、女阴象皮病（女性外生殖器的慢性溃疡性疾病）和冷冻骨盆综合征[26]。

直肠炎是 MSM LGV 的主要表现，一般在性接触后几周内出现，特征是严重的肛门直肠疼痛、脓血性分泌物和出血；由于直肠黏膜和直肠周围炎症水肿，也可出现里急后重和便秘等症状。直肠镜检查可见黏膜表面有脓血性渗出物、溃疡和肿瘤样团块。LGV 直肠炎通常不伴有腹股沟淋巴结肿大，影像学检查可显示累及骨盆结节[27]。由于 LGV 直肠炎在临床和组织病理上与炎症性肠病如 Crohn 病类似[28-29]，易被胃肠道专科医师漏诊，而延迟诊断和免疫抑制治疗可能导致 LGV 隐匿性进展，出现不可逆的晚期并发症。

四、实验室检查[30]

（一）血清学试验

L 型沙眼衣原体感染具有侵袭性，所诱发的血清抗体滴度往往较非 L 型感染高；高滴度的血清抗体或疾病过程中前后 2 次（间隔 2 ~ 3 周）抗体滴度呈 4 倍增加对 LGV 有辅助诊断意义。但抗体滴度低时并不能排除 LGV，高滴度在缺乏临床表现的情况下也不能证实 LGV。常用的方法主要有：补体结合试验、微量免疫荧光试验和 ELISA。微量免疫荧光的特异性和准确性较高，被认为是血清学试验的金标准。

（二）病原学检查

病原学检查主要方法包括沙眼衣原体分离培养、抗原检测和核酸检测。培养的特异性高、敏感性低。对培养阳性的标本仍需进一步应用 DNA 测序等分子生物学方法鉴定是否是 L 型沙眼衣原体。近年来，核酸扩增试验（NAAT）因具有较高的敏感性和特异性，已取代了培养等其他方法。最常用的核酸扩增试验为 PCR。PCR 扩增的靶基因主要有隐蔽性质粒基因、16S rRNA 基因和 MOMP 基因（omp1），其中以质粒基因最为敏感。

（三）分型鉴定

对沙眼衣原体细胞培养阳性或 DNA 检测阳性的标本，需进一步应用分子技术进行沙眼衣原体的分型鉴定。如果鉴定结果为 L1、L2 或 L3 血清型沙眼衣原体，可明确 LGV 的诊断。目前用于 L 型沙眼衣原体的分型鉴定方法有：主要外膜蛋白 omp1 基因序列测定、omp1 基因限制性片段多态性分析（omp1 RFLP-PCR）、L 型特异的多态性膜蛋白 H 基因的实时荧光 PCR(pmpH real-time PCR)以及针对 L 型和非 L 型的 pmpH 基因的四重(采用四对特异性引物) RT-PCR 等，但目前市场上均无销售的试剂盒。

（四）组织病理学检查

LGV 的特征性组织学改变发生在淋巴结，最初为淋巴结内散在的上皮样细胞集合，偶有少许多核巨细胞；上皮样细胞的集合渐增大呈星状，中央发生坏死，成为星状的脓肿；坏死形成的脓肿增大、融合；脓肿内及脓肿周围有多数中性粒细胞及浆细胞，上皮样细胞在脓肿周围呈栅栏状排列，后期发生广泛的纤维化[31]。

五、诊断及鉴别诊断

（一）诊断

LGV 的确诊需要在以下标本中检测到沙眼衣原体特异性血清型的 DNA：①取自原发性肛门生殖器损害的溃疡组织；②直肠标本（疑似肛门直肠 LGV），肛门直肠拭子最好在直肠镜下取自黏膜内层；③横痃抽吸物（疑似腹股沟 LGV）

大多数现代实验室遵循两个步骤：①先用市场上销售的 NAAT 试剂筛查可疑标本中是否有沙眼衣原体，尽管销售的 NAAT 试剂还没有获批准用于生殖器以外的部位，但大量文献支持将其用于检测直肠沙眼衣原体的感染[32-34]；②若检测到沙眼衣原体，利用实时 -PCR 或四重 PCR 检测同一标本中 LGV 沙眼衣原体特异性血清型的 DNA[35]。

如果没有分子诊断试验条件，对于 LGV 疑似病例，可以应用属特异性血清学试验。如果出现高滴度的抗体（如抗主要外膜蛋白的 IgA 抗体），则支持 LGV 的诊断[36-37]；不过，抗体滴度低也不能排除 LGV。从直肠拭子中识别直肠多形核白细胞可以预测 LGV 直肠炎，尤其当 HIV 阳性的 MSM 患者每高倍视野多形核白细胞＞10 个时。

（二）鉴别诊断[38]

1. 硬下疳

硬下疳由梅毒螺旋体感染所致，潜伏期为 2 ~ 4 周；在男性多发生在包皮、冠状沟、系带或龟头；在 MSM 常发生在肛门或直肠；在女性多发生在大小阴唇、系带、尿道、会阴或宫颈。起初为一个斑疹，以后变为丘疹，很快中央破溃形成圆形的糜烂或溃疡，直径 1 ~ 2 cm，境界清楚，表面相对清洁；触诊时有软骨样硬度，无疼痛及压痛，不经治疗可自然消退，不留痕迹或留有轻度萎缩性瘢痕。硬下疳发生后数天到1周，出现局部淋巴结肿大，最常见于腹股沟淋巴结，大小如手指头，较硬，彼此散在不融合，无疼痛及压痛，表面皮肤无红肿热，不化脓，穿刺液中含有梅毒螺旋体。组织病理学检查显示，皮肤表面有溃疡形成，其上有纤维素覆盖，溃疡下方为肉芽组织；其下真皮内有致密的、弥漫炎症细胞浸润，有多数浆细胞以及淋巴细胞、组织细胞，偶尔还可见中性粒细胞及嗜酸性粒细胞；血管扩张、管壁增厚，内皮细胞肿胀、肥大。Warthin-Starry 嗜银染色，在表皮内及真皮乳头血管周围常可找到梅毒螺旋体。暗视野可查到梅毒螺旋体，梅毒血清学试验可呈阳性。

2. 软下疳

软下疳由杜克雷嗜血杆菌感染所致，潜伏期为3～14 d；在男性好发部位有冠状沟、包皮、包皮系带、龟头、阴茎体、会阴部和肛周等；在女性好发部位有大小阴唇、阴唇系带、前庭、阴蒂、宫颈、会阴部和肛周等。发病前无前驱症状，发病快，进展也快；接种病原体后感染部位出现一个小的炎性丘疹或脓疱，24～48 h后迅速加重，3～5 d后形成疼痛剧烈的深溃疡。溃疡多呈圆形或卵圆形，直径多为0.2～2.0 cm，边缘不整齐呈潜行性，表面有污灰色的脓性分泌物。软下疳横痃为腹股沟化脓性淋巴结炎，可破溃流脓，形成溃疡和窦道，窦道口呈特征性的"鱼口样"。组织病理学检查显示，中央为溃疡，溃疡边缘表皮增生；在溃疡下方可见三个炎症带：①浅表带：以中性粒细胞为主，混有纤维素及坏死的组织，有血管外红细胞；②中间带：组织水肿明显，有许多与表面垂直的新生血管，有中性粒细胞、淋巴细胞、组织细胞等浸润，纤维母细胞数量增多；③深在带：弥漫，以淋巴细胞及浆细胞浸润为主，尤以血管周围为著。皮损涂片革兰氏染色可查到病原菌，为革兰氏阴性杆菌，呈鱼群样排列。

4. 腹股沟肉芽肿

腹股沟肉芽肿由肉芽肿荚膜杆菌感染所致，潜伏期为1周至3个月；在男性好发部位有阴茎、阴囊、龟头、腹股沟及肛周，其中腹股沟受累占10%，肛周受累占5%～10%；在女性好发部位有小阴唇、阴阜、阴唇系带及宫颈，其中宫颈受累约占10%，肛周生殖器以外部位受累约占6%。腹股沟肉芽肿的主要表现为生殖器和腹股沟的无痛的、慢性进行性的溃疡性肉芽肿，损害呈牛肉红样外观，触之易出血。发生在腹股沟的结节型损害常被误认为淋巴结，其实是假横痃。组织病理检查显示，病变中央为溃疡，溃疡边缘表皮增生，真皮内有以组织细胞与浆细胞为主的密集浸润，其中有散在的中性粒细胞组成的小脓肿，Wright-Giemsa 或 Warthin-Starry 染色，在巨噬细胞内可见杜诺凡小体。

5. 原发性生殖器疱疹

原发性生殖器疱疹由单纯疱疹病毒感染所致，潜伏期通常为3～5 d，表现为外生殖器先出现红斑，渐发展为丘疹、水疱，继而转变为脓疱或破裂形成糜烂或溃疡；皮损有疼痛、瘙痒、烧灼感，多有近卫淋巴结肿痛，化脓性淋巴结炎罕见。大约40%的男性患者和70%女性患者有全身症状，表现为发热、头痛、肌痛、全身不适或乏力。部分患者可出现疱疹性尿道炎及膀胱炎症状，女性患者可出现疱疹性宫颈炎。肛门直肠受累时有里急后重、便秘、肛门直肠疼痛、黏液脓性分泌物。实验室检查，可从生殖器、肛门皮损或宫颈、尿道分离培养出 HSV，或应用免疫荧光等抗原检测方法可检测到 HSV 抗原。

6. 下疳样脓皮病

下疳样脓皮病初起为丘疹、脓疱，后逐渐扩大、破溃，形成浅表性溃疡，圆形或椭圆形，直径为 1 ~ 4 cm，色暗红而有光泽，溃疡基底面有浆液性分泌物，有时有黄色脓性痂。皮损多单发，患者无自觉症状，有附近淋巴结肿大，且有压痛。病程一般为 4 ~ 8 周，愈后留有表浅性瘢痕。暗视野检查，螺旋体及梅毒血清试验均阴性。病损处培养为金黄色葡萄球菌，也有白色葡萄球菌及副大肠埃希菌。

7. 白塞病

白塞病典型症状是口腔溃疡、生殖器溃疡、眼虹膜睫状体炎三联征。皮肤损害最常见的是结节性红斑、毛囊炎样损害，针刺反应阳性。生殖器溃疡一般发生于口腔黏膜或皮肤病变之后，男性发生率较低，症状也轻；女性发生率高，发生时间较早，症状也较明显。在男性主要发生于阴囊、阴茎、龟头；在女性主要发生于大小阴唇；两性均可发生于会阴、腹股沟、尿道口、肛门或直肠内。溃疡常伴有明显疼痛，早期疼痛更明显，1 ~ 3 周渐愈，深在性溃疡愈后留有瘢痕，发作期间可伴有局部淋巴结肿大。多数学者认为，白塞病的基本组织学改变是血管炎，从溃疡周围取材组织病理检查显示真皮内致密中性粒细胞浸润，管壁纤维素样沉积，管周有白细胞核尘，无肉芽肿性改变。

8. 固定性药疹

药疹中较常见的一型，致敏药物主要是磺胺类药、解热镇痛药、四环素类、巴比妥类等，主要发生于皮肤黏膜交界处。在会阴部，在女性好发于大、小阴唇，在男性好发于龟头、包皮、冠状沟、阴囊及系带。皮疹特点是：局限性圆形或椭圆形水肿性红斑，单发或多发，炎症剧烈者中央可形成水疱，水疱可破溃形成糜烂或溃疡。愈后留色素沉着，发作愈频则色素愈深。每次服用同样药物后在同一部位发生，新的损害也可同时发生。组织病理学检查显示，表皮细胞间水肿及细胞内水肿，坏死的角质形成细胞散布于界面及整个表皮，基底细胞液化变性，导致表皮下裂隙乃至表皮下水疱，真皮乳头明显水肿，可见数量不等的血管外红细胞和噬黑素细胞，浅层及深层血管周围有中等密度的炎症细胞浸润，包括嗜酸性粒细胞、中性粒细胞、淋巴细胞及组织细胞。

9. 晚期病变需与皮肤肿瘤、丝虫病、直肠癌等疾病鉴别。

六、治疗

（一）治疗原则

及时治疗；足量、规则用药；不同病情采用不同的治疗方案；治疗期间应避免任何性接触；性伴应接受检查和治疗；治疗后应进行随访和判愈[39]。

（二）药物治疗方案

2015 年美国性病治疗指南推荐方案：多西环素 100 mg，口服，每日 2 次，共 21 d；替代方案：红霉素 500 mg，口服，每日 4 次，共 21 d。另外，虽然缺乏相关的临床资料，阿奇霉素 1 g，口服，每周一次，共 21 d，可有效抑制沙眼衣原体活性；喹诺酮类可能也有同样的效果，但最佳的治疗时间还有待评估[40]。

我国目前推荐的治疗方案为：四环素 500 mg，口服，每日 4 次，共 21 ~ 28 d；或多西环素 100 mg，口服，每日 2 次，共 21 d；或米诺环素 100 mg，口服，每日 2 次，共 21 d；或红霉素 500 mg，口服，每日 4 次，共 21 d。

（三）外科治疗

为了防止横痃自发性破裂和慢性瘘管形成，对有波动感的横痃可行穿刺术抽吸脓液，不推荐外科切除以免诱发窦道形成。对于已经形成纤维化、狭窄或瘘管等后遗症者，可考虑生殖器重建术 [24]。

（四）随访

随访患者直到症状体征完全消失。LGV 患者需同时检查其他性传播疾病，尤其是 HIV、淋病、梅毒，对伴有其他性病者应给予相应的治疗 [40]。

（五）性伴管理

对于症状出现前 60 d 内与 LGV 患者有性接触者，应根据暴露部位检查尿道、宫颈或直肠是否有衣原体感染，并给予预防性治疗（阿奇霉素 1 g 口服，单剂量；或多西环素 100 mg，口服，每日 2 次，连续 7 d）[40]。

（六）特殊人群

1. 妊娠及哺乳期妇女

孕妇和哺乳期妇女应给予红霉素治疗，避免使用多西环素，因其有致牙齿和骨骼变色的风险；阿奇霉素治疗孕期 LGV 患者可能有效，但缺乏有效的剂量和治疗时间 [40]。

2. HIV 感染者

伴有 HIV 感染的 LGV 患者应与 HIV 阴性患者接受相同的治疗，但需延长治疗时间，症状消退可能延迟 [40]。

七、预防

1. 男性患者在原发性损害愈合之前均具有传染性。异性之间的传播主要归因于无症状的女性携带者。对高危人群应加强健康教育和咨询，促使其改变性行为，提倡使用安全套。

2. 对所有 6 个月内有过肛交性行为的 MSM 筛查是否有肛门直肠沙眼衣原体感染，然后对肛门直肠沙眼衣原体阳性的 MSM 筛查是否患有 LGV 直肠炎。

3. 对确诊病例或可疑病例及其发病前 3 个月的性接触者筛查是否合并有其他感染，包括淋病、HIV、丙型肝炎、乙型肝炎、梅毒，并给予及时诊治，消除传染源，减少疾病的传播。

4. LGV 一旦确诊，应通知其性伴，其性伴需提供过去 4 周内的性病检查报告并接受有效的抗生素治疗，治疗后 3 个月筛查梅毒、沙眼衣原体、淋病、HIV、乙型肝炎、丙型肝炎，以排除再感染。

参考文献

[1] Martin-Iguacel R, Llibre JM, Nielsen H, et al. Lymphogranuloma venereum proctocolitis: a silent endemic disease in men who have. sex with men in industrialized countries. Eur J Clin Microbiol Infect Dis, 2010, 29(8): 917-25.

[2] Ray K, Bala M, Gupta SM, et al. Changing trends in sexually transmitted infections at a Regional STD Centre in north India. Indian J Med Res, 2006, 124(5): 559-568.

[3] Sturm P, Moodley P, Govender K, et al. Molecular diagnosis of lymphogranuloma venereum in patients with genital ulcer disease. J Clin Microbiol, 2005, 43(6): 2973-2975.

[4] O' Farrell N, Morison L, Moodley P, et al. Genital ulcers and concomitant complaints in men attending a sexually transmitted infections clinic: implications for sexually transmitted infections management. Sex Transm Dis, 2008, 35(6): 545-549.

[5] de Vrieze NH, de Vries HJ. Lymphogranuloma venereum among men who have sex with men: an epidemiological and clinical review. Expert Rev Anti Infect Ther, 2014, 12(6): 697-704.

[6] Bauwens JE, Lampe MF, Suchsland RJ, et al. Infection with Chlamydia trachomatis lymphogranuloma

venereum serovar LI gay homosexual men with proctitis: molecular analysis of an unusual case cluster. Clin Infect Dis, 1995, 20(3): 576-581.

[7] White JA. Manifestations and management of lymphogranuloma venereum. Curr Opin Infect Dis, 2009, 22(1): 57-66.

[8] Halse TA, Musser KA, Limberger RJ. A multiplexed real-time PCR assay for rapid detection of Chlamydia trachomatis and identification of serovar L-2, the major cause of lymphogranuloma venereum in New York. Mol Cell Probes, 2006, 20(5): 290-297.

[9] Spaargaren J, Fennema HS, Morre SA, et al. Lymphogranuloma venereum New Chlamydia trachomatis variant. Amsterd Emerg Infect Dis, 2005, 11(7): 1090-1092.

[10] Spaargaren J, Schachter J, Moncada J, et al. Slow lymphogranuloma venereum epidemic or L2b strain. Emerg Infect Dis, 2005, 11(11): 1787-1788.

[11] Götz HM, Van Doornum G, Niesters HG, et al. A cluster of acute hepatitis C virus infection among men who have sex with men—results from contact tracing and public health implications. AIDS, 2005, 19(9): 969-974.

[12] Van de Laar TJ, Van der Bij AK, Prins M, et al. Increase in HCV incidence among men who have sex with men in Amsterdam most likely caused by sexual transmission. J Infect Dis, 2007, 196(2): 230-238.

[13] Peuchant O, Baldit C, Le Roy C, et al. First case of Chlamydia trachomatis L2b proctitis in a woman. Clin Microbiol Infect, 2011, 17(12): E21-23.

[14] Verweij SP, Ouburg S, de Vries H, et al. The first case record of a female patient with bubonic lymphogranuloma venereum (LGV), serovariant L2b. Sex transm Infect, 2012, 88(5): 346-347.

[15] Bom R, Van der Helm J, Schim van der Loeff M, et al. Distinct transmission networks of Chlamydia trachomatis in men who have sex with men and heterosexual adults in Amsterdam, the Netherlands. PLoS One, 2013, 8(1): e53869.

[16] Christerson L, Bom RJ, Bruisten SM, et al. Chlamydia trachomatis strains show specific clustering for men who have sex with men compared to heterosexual populations in Sweden, Netherlands, and the Unites States. J Clin Microbiol, 2012, 50(11): 3548-55.

[17] Nieuwenhuis RF, Ossewaarde JM, Gotz HM, et al. Lymphogranuloma venereum resurgence of Western Europe: an outbreak of Chlamydia trachomatis serovar L2 proctitis in The Netherlands among men who have sex with men. Clin Infect Dis, 2004, 39(7): 996-1003.

[18] Rönn MM, Ward H. The association between lymphogranuloma venereum and HIV among men who have sex with men: systematic review and meta-analysis. BMC Infect Dis, 2011, 11: 70.

[19] de Vries HJ, Smelov V, Middelburg JG, et al. Delayed microbial cure of lymphogranuloma venereum proctitis with doxycycline treatment. Clin Infect Dis, 2009, 48(5): e53-56.

[20] de Vrieze NHN, van Rooijen M, Speksnijder AGCL, et al. Urethral lymphogranuloma venereum infections in men with anorectal lymphogranuloma venereum and their partners: the missing link in the current epidemic?. Sex Transm Dis, 2013, 40(8): 607-608.

[21] Bax CJ, Quint KD, Peters RPH, et al. Analyses of multiple-site and concurrent Chlamydia trachomatis serovar infections, and serovar tissue tropism for urogenital versus rectal specimens in male and female patients. Sex Transm Infect, 2011, 87(6): 503-507.

[22] Somboonna N, Wan R, Ojcius DM, et al. Hypervirulent Chlamydia trachomatis clinical strain is a recombinant between lymphogranuloma venereum (L2) and D lineages. MBio, 2011, 2(3): e00045-11.

[23] Joseph SJ, Didelot X, Rothschild J, et al. Population genomics of Chlamydia trachomatis: insights on drift, selection, recombination, and population structure. Mol Biol Evol, 2012, 29(12): 3933-3946

[24] de Vries HJ, Zingoni A, Kreuter A, et al. 2013 European guideline on the management of lymphogranuloma venereum. J Eur Acad Dermatol Venereal, 2014, 24:1-5.

[25] Korhonen S, Hiltunen-Back E, Puolakkainen M. Genotyping of Chlamydia trachomatis in rectal and pharyngeal specimens: identification of LGV genotypes in Finland. Sex Transm Infect, 2012, 88(6): 465-469.

[26] Pinsk I, Saloojee N, Friedlich M. Lymphogranuloma venereum as a cause of rectal stricture. Can J Surg, 2007, 50(6): E31-E32.

[27] van der Ham R, De Vries HJ. Lymphogranuloma venereum, where do we stand? Clinical recommendations. Drugs Today (Barc), 2009, 45(Suppl.B): 39-43.

[28] Martin IM, Alexander SA, Ison CA, et al. Diagnosis of lymphogranuloma venereum from biopsy samples. Gut,

2006, 55(10): 1522-1523.

[29] Soni S, Srirajaskanthan R, Lucas SB, et al. Lymphogranuloma venereum proctitis masquerading as inflammatory bowel disease in 12 homosexual men. Aliment Pharmacol Ther, 2010, 32(1): 59-65.

[30] 苏晓红, 龚向东. 性病性淋巴肉芽肿的研究进展. 国际皮肤性病学杂志, 2011, 37(6): 398-402.

[31] 朱学骏, 涂平. 皮肤病的组织病理诊断 北京: 北京医科大学出版社, 2001.

[32] Halse TA, Musser KA, Limberger RJ. A multiplexed real-time PCR assay for rapid detection of Chlamydia trachomatisand identification of serovar L-2, the major cause of lymphogranuloma venereum in New York. Mol Cell Probes, 2006, 20(5): 290-297.

[33] Hamill M, Benn P, Carder C et al. The clinical manifestations of anorectal infection with lymphogranuloma venereum (LGV) versus non-LGV strains of Chlamydia trachomatis: a case-control study in homosexual men. Int J STD AIDS, 2007, 18(7): 472-475.

[34] Jalal H, Stephen H, Alexander S, et al. Development of real-time PCR assays for genotyping of Chlamydia trachomatis. J Clin Microbiol, 2007, 45(8): 2649-2653.

[35] Chen CY, Chi KH, Alexander S, et al. A real-time quadriplex PCR assay for the diagnosis of rectal lymphogranuloma venereum (LGV) and non-LGV Chlamydia trachomatisinfections. Sex Transm Infect, 2008, 84(4): 273-276.

[36] de Vries HJ, Smelov V, Ouburg S, et al. Anal lymphogranuloma venereum infection screening with IgA anti-Chlamydia trachomatis-specific major outer membrane protein serology. Sex Transm Dis, 2010, 37(12): 789-795.

[37] van der Snoek EM, Ossewaarde JM, van der Meijden WI, et al. The use of serological titers of IgA and IgG in (early) discrimination between rectal infection with non-lymphogranuloma venereum and lymphogranuloma venereum serovars of Chlamydia trachomatis. Sex Transm Infect, 2007, 83(4): 330-334.

[38] 赵辨. 中国临床皮肤病学. 南京: 江苏科学技术出版社, 2010.

[39] 靳培英. 皮肤病药物治疗学. 北京: 人民卫生出版社, 2004.

[40] Workowski KA, Bolan GA, Centers for Disease Control and Prevention. Sexually transmitted diseases treatment guidelines, 2015. MMWR Recomm Rep, 2015, 64(RR-03): 1-137.

（刘建军　吕世超）

第八章

HIV感染和艾滋病

获得性免疫缺陷综合征（acquired immunodeficiency syndrome, AIDS），又称为艾滋病。人类免疫缺陷病毒（human immunodeficiency virus, HIV）是引起该病的病原体。1981年，艾滋病最早在美国的同性恋人群中发现。

一、流行病学

1981年6月5日，美国疾病控制中心出版的《发病率与死亡率周刊》（MMWR）报道了在洛杉矶男性同性恋者中发现的首例表现为严重免疫缺陷症状的患者，称为"获得性免疫缺陷综合征"，此后"艾滋病"这个疾病进入了人们视野。根据联合国艾滋病规划署和世界卫生组织的评估，截止到2015年底，全球存活的HIV感染者达到了3 670万人，其中2015年的新感染人数为210万人，死亡人数为110万人。在全世界各国的共同努力下，目前每年HIV新感染病例数和因艾滋病死亡病例数都有明显的下降。例如，全世界HIV新感染病例数2000年为320万人，2005年降为250万人，2010年降为220万人，2015年降为210万人，按照此发展趋势，联合国艾滋病规划署和世界卫生组织的HIV流行控制目标是：2020年全世界HIV新感染病例数控制在50万人左右，2030年HIV新感染病例数控制在20万人左右。随着各国政府对艾滋病防治工作的重视，全球接受抗反转录病毒治疗的感染者人数显著增加，例如，全世界接受抗HIV病毒正规治疗的人数2000年只有77万人，2005年上升为220万人，2010年上升为750万人；2016年上半年达到1 820万人。随着越来越多的HIV感染者能够接受抗病毒治疗，每年因艾滋病死亡的人数也明显下降，2005年全世界有200万人因艾滋病死亡，到2015年因艾滋病死亡的人数已下降为110万人。

我国自从1985年报告了第一例艾滋病病例之后，从1999年开始，HIV感染病例报告已经波及31个省（自治区、直辖市）。艾滋病在我国的流行经历了传入期（1985—1988年）、播散期（1989—1994年）和增长期（1995年至今）三个阶段。在我国，艾滋病流行具有波及范围广，上升趋势明显，全国低流行与局部高流行并存的形势。

截止到2016年12月底，我国报告的全国存活的HIV感染者人数量66.5万人，其中2016年新发现的HIV感染者有12.4万人；从1985年到2016年我国因艾滋病死亡的病例数累计达到20.9万人。联合国艾滋病规划署和世界卫生组织的估计，截止到2015年底，我国存活的HIV感染者人数可能为85万人左右，感染率为0.06%，我国总体仍处于低流行状态。

艾滋病在我国的流行具有明显的差异性，在特定的地区和人群中，艾滋病的流行较为严重。例如，云南、新疆、广西、四川等省累计报告的病例数明显超过其他省（自治区、直辖市）；主要传播途径也由最初的以经静脉吸毒传播和既往有偿采供血传播等血液传播途径为主，发展成为以性传播为主，目前性传播已经成为我国艾滋病流行的主要方式。HIV 经性传播的比例在 1997 年只有 5.5%，但在 2016 年报告的当年新发现的 HIV 感染病例中，性传播途径感染者已占报告病例的 94.7%；其中大部分还是异性性传播，占全部性传播感染病例的 73.1%，但男男同性性传播的上升速度较快，年度报告的男男同性性传播比例已从 2010 年的 12% 上升为 2016 年的 27.6%。

以上情况提示，不安全的性行为将 HIV 传播到普通人群的情况正在发生，如不采取有效干预措施，有可能成为我国艾滋病广泛流行的重要危险因素。

二、HIV 的生物学特性

（一）形态和结构

HIV 呈 20 面体，立体对称，表面有糖蛋白刺突状结构的球形颗粒，直径为 100～120 nm。典型的 HIV-1 颗粒由核心和包膜两部分组成。病毒外膜是脂蛋白包膜，来自宿主细胞，嵌有病毒的糖蛋白 gp120 和 gp41。gp120 是病毒表面抗原，为外膜糖蛋白；gp41 是跨膜糖蛋白；gp120 与 gp41 通过非共价作用结合。病毒核心为锥形，蛋白 p24 组成的半锥形衣壳（capsid）内含病毒 RNA 基因组、核心结构蛋白和病毒复制所必需的酶类（反转录酶、整合酶、蛋白酶）等。HIV 的 RNA 为两条相同的正股 RNA 链。HIV-1 基因组的长度为 9.8 kb，有高度基因变异。蛋白 p17 构成病毒外膜和病毒核心间的球形基质（matrix）（图 8-1）。

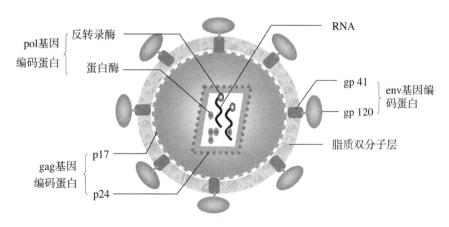

图 8-1 （也见彩图）HIV-1 的结构示意图

（二）基因组及其编码蛋白

HIV 基因组——两条正股 RNA 链在 5' 端通过部分碱基互补配对而成双聚体。病毒基因全长约为 9.8 kb，含有 3 个结构基因（gag、pol、env）、2 个调节基因 [tat（反式激活因子）、rev（毒粒蛋白表达调节子）] 和 4 个辅助基因 [nef（负调控因子）、vpr（病毒 r 蛋白）、vpu（病毒 u 蛋白）和 vif（毒粒感染性因子）]（图 8-2）。

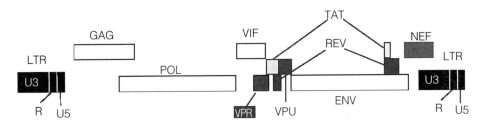

图 8-2 （也见彩图）HIV-1 的基因组结构示意图

gag 基因编码 HIV-1 的病毒核心蛋白，包括 p17、p24、p15；p15 则进一步裂解成与病毒 RNA 结合的核壳蛋白 p9 和 p7。HIV-1 的病毒核心蛋白具有较好的免疫原性，是 HIV 的最保守的蛋白质之一。

env 基因编码病毒包膜蛋白，gp160 是 HIV 包膜糖蛋白前体。该前体在蛋白酶的作用下被切割成外膜蛋白 gp120 和跨膜蛋白 gp41。HIV 的外膜蛋白 gp120 和跨膜蛋白 gp41 以非共价作用力结合。

pol 基因编码 HIV 病毒复制的酶类，主要有三种：反转录酶、蛋白酶和整合酶。反转录酶（RT）又称依赖 RNA 的 DNA 多聚酶，具有多聚酶和核酸内切酶（RNase H）的功能；有两种形式：p51 和 p66，它们的氨基端序列相同但羟基不同，终止的区域不一样。蛋白酶具有切断各种结构蛋白质前驱体蛋白的作用。整合酶能够把病毒整合到宿主细胞染色体中。

调节基因 tat 和 rev 编码的蛋白质对 HIV 复制均具有反式激活作用。病毒感染细胞后最先合成的病毒蛋白质是具有调节功能的 Tat 蛋白，感染细胞后病毒 Tat 蛋白的合成早于 Gag 蛋白的合成。

rev 基因编码的 Rev 蛋白主要位于细胞核及核仁内，它是一个调节 HIV 基因复制的反式激活的重要因子，对 HIV 调节蛋白具有负调控作用，对病毒颗粒蛋白具有正调控作用。其主要功能是促进 HIV 的基因表达由早期（转录调节蛋白 mRNA）向晚期（转录 HIV 结构蛋白 mRNA）转化，并促进晚期转录的进行。

vif 基因编码一个 23 kD 的病毒颗粒感染性因子（virion infectivity factor），即 Vif 蛋白。这种蛋白质可以抑制宿主的免疫攻击。Vpr 蛋白为 vpr 基因编码的分子量大约为 14 kD 的蛋白质。Vpr 蛋白在 HIV-1、HIV-2 中高度保守，与受感染宿主细胞内多种蛋白质相互作用，对病毒复制、宿主细胞周期及分化表现出一系列的生物学功能。Vpr 蛋白在 HIV 引起的细胞凋亡中发挥着重要作用。

Nef 蛋白是一个 27 kD 的磷酸化蛋白，存在于灵长类慢病毒中。Nef 蛋白在病毒感染的早期阶段产生并持续至晚期阶段，在受感染细胞的浆膜及骨架上弥散分布，是成熟病毒颗粒的整合蛋白，与细胞的膜结构相结合。

vpu 基因是 HIV-1 特有的，HIV-2 无此基因。HIV-2 有一功能不明 vpx 基因，该基因编码一个 81 个氨基酸的磷酸化蛋白，主要定位于细胞膜（表 8-1）。

表 8-1　**HIV 的主要基因编码蛋白及其功能**

基因	编码蛋白	主要功能
gag	p24	HIV 颗粒的壳蛋白
	p17	HIV 颗粒的内膜基质蛋白
	p7/9	核壳蛋白，与病毒 RNA 结合
pol	p51/66	反转录酶
	p32	整合酶
	p11	蛋白酶
	p15	核酸内切酶（RNA 酶 H）
env	gp120	外膜糖蛋白，感染细胞时可与细胞的 CD4 受体蛋白相结合
	gp41	跨膜糖蛋白
tat	Tat	反式激活因子，提高 HIV-1 基因组的转录和复制水平
rev	Rev	反式激活因子，促进 HIV 的基因表达由早期（转录调节蛋白 mRNA）向晚期（转录 HIV 结构蛋白 mRNA）的转化，并促进晚期转录的进行
nef	Nef	负调控因子，抑制 HIV LTR 特异性转录的 HIV-1 原病毒基因的表达。Nef 蛋白还可增强病毒感染力
vif	Vif	病毒颗粒感染性因子，这种蛋白质可以抑制宿主的免疫攻击
vpr	Vpr	对病毒复制、宿主细胞周期及分化具有一系列的生物学功能
vpu（HIV-1）	Vpu	可促进病毒颗粒释放，破坏 gp160-CD4 复合体，促进 gp160 更有效地降解为 gp120 和 gp41，下调宿主细胞 CD4 分子表达

（三）型别与分布

HIV 为单链 RNA 病毒，属于反转录病毒科（retroviridae），慢病毒属。1991 年，国际病毒分类委员会（ICTV）将反转录病毒科分为 7 个属，其中慢病毒属又分为 5 个组，即牛慢病毒组（BIV）、马慢病毒组（ELISAV）、猫慢病毒组（FIV）、羊慢病毒组（CAEV）和人类慢病毒组。HIV 属于慢病毒属中人类慢病毒组。根据血清学反应和病毒核酸序列测定，HIV 可分为两型，即 HIV-1 型和 HIV-2 型。在 HIV-1 和 HIV-2 两型之间核苷酸序列只有 45% 的同源性。根据编码包膜蛋白的 env 基因和编码壳蛋白的 gag 基因的序列同源性，HIV-1 型分为 3 个组，即 M 组（main，即主要组）、O 组（outline，即外围组）和 N 组（new, or non-M, non-O 新组或非 M 非 O 组）；根据膜蛋白基因变化，M 组又分为 A、B、C、D、F、G、H、J、K 9 个亚型以及数个重组亚型，如 CRF01_AE（过去称为 E 亚型）、CRF04_cpx（过去称为 I 亚型）等。流行的 HIV-2 病毒株只有 2 个亚型，即 HIV-2A 和 HIV-2B 亚型。HIV-1 的 M 组病毒呈全球性流行；而 HIV-1 的 O 组、N 组以及 HIV-2 型只局限在非洲一些局部地区流行。HIV-1 型和 HIV-2 型在传播和疾病进展方面是显著不同的，HIV-2 显示出一种较低的性传播和母婴传播，并且较 HIV-1 有更长的潜伏期，之后才发展为艾滋病。

（四）HIV 的抵抗力

HIV 对外界抵抗力较弱，对热和干燥敏感。70% 乙醇、0.2% 次氯酸钠、5%～8% 甲醛以及有机氯溶液等能灭活 HIV。但 HIV 对紫外线、γ 射线不敏感。

三、艾滋病的发病机制

（一）传染源

人类是 HIV 的自然宿主，HIV 主要存在于感染者的血液、精液、阴道分泌物中，感染者的乳汁、唾液和泪液当中也能检测到病毒。

（二）传播途径

由于 HIV 在自然环境中存活的时间很短，它不能通过一般的社交接触或公共设施传播。与 HIV 感染者和艾滋病患者的日常生活和工作接触不会感染 HIV。握手、拥抱、共同进餐、共用工具和办公用具等不会感染 HIV。HIV 不会经马桶圈、电话、餐饮用具、卧具、游泳池或公共浴池等传播。蚊虫叮咬也不会传播 HIV。

目前发现的传播途径主要有三种：性传播、血液传播和母婴传播。

1. 性传播

性传播是艾滋病最常见的传播途径，包括异性间传播和同性间传播。

2. 血液传播

血液传播是 HIV 的三种主要传播途径中最危险的一种。血液传播的方式包括：①静脉吸毒者共用注射器：HIV 通过被污染的针头在吸毒者当中传播；②输入被污染的血液和血液制品；③通过使用被污染的医疗器械而被感染，如牙科器械、手术器械等；④日常生活中共用被感染者血液污染的剃须刀、牙刷以及文身、文眉等美容器械等。

3. 母婴传播

母婴传播是指妇女感染 HIV 以后，通过妊娠、分娩和哺乳把 HIV 传染给婴儿。

（三）致病机制

1. HIV 感染宿主细胞与病毒复制

HIV-1 感染人体特定的 $CD4^+$ 细胞，其对 $CD4^+$ T 淋巴细胞的特定易感性是由于 CD4 分子是 HIV 包膜糖蛋白 gp120 的受体。表达 $CD4^+$ 分子的细胞除了 T 淋巴细胞外，还包括单核细胞、树突状细胞和小胶质细胞。

除了 CD4 受体外，靶细胞膜上的一些分子可作为 HIV-1 的辅助受体，只有在 CD4 受体和辅助受体同时存在的条件下，HIV-1 才能有效地与靶细胞结合。HIV-1 的辅助受体都与趋化因子受体家族有关，其中 CCR5 和 CXCR4 是最主要的辅助受体。

HIV-1 感染细胞和复制的主要过程如下：gp120 与靶细胞表面的受体分子结合，使病毒附着于靶细胞表面；gp41 发生构象变化，暴露出位于 gp41 N 末端的融合肽并插入靶细胞膜，破坏膜结构，使病毒膜和靶细胞的质膜相互靠近，继而发生融合；病毒包膜和靶细胞的质膜融合之后裂解，病毒的核心蛋白和遗传物质进入宿主细胞，释放病毒核酸；病毒 RNA 在自身反转录酶作用下，进行反转录合成病毒基因组负链 DNA，以 DNA-RNA 杂合体的形式存在；病毒 RNA 酶 H（RNase H）活化后，使病毒 RNA 模板降解，再以负链 DNA 为模板合成第二股 DNA；双链 DNA 转运到细胞核，在整合酶的作用下，使病毒 DNA 基因组插入到宿主细胞基因组中，形成前病毒（provirus）；病毒基因整合到宿主细胞基因组后，易潜伏下来形成持续感染。HIV 在静止的 T 细胞中不能复制。

整合入宿主细胞内的前病毒 DNA 是病毒 RNA 转录的模板，一方面，形成子代病毒基因组 RNA；另一方面，HIV RNA 经转译合成 HIV 的调节蛋白（Tat、Rev）、功能辅助蛋白（Vif、

Nef、Vpr、Vpu 或 Vpx）、核心蛋白、酶和包膜糖蛋白。在病毒蛋白酶的作用下，病毒的衣壳蛋白和酶被裂解和加工，病毒 RNA 基因组在细胞膜附近被包装并组装成病毒核心，然后以出芽方式从宿主细胞获得含有膜糖蛋白的脂质包膜，组装成为病毒颗粒，分泌到细胞外，成为成熟的病毒粒子。

2. HIV 感染对免疫系统的损伤

HIV 感染的主要病变是对免疫系统的损伤，$CD4^+T$ 淋巴细胞的数量和功能失调是 HIV 感染性疾病的特点。如果机体代偿 $CD4^+T$ 淋巴细胞的能力耗竭，$CD4^+T$ 淋巴细胞缺乏，便发生免疫功能缺陷。在 HIV 感染的后期，淋巴组织的结构遭到显著的破坏，表现为淋巴滤泡退化、血管增生和纤维化。

（1）$CD4^+T$ 淋巴细胞数量减少：HIV 感染后人体内 $CD4^+T$ 淋巴细胞的数量不断减少，急性感染期以 $CD4^+T$ 淋巴细胞数量短期内一过性迅速减少为特点；大多数感染者未经特殊治疗，$CD4^+T$ 淋巴细胞数可自行部分程度恢复，甚至接近正常水平；临床无症状感染期以 $CD4^+T$ 淋巴细胞数量持续缓慢减少为特点，$CD4^+T$ 淋巴细胞数多在（800～350）/μl 之间，此期持续时间变化较大（2～10 年），但大多数人持续 8 年左右；进入有症状的艾滋病期后，$CD4^+T$ 淋巴细胞再次以较快的速度减少，部分晚期患者的 $CD4^+T$ 淋巴细胞数降至 200/μl 以下，甚至外周血中测不出 $CD4^+T$ 淋巴细胞。$CD4^+T$ 淋巴细胞一旦下降至 200 /μl 或更低时，则容易出现机会性感染和肿瘤的发生。

（2）$CD4^+T$ 淋巴细胞功能障碍：HIV 感染后，人体 $CD4^+T$ 淋巴细胞不但数量下降，其功能也存在障碍，如对抗原、丝裂原、同种异体抗原刺激不起反应或增生性反应降低，迟发性皮肤过敏反应降低或无反应性，T 淋巴细胞再生能力减弱，IL-2 等细胞因子分泌减少等。

（3）对其他免疫细胞功能的影响：由于单核 - 巨噬细胞表面有 CD4 分子和辅助受体 CCR5 或 CXCR4 分子，HIV 可感染单核 - 巨噬细胞，可导致单核 - 巨噬细胞受损和功能异常，表现为处理抗原的能力减弱，机体对抗 HIV 和其他病原体的能力减弱；并且单核 - 巨噬细胞可作为 HIV 的储存场所，促进 HIV 病毒在机体内的潜伏和扩散，如可携带 HIV 通过血 - 脑屏障，造成中枢神经系统的感染。辅助性 $CD4^+T$ 淋巴细胞（Th 细胞）的数量减少与功能障碍还影响到 B 细胞和其他免疫细胞（如 NK 细胞）的功能，即 B 细胞产生抗体的能力下降和原因不明的 B 细胞激活和分化；NK 细胞的功能明显减弱，在特异性抗原刺激下不能释放细胞毒性因子；NK 细胞杀伤病毒感染细胞、肿瘤细胞或异体细胞的能力下降，对机体的免疫监视功能降低。

（4）免疫系统的异常激活：HIV 感染人体后还会出现机体免疫系统的异常激活，涉及体液免疫和细胞免疫。免疫系统的异常激活引起的免疫系统紊乱是促进感染向艾滋病期发展的推动因素。

3. HIV 感染对神经系统的直接损伤

由于脑神经组织中的小胶质细胞表面有 CD4 分子和辅助受体 CCR5 或 CXCR4 分子，HIV 可感染神经系统内的小胶质细胞和巨噬细胞。被感染的细胞可释放趋化因子和神经毒性物质，引起脑组织的炎症反应，造成神经细胞的损伤，可引起认知功能障碍、艾滋病相关痴呆等临床表现。

4. 机体对 HIV 的免疫反应

HIV 感染能激发机体的细胞免疫反应和体液免疫反应，HIV 特异性 $CD4^+$ 及 $CD8^+T$ 淋巴细胞免疫反应可以抑制 HIV 的病毒复制，中和抗体可以中和游离的 HIV 病毒及已和细胞结合、尚未进入细胞内的 HIV 颗粒，自然杀伤细胞（NK）通过抗体依赖性细胞毒性作用能杀伤和溶解 HIV 感染的细胞等，对 HIV 的复制可起一定的抑制作用。急性期后的 HIV 的病毒载量水平降低并可保持一定程度的低水平复制，$CD4^+T$ 淋巴细胞计数在一定程度上恢复正是 HIV 感染免疫作用的结果。

尽管机体在感染最初可以针对 HIV 产生强烈的免疫反应，但 HIV 具有强大的免疫逃逸能力，仍会持续复制。HIV 的免疫逃逸机制与高度异质性、选择性下调主要组织相容性抗原（MHC）、$CD4^+T$ 淋巴细胞的损伤、病毒逃逸细胞毒淋巴细胞识别和 NK 细胞的细胞毒反应功能降低等因素相关。

由于 $CD4^+T$ 淋巴细胞既是免疫系统的中枢细胞，又是 HIV 感染的主要靶细胞，HIV 感染 $CD4^+T$ 淋巴细胞后，随着免疫系统损害的加深及 HIV 的病毒变异，机体的免疫系统最终对 HIV 感染失去控制能力：在某些因素的作用下，潜伏的 HIV 被激活而大量复制和播散，广泛破坏免疫细胞和其他靶细胞，使 $CD4^+T$ 淋巴细胞、$CD8^+T$ 淋巴细胞、单核 - 巨噬细胞、B 淋巴细胞、树突状细胞和 NK 细胞等功能受损，导致免疫功能缺陷以至丧失，最终导致艾滋病的发生，患者容易发生机会性感染或肿瘤以至死亡。

四、HIV 感染及艾滋病的临床表现

HIV 感染是一个慢性过程，从 HIV-1 感染发展到艾滋病阶段可历时 2～10 年时间，从 HIV-2 感染发展到艾滋病阶段历时更长。目前临床上简单地将整个病程分为三期。

（一）HIV-1 感染急性期

发生急性 HIV-1 感染后 2～6 周内，部分感染者可出现 HIV 病毒血症和免疫系统急性损伤所产生的全身性症状，累及皮肤、神经系统及胃肠道，以发热、皮疹、肌痛和头痛最为常见。10%～15% 的患者有单核细胞增多症样表现。急性感染期所出现的临床症状多为自限性症状，且多数患者的症状较为轻微，持续 1～3 周后可自行缓解。

（二）无症状 HIV 感染期

急性 HIV 感染后，绝大多数患者进入无症状期，可历时 2 年至 10 年或更久。无症状期的长短与感染病毒的数量、型别、感染途径、机体的免疫状况的个体差异、营养条件以及生活习惯等因素有关。这个阶段以 $CD4^+T$ 淋巴细胞数量的持续缓慢减少为特点。在无症状期的后期，$CD4^+T$ 淋巴细胞数量以较快的速度减少，提示患者即将进入艾滋病期。

在无症状期，大部分患者无明显临床症状。部分患者可出现不明原因的持续性淋巴结肿大（PGL）。

（三）AIDS（艾滋病）期

艾滋病的临床表现复杂多样，可累及各个系统，表现为机会性感染或相关肿瘤。当患者出现艾滋病典型症状时，$CD4^+T$ 淋巴细胞计数通常降至 200/μl 以下，未经治疗者在进入此期后平均生存期为 12～18 个月。

常见的机会性感染包括：病毒感染，如巨细胞病毒性视网膜炎、带状疱疹（水痘带状疱疹病毒引起）、口腔毛状白斑（EB 病毒引起）等；细菌感染，如结核，鸟分枝杆菌感染等；真菌感染，如肺孢子菌肺炎（PCP）、隐球菌脑膜炎、白念珠菌引起食管炎和口腔感染等；寄生虫感染，如弓形虫脑病、隐孢子虫引起的腹泻等。

艾滋病的具有代表性的常见恶性肿瘤包括：非霍奇金淋巴瘤和卡波西肉瘤（Kaposi's sarcoma）。肿瘤的发生也与病毒的感染相关，如淋巴瘤通常与 EB 病毒感染相关，卡波西肉瘤与人类疱疹病毒 8 型感染相关。

五、HIV 感染的诊断

（一）HIV 感染的抗体检测

目前诊断 HIV 感染的主要血清学检测方法是进行抗体检测，包括初筛试验和确诊试验。初筛试验最常用的方法是酶联免疫吸附试验（ELISA）和胶体金快速诊断。确诊试验用免疫印迹法。一般对 ELISA 或胶体金快速诊断试验初筛试验阳性的标本要进行进一步的免疫印迹法来确诊，才能做出最终的诊断。

（二）HIV 感染的病毒核酸检测

HIV 感染的病毒核酸检测方法常用的是 HIV-RNA 定量测定方法，用于检测 HIV 感染者血浆中病毒的量，称为 HIV 病毒载量测定，目前有三种方法：反转录聚合酶链反应（RT-PCR）、核酸序列依赖性扩增技术（NASBA）和分支信号放大系统（bDNA）。

（三）HIV 感染的抗原检测

HIV-P24 抗原出现的时间较 HIV 抗体出现的时间更早，因此，HIV-P24 抗原检测可以用于 HIV 早期感染的诊断。在进行 HIV 抗体检测时，同时进行 HIV-P24 抗原检测可以减少假阴性。除此之外，HIV-P24 抗原检测也可以用于体外 HIV 在细胞培养液中浓度的测定和体外药物实验的效果评价等方面。

六、HIV 感染的治疗

目前全世界范围内大约有 3 300 万感染者，但还没有成功的 HIV 疫苗。虽然抗 HIV 病毒治疗可以延缓 HIV 感染进展到艾滋病的进程，但还无法彻底清除病毒和防止 HIV 蔓延。在 HIV 疫苗问世之前，采用控制传染源、切断传播途径和保护易感人群等公共卫生干预方法是最有效的预防手段。

（一）抗 HIV 病毒药物治疗

目前已经上市的抗 HIV 病毒药物有六类 30 多种，包括核苷类反转录酶抑制剂（nucleoside reverse transcriptase inhibitor, NRTI）、非核苷类反转录酶抑制剂（non-nucleoside reverse transcriptase inhibitor, NNRTI）、蛋白酶抑制剂（protease inhibitor, PI）、整合酶抑制剂（integrase strand transfer inhibitor, INSTI）、融合抑制剂（fusion inhibitor）和 CCR5 阻滞剂（CCR5 antagonist）。

抗 HIV 病毒治疗必须联合用药，治疗方案至少包括两种不同作用机制的药物，常见的包括两种 NRTI 和一种 NNRTI，两种 NRTI 和一种 INSTI，或两种 NRTI 和两种的 PI（其中包含利托那韦作为增强剂，减慢其他 PI 在体内代谢，增加其血药浓度）。目前的抗病毒治疗不能将 HIV 病毒从机体内彻底清除，但经过抗 HIV 病毒后，机体内病毒的量可以被长期抑制在检测不出来的程度，$CD4^+T$ 淋巴细胞计数可在一定程度上恢复，达到不同程度的免疫重建。

我国目前实行对所有 HIV 感染者免费抗 HIV 病毒治疗，我国常用的免费药物包括替诺福韦（TDF）、齐多夫啶（AZT）、拉米夫啶（3TC）、依非韦仑（EFV）、奈韦拉平（NVP）、

洛匹那韦 / 立托那韦（LPV/r）。常用的一线治疗方案为：TDF（或 AZT）+ 3TC + EFV（或 NVP）；二线治疗方案为：TDF（或 AZT）+ 3TC + LPV/r。

另外，由于成功抗 HIV 病毒治疗可以使感染者体内的 HIV 病毒长期抑制，达到检测不出来的程度，可以大大减少 HIV 的传播。近年提出将抗 HIV 治疗作为预防 HIV 传播的手段之一，提倡对抗 HIV 病毒治疗药物的普遍可及。

（二）HIV 疫苗的研发

HIV 疫苗的免疫接种可能是阻止 HIV 病毒传播流行的最有效的方式，但到目前为止尚未发现能有效预防 HIV 传播的疫苗。由于 HIV 病毒可整合在被感染细胞的基因组中，造成持续感染，以及艾滋病的临床后果的严重性，减毒和灭活 HIV 疫苗对人体存在潜在的风险，不能作为疫苗实际应用。目前 HIV 疫苗研究的方向集中在基因工程亚单位疫苗、病毒载体疫苗和多肽疫苗方面，但由于 HIV 病毒的高度变异性，HIV 各亚型间的高度差异性，缺乏合适的动物模型等因素，目前尚未有成功的 HIV 疫苗问世。

七、预防 HIV 在人群中流行的措施

1. 广泛的宣传教育，让公众掌握 HIV 的传播途径及预防方法等相关知识。

2. 对献血人群进行 HIV 感染的筛查，确保血液及血液制品的安全

3. 进行安全性行为教育，推广使用安全套，避免通过性途径感染

4. 远离毒品，对吸毒人群进行行为干预，避免共用注射器。

5. 对 HIV 血清阳性母亲采取母婴阻断措施，即孕期进行抗病毒治疗，择期性剖宫产，避免母乳喂养，采用人工喂养。

6. 加强医疗美容等场所的消毒隔离措施，日常生活中避免共用剃须刀、牙刷等。

（伦文辉）

第九章

外阴阴道念珠菌病

一、概述

外阴阴道念珠菌病（vulvovaginal candidiasis），以往又称真菌性阴道炎、念珠菌性阴道炎等，是由念珠菌感染引起的外阴阴道炎症，为最常见的妇女外阴阴道炎症之一，其患病率是阴道毛滴虫病的 4 倍以上[1]，长期以来一直困扰着全球数以万计的妇女，且近些年来，其发病率在世界范围内呈明显上升趋势，可严重影响妇女的工作及性生活。尽管其治疗效果较好，但仍容易复发，威胁着患病妇女的身心健康。因此，深入了解外阴阴道念珠菌病的病原学及发病机制，对指导该病的预防和治疗有重要意义。

二、流行病学

外阴阴道念珠菌病的大多数临床发作见于黄体晚期，提示体内激素波动影响宿主的抵抗力。目前认为 T 细胞功能紊乱与其临床有关。在美国，外阴阴道念珠菌病在所有外阴阴道炎中居首位，占 39%。有文献报道，大约 75% 的有性生活的妇女至少有过一次急性感染[2]，40%～50% 的患者有再次复发的经历。复发性外阴阴道念珠菌病由于卵泡期激素水平发生变化，也会出现临床感染。在我国，14 家医院外阴阴道念珠菌病占所有阴道炎发病的 11.6%，致病菌种白念珠菌占 74.41%，克柔念珠菌占 12.79%，光滑念珠菌占 6.98%，其他为热带念珠菌、光滑球拟酵母菌等[1]。

三、病因及发病机制

（一）病原学

外阴阴道念珠菌病是由念珠菌感染引起的外阴阴道炎症。其病原体念珠菌属隐球酵母科，是最常见的深部真菌，广泛存在于自然界，是人体正常存在的菌群组成之一，为条件致病菌，多寄生于人的皮肤、口腔、阴道和肠黏膜等处，在维持阴道菌群的生态平衡及阴道自净过程中起一定作用。造成外阴阴道念珠菌病的念珠菌以白念珠菌为主，占 70%～90%，当阴道内糖原增加、酸度增加、局部细胞免疫力下降或局部黏膜受损时，可从消化道、泌尿道、阴道等处黏膜侵入机体；其菌体呈圆形或卵圆形，革兰氏染色呈阳性；菌体以出芽方式繁殖，芽生孢子延长形成的芽管称为假菌丝，不与母菌体脱离。白念珠菌在普通琼脂及沙保培养基上均生长良好，耐酸。除白念珠菌外，上文提到的克柔念珠菌、类星形念珠菌、乳酒念珠菌也是常见的病原体。最新研究显示，近几年光滑念珠菌、热带假丝酵母菌和近平滑假丝酵母菌、光滑球拟酵母菌引起的感染有所增加[3]。

（二）发病机制

发病机制主要从宿主和致病菌两方面进行分析。当机体由于免疫缺陷、雌激素改变、滥用抗生素等原因引起阴道微环境的改变、局部免疫功能减退时，念珠菌大量繁殖，由酵母相转变为菌丝黏附于阴道黏膜细胞，使之穿孔并通过分泌蛋白酶等导致患者炎症损伤。由此可见，念珠菌的致病性是外阴阴道念珠菌病发生、发展最重要的原因之一，治疗的首要原则是抑制或杀灭病原菌。

念珠菌的致病途径具有多样性，主要包括通过黏附实现对宿主的识别，通过酵母相和菌丝相的转换并形成芽管增加菌体的适应性和致病力，通过形成生物膜发挥抗吞噬和高度耐药的作用，通过分泌多种酶类而增强毒力；念珠菌的代谢产物还能激发宿主的炎症反应，导致感染部位局部损伤。这些因素并非单独发挥作用或简单的层进关系，而是相互关联、彼此促进，从而构成错综复杂的念珠菌致病毒力。通常认为念珠菌的致病过程主要包含感染机制[4]和免疫机制[5]。

1. 感染机制

（1）黏附于宿主上皮细胞及芽管形成

黏附是念珠菌侵入的先决条件，没有黏附能力的念珠菌没有致病能力。白念珠菌的黏附主要通过细胞壁上的甘露糖蛋白与宿主细胞表面的受体分子特异性结合导致。随着白念珠菌基因组测序的基本完成，对白念珠菌识别宿主蛋白的基因鉴定已成为研究热点，如凝集素样序列基因（ALS）、凝集素样黏附素基因1（ALA1）、整合素基因（INT1）和Ⅰ型菌丝壁蛋白基因（HWP1）。

芽管形成及念珠菌丛酵母相转变为菌丝相、从定植菌向致病菌转变的标志。芽管可以穿透上皮细胞，促进念珠菌对宿主的黏附性，并能抑制机体单核细胞产生细胞因子以及干扰单核细胞分化为树突状细胞而逃避免疫攻击。芽管的致病性与相关致病基因（如CaCLa4、CaNOT5、HWP1）及致病蛋白密切相关。

因此，抑制与黏附及芽管形成的有关基因表达能有效降低念珠菌的致病性。其中，HWP1是白念珠菌芽管与菌丝的专一基因，负责编码菌丝细胞壁的甘露糖蛋白，介导该菌芽管与菌丝的形成以及对阴道上皮细胞的黏附、嵌入过程，在外阴阴道念珠菌病的发病过程中起重要作用。

（2）生物膜的形成

生物膜是细菌（真菌）附着于组织表面、由自身产生的细胞外基质包裹的、有特定结构和功能的菌细胞群体。生物膜的形成是一个复杂的过程，包括致病菌黏附、定植、微菌落形成及融合、生物膜成熟、致病菌从生物膜内游离出来再次黏附聚集，如此往复循环。生物膜一旦形成，膜内真菌能够抵抗机体免疫系统的攻击，降低抗菌药物的敏感性。此外，生物膜在体内播散是构成难治性真菌感染灶的感染源，故抗生物膜已成为治疗外阴阴道念珠菌病的研究热点。

（3）分泌侵袭性酶

念珠菌在侵入机体的过程中能产生多种酶类，尤其要强调的是分泌型天冬氨酸蛋白酶（SAP），具有为自身细胞提供营养、附着和入侵宿主、损害宿主免疫应激反应等生物学功能，在念珠菌致病过程中起关键作用。迄今已发现天冬氨酸蛋白酶至少有十个成员，编码基因分别为SAP1～10，在宿主感染的不同部位、不同阶段被差异性表达。研究表明[5]，外阴阴道念珠菌病 SAP2、SAP4～6、SAP8、SAP9 是主要表达的基因，并发现，SAP2 和 SAP4～6 在所有个体中均表达。另有研究表明，SAP2 能够降解引导的宿主蛋白，为念珠菌提供营养，并促进白念珠菌黏附于上皮细胞侵入宿主，造成组织损伤及协助其逃脱宿主的防御机制。因此，SAP2 最有望成为抗菌药物的作用靶点。

（4）诱发炎症反应

念珠菌菌体在存活及繁殖时可分泌一定量的代谢成分，这些成分可激活补体旁路途径，产生补体趋化因子和超敏毒素，可导致局部血管扩张、通透性增高、局部水肿和炎性细胞浸润。炎性反应的发生可诱导巨噬细胞聚集，后者释放的溶酶体酶类则导致阴道局部组织损伤。

2. 免疫机制

（1）抗念珠菌免疫

宿主对念珠菌的免疫应答包括先天性免疫和获得性免疫。先天性免疫系统由物理和生物屏障、先天性免疫细胞和细胞因子等组成。获得性免疫应答的成分包括淋巴细胞及其产物。参与念珠菌免疫的主要淋巴细胞为 T 淋巴细胞。抗念珠菌的第一道防线是皮肤黏膜，可通过机械屏障和协助正常菌群抵抗其他微生物。一旦第一道防线失败，免疫细胞就会识别病原体，激活先天性免疫和（或）获得性免疫[6]。

先天性免疫细胞包括吞噬细胞、树突细胞和自然杀伤细胞等。这些细胞表面表达的多种表面分子（如模式识别受体）可结合、吞噬并杀灭念珠菌。念珠菌可活化先天性免疫，导致炎症反应，使感染局限和控制。先天性免疫可识别一系列念珠菌病原体相关分子模式，激活炎症细胞，启动快速先天性免疫应答，驱除入侵病原体。

获得性免疫通过宿主模式识别受体和念珠菌病原体相关分子模式结合，激活信号传导途径，从而产生细胞因子及相关 T 淋巴细胞、B 淋巴细胞、自然杀伤细胞募集和免疫偏离[6]。T 淋巴细胞是获得性免疫应答的核心组成部分，可特异性识别病原体，Th 细胞（包括 Th1、Th2 和 Th7）通过细胞黏附分子及其分泌的细胞因子（如 IL-4、IL-5、IL-13、IL-17）和其他可溶性介质发挥适当调节炎症反应以及免疫细胞和非免疫细胞特有的抗念珠菌效应。

（2）外阴阴道念珠菌病与免疫缺陷

人体免疫功能正常时念珠菌很少致病，免疫缺陷可致念珠菌感染。在一些复发性外阴阴道念珠菌病，局部免疫缺陷严重影响细胞因子表达，导致感染反复发作。一些基因的改变可导致感染易患性增高，多数这些改变可导致 Th17 信号途径中断。在先天性免疫基因片段（如 dectin-1 和 CARD9）或获得性免疫基因片段（如 Th17 细胞因子 IL-17F 与 IL-17 受体）缺陷患者，Th17 途径中断，不能清除表面念珠菌或皮肤念珠菌而导致慢性黏膜念珠菌病[7]。

（3）外阴阴道念珠菌病与变态反应

机体对念珠菌的变态反应可能是由于因为患者体内念珠菌特异性 IgE 水平升高导致。念珠菌特异性 IgE 水平升高一方面可能由于阴道局部产生变态反应，另一方面可能是特异性 IgE 阻碍 IL-2 产生，从而抑制细胞免疫的活化。念珠菌感染刺激巨噬细胞产生前列腺素，抑制细胞免疫，导致慢性念珠菌病。阴道变态反应与复发性念珠菌病的临床症状有关。应用抗组胺或前列腺素抑制剂治疗此类患者可能有效。

四、危险因素

阴道内环境的改变是引起念珠菌致病的先决条件之一，而导致阴道菌群失调及微生态失调引起的念珠菌增殖的诱因有很多[8]。

1. 抗生素的使用

长期使用抗生素及不合理应用抗生素与外阴阴道念珠菌病发病密切相关。抗生素的滥用可改变阴道内菌群比例，使微生物之间相互制约的关系失调，破坏乳酸杆菌提供的保护屏障，使念珠菌得以侵入并繁殖而引起感染。抗生素使用时间越长，念珠菌感染的可能性就越高。

2. 雌激素大量增多

外阴阴道念珠菌病一般见于生育年龄妇女，有报道认为，50%以上的妇女在25岁以后才会发生外阴阴道念珠菌病，故女性激素的分泌与外阴阴道念珠菌病的发病有一定内在联系。已有研究证实，体内高雌激素水平导致阴道组织内糖原增多，可为念珠菌的生长、繁殖提供良好的碳源，并可促使念珠菌菌丝的形成；同时，念珠菌-阴道上皮细胞结合受体基因表达增加，从而促进菌体与黏膜的黏附，使念珠菌的致病性增强。妊娠期间，受体内高雌性激素水平的影响，阴道内糖原合成增加，这种高雌激素高糖环境有助于念珠菌生长。大量雌激素对外阴阴道念珠菌病的发病有影响，小剂量雌激素不增加其发病风险。

3. 口服避孕药

近年来研究发现，口服避孕药与复发外阴阴道念珠菌病有关。有文献报道，口服避孕药者真菌培养阳性明显高于对照组（$P < 0.05$），在口服避孕药患者中更易发生白念珠菌感染。

4. 糖尿病

糖尿病患者的阴道上皮细胞内糖原增加，酸度增高，局部细胞免疫力下降，适合念珠菌的繁殖，易引起炎症。而且糖尿病患者的外阴阴道念珠菌病较顽固，治愈后易反复发作。

5. 免疫抑制剂的长期使用

长期使用免疫抑制剂可使机体的细胞和体液免疫受到抑制，使念珠菌大量繁殖且黏附力增强，导致机体发生外阴阴道念珠菌病。

6. 反复阴道冲洗

阴道正常菌群中最重要的成员是乳酸杆菌，其在阴道自净中起主要作用。白念珠菌在阴道内生长的最适 pH 为 4~5，最适温度是 37℃。反复阴道冲洗可破坏阴道本身的自净作用，改变了其 pH，导致念珠菌大量繁殖。

7. 性传播

性传播也是引起阴道念珠菌病的重要原因，包括婚外性生活及夫妻间的传播。据统计，如果男性携带念珠菌（包皮龟头炎），通过性接触可直接传染给女性；如果女性治疗男方不治疗，男方的包皮、阴囊及周围皮肤仍有念珠菌存在，通过性接触，男方可成为传染源使女方复发。因此，提倡女性及其配偶在性生活前后注意卫生清洁。

8. 其他

不良生活习惯，如经常穿紧身裤袜或 24 h 使用卫生护垫、内裤使用洗衣机清洗、内裤洗完后放在卫生间阴干，心理因素（如患者经常负面情绪），环境潮湿，以及有超敏性疾病家族史，更易患外阴阴道念珠菌病。

五、临床表现

在无症状的健康育龄妇女阴道中，念珠菌的检出率为 20% 左右，但菌量极少，呈酵母相，并不引起症状。只有在全身及阴道局部免疫能力下降，尤其是局部细胞免疫力下降时，念珠菌大量繁殖并转变为菌丝相,才引发阴道炎症状。阴道炎症状的严重程度取决于感染菌属、菌株以及患者的易感性,症状轻者可仅有轻度瘙痒而没有其他临床症状。在月经来临前一周加重,在月经过后有一定缓解。

1.瘙痒

阴道念珠菌病表现为外阴皮肤潮红、肿胀,自觉剧烈瘙痒,可伴有外阴、阴道烧灼感,环境温暖时或穿紧身衣裤或合成织物时症状会加重。

2.白带增多

阴道黏膜可见不同程度的水肿、红斑,红斑可延续至子宫颈外口;小阴唇内侧及阴道黏膜表面可有白色片状薄膜或凝乳状物盖;可有大量白色稠厚呈凝乳状或豆腐渣样白带(图 9-1)。

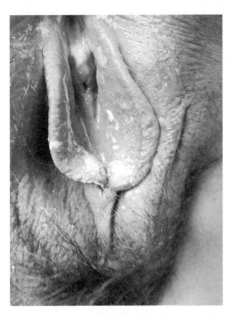

图 9-1 (也见彩图)糖尿病女性患者的外阴阴道念珠菌病

3.其他症状

部分患者可同时伴有阴道疼痛、尿频、尿急及性交困难等不适。

4.妊娠期白念珠菌外阴阴道炎

妊娠期白念珠菌外阴阴道炎的临床特点是:阴道分泌物特别多,几乎所有病例均有严重的外阴瘙痒,且常伴有外阴烧灼感,甚至出现阴道疼痛及刺激感,典型分泌物为乳酪液样。小阴唇多有水肿、红斑,阴道充血明显且常附有白色膜状,剥去白膜,可露出红肿黏膜面。急性期能见到糜烂面或浅表溃疡。

5.儿童念珠菌外阴阴道炎

儿童念珠菌外阴阴道炎的症状和体征与成人没有区别,但炎症反应更重,周围皮肤通常受累,临床上外阴皮肤发红更为明显(图 9-2)。

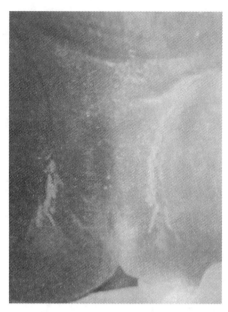

图9-2 （也见彩图）儿童的念珠菌外阴阴道炎

六、实验室检查

1. 直接检查法

直接检查法是临床最常用的检查方法，其优点是简便、快捷。将阴道后穹窿及侧壁取出的阴道分泌物加入生理盐水后直接镜检，找到芽孢和菌丝者为阳性（图9-3）。

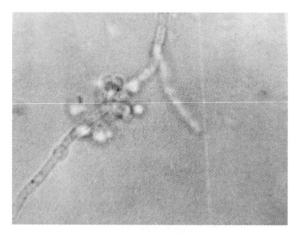

图9-3 （也见彩图）念珠菌直接镜检

2. 革兰氏染色等染色法

如果将阴道分泌物置于氢氧化钾（KOH）液中进行显微镜检查是阴性，但临床高度怀疑，可采用革兰氏染色法，其阳性检出率为80%。取分泌物涂片、固定后，进行革兰氏染色，置于显微镜下观察，可见成群革兰氏阳性的卵圆形孢子和假菌丝（图9-4）。应用刚果红染色或PAS染色法染色后镜检其阳性率均比直接镜检法高。革兰氏染色，孢子和假菌丝染成

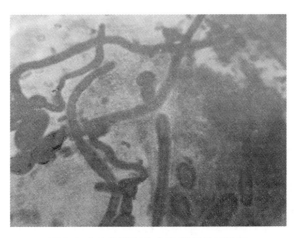

图9-4 （也见彩图）念珠菌革兰氏染色

蓝色：刚果红和PAS染色，孢子和假菌丝染成红色。

3. 真菌培养

如以上方法多次检查均为阴性，但临床仍不能排除外阴阴道念珠菌病，可进行真菌培养。在有些情况下，将阴道分泌物置于氢氧化钾液中分离检查是不够敏感的，这也许是由于其他非白念珠菌的发生率高于白念珠菌所知。真菌培养应该是评估外阴阴道念珠菌复发感染的最适合方法。用无菌棉签在同一部位取材，将取到的阴道分泌物接种于培养基上，在25～28℃温度中培养，24 h后观察菌落形成（图9-5），取其进行革兰氏染色后镜检，见革兰氏阳性圆形芽孢孢子和菌丝为阳性，3 d后如仍无菌落形成，则为阴性。

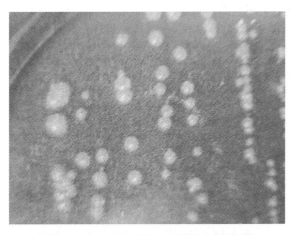

图9-5 （也见彩图）培养的念珠菌菌落

4. 菌种鉴别

如需确定念珠菌的种类，必须进行发酵试验同化试验并就其菌落形态特征进行鉴别。

5. pH测定

若pH<4.5，可能为单纯念珠菌感染；若pH>4.5，并且涂片中有多量白细胞，则提示有滴虫或细菌性阴道病的混合感染。

七、诊断与鉴别诊断

典型病例不难诊断。根据有关病史、诱发因素、症状、体征和实验室检查很易诊断，在患者的分泌物中找到芽孢或菌丝即可做出诊断。对于无症状的阴道寄居及有症状的外阴阴道炎，在病原菌及病原菌的特征上无差别。由于念珠菌在无症状的阴道寄居时，往往仅见到芽孢而很少见菌丝，故在有症状患者的分泌物中找到芽孢和菌丝即可做出念珠菌外阴阴道炎的诊断。

念珠菌外阴阴道炎需要与外阴湿疹、接触性皮炎、硬化性苔藓等皮肤病进行鉴别，这些疾病临床上均有不同程度瘙痒，因此，检出念珠菌丝或芽孢即能确诊。当外阴有湿疹、接触性皮炎、过敏性皮炎、硬化性苔藓或上皮内瘤样病变时，念珠菌可黏附于异常上皮表面而导致念珠菌外阴阴道炎，因此，念珠菌外阴阴道炎也往往与其他皮肤病并存。当外阴瘙痒、灼痛、局部充血、有皮损时或治疗无效时，要想到念珠菌性外阴阴道炎以及同时是否有其他皮肤病。

八、治疗

外阴阴道念珠菌病治疗时，症状消失、白带涂片检查阴性且阴道 pH 也恢复到正常妇女的状态时才达到真正意义上的临床治愈。

（一）抗念珠菌治疗

正确的诊断是选用有效治疗方案的基础，治疗需要个体化，临床上忽略对病原菌种的关注，将会影响治疗效果。治疗以抗真菌类药物为主，分局部用药、全身用药和联合用药（口服加局部同时进行）；必要时还可联合中医治疗。常用的抗真菌药物有四类：①咪唑类：如咪康唑、克霉唑、酮康唑；②三唑类：如氟康唑、伊曲康唑；③多烯类：如制霉菌素、美帕曲星；④吗啉类：如阿莫罗芬[9]。

无论何种治疗都应注意消除外阴阴道念珠菌病感染的诱因或高危因素。如为糖尿病患者，应积极治疗糖尿病，避免长期使用抗生素、免疫抑制剂和口服避孕药。改变生活习惯，内衣裤要勤洗勤换和通风晾晒，与下体有密切接触的用品如毛巾、盆等要用开水烫洗，杜绝婚外性传播。

1. 局部治疗

由于念珠菌在 pH 5.5～6.5 的环境中最适合生存繁殖，因此，可通过调整阴道内酸碱度来进行治疗。具体方法为：3% 碳酸氢钠溶液冲洗外阴阴道，或 1∶5 000 甲紫溶液灌注阴道，每日 1～2 次，或用 2%～4% 的碳酸氢钠溶液清洗阴道；也可使用中西药制成的洗液来清洁阴道和外阴，之后将阴道内用药置入阴道中。常用的药物有以下几种：①咪康唑栓剂；②克霉唑栓剂或片剂；③制霉菌素栓剂或片剂；④ 1% 甲紫涂擦阴道，连续 2 周；⑤制霉菌素或咪唑类或酮康唑软膏或霜剂涂外阴；⑥聚甲酚磺醛阴道栓、软膏外用。

2. 全身用药

如果采用局部使用药物还不能缓解治愈，那么可采用全身用药方式。常用的药物有如下几种：①氟康唑 150 mg，顿服；②特比萘芬，250 mg，连服 2 周；③伊曲康唑，100 mg，每日 2 次，联用 2 d。

3. 中医中药

近年来，中医在治疗外阴阴道念珠菌病方面取得了长足进展，从丰富的中药资源中发掘出了许多具有抗真菌功效的药物，如黄芩、苦参、土茯苓、黄连、土荆皮。现代研究表明，黄芩苷对白念珠菌的 DNA、RNA、蛋白质合成均有明显的抑制作用；苦参能够显著抑制白念珠菌的活性；苦参提取物、苦参碱对白念珠菌生物膜均具有较强抑制作用；土茯苓水煎液具有广谱抗菌作用，尤其对白念珠菌和金黄色葡萄球菌的抑制作用最强[4]。

（二）免疫治疗

多数情况下，局部或口服抗念珠菌药物能有效治疗外阴阴道念珠菌病，但复发率高。反复治疗可能导致念珠菌选择性耐药或念珠菌耐药更严重，导致治疗失败。免疫治疗有望通过提高宿主抵抗念珠菌能力来预防感染。

1. 念珠菌疫苗

念珠菌疫苗可活化淋巴细胞，募集和激活感染处的中性粒细胞，能更有效地清除组织中的念珠菌。疫苗启动有效免疫反应需要包含足够的有害识别模式去激活先天性细胞反应。模式识别受体的激活也可诱导念珠菌的获得性免疫反应。通过适当的联合信号调节激活特异性效应途径、分化念珠菌特异性 T 细胞。与 IL-17 相关的一些抗白念珠菌疫苗和抗其他念珠菌病原体疫苗仍在试验中。疫苗需要宿主防御机制提供适当的保护，不适合有免疫抑制的患者。

2. 免疫抗体治疗

抗念珠菌人重组抗体 efunguMAB 具有抗病原体特异性热激蛋白 90 的特性，主要用于治疗伴有全身念珠菌感染的患者。念珠菌杀伤毒素对白念珠菌高度敏感，KT4 单克隆抗体能中和念珠菌杀伤毒素，增强抗杀念珠菌效果，主要用于免疫功能不全患者的治疗。

3. 免疫佐剂治疗

高效的免疫佐剂可激活树突细胞模式识别受体，促进树突细胞成熟。不同的佐剂可以诱导不同的细胞因子表达，使免疫应答转向 Th1、Th2 或 Th17 应答。佐剂（如 TLR9 激动剂 CpG DNA）通过模式识别受体途径发挥作用。Dectin-1 配体 β 葡聚糖具备诱导 Th1 和 Th17 应答能力，甘露糖通过甘露糖受体或 dectin-2 诱导 Th17 表达，均可成为新的念珠菌佐剂[7]。

（三）生态疗法

随着医学微生态学研究的发展，目前已经开始应用生态疗法进行治疗。与抗真菌治疗所不同，生态疗法是指顺应微生态系统的生态网络结构及其规律，因势利导，改善微生态环境，建立生物量更高的微生态平衡。生态防治的核心是提高人体的定植能力，纠正人体的微生态失调状态，达到并维持微生态平衡。

目前，应用乳酸杆菌活菌制剂——定菌生（从健康妇女阴道中分离出的乳酸杆菌 DM8909 菌株经过体外人工繁殖后制成的活菌制剂）调整念珠菌性阴道炎菌群失调方面的报道虽然很多，但仍处于研究阶段。基础研究显示，定菌生能产生大量乳酸，使阴道维持低 pH，抑制非嗜酸性微生物的生长；同时，定菌生对阴道上皮的黏附力较强，能抑制大肠杆菌、葡萄球菌、白念珠菌对阴道上皮的黏附，从而抑制致病菌的定植和繁殖，使阴道微生态系统恢复平衡状态。由于其基本无副作用，也是治疗妊娠期妇女阴道炎较为理想的用药，可达到治愈疾病、抗复发及预防再感染的目的，具有广阔的应用前景。

九、预后及预防

由于此病易复发再感染，常易出现复发性外阴阴道念珠菌病。因此，对初次发生念珠菌感染者应彻底治疗，并同时对其性伴进行治疗。

1. 改善阴道局部环境

穿较宽松的透气的和吸湿性好的内裤，保持局部干燥；注意外阴清洁，勤换内裤，用过的内裤、盆及毛巾均应用开水烫洗；避免反复过多冲洗阴道。

2. 及时治疗糖尿病

应定期检查血糖，对糖尿病患者应加强血糖的监测，使其血糖控制在 6.11 ~ 7.77 mmol/L。对经饮食治疗仍不能达到理想血糖者，则应用药物治疗糖尿病，通过全身治疗使阴道局部的内环境恢复正常状态，以不利于念珠菌的生长繁殖。

3. 提高机体免疫力

念珠菌是一种条件致病菌，即在宿主抵抗力及免疫力低下时使宿主致病。因此，加强锻炼，提高机体免疫力显得尤为重要。月经期女性应注意多休息。

4. 尽可能减少抗生素的应用

抗生素的应用会影响阴道内和肠道内的菌群失调，使念珠菌繁殖和感染的可能性增高。因此，应严格掌握抗生素尤其是广谱抗生素的适应证，必要时口服抗真菌药以预防继发念珠菌性外阴阴道炎。

5. 妇科及计划生育念珠菌感染问题

阴道内念珠菌感染会影响阴道内小手术或计划生育小手术（如刮宫）等各种治疗，应严格掌握手术指征，在妇科手术、计划生育手术及辅助生育手术操作前，应常规进行阴道分泌物检测，有念珠菌感染时应采用快速有效的抗真菌治疗，然后及时手术为宜。

总之，念珠菌外阴阴道炎的发生是多因素的，预防也应个体化。针对各自相应环节采取相应措施，从而减少复发或预防感染。

参考文献

[1] 胡晨, 吴小丽. 外阴阴道念珠菌病的病因研究. 医学综述, 2008, 14(7): 1043-4.
[2] 凌秀凤, 董华. 外阴阴道念珠菌感染研究进展. 国外医学妇幼保健分册, 2003, 14(3): 152-5.
[3] 刘朝晖, 杜近云, 董悦, 等. 外阴阴道念珠菌病的真菌学研究及治疗. 实用妇产科杂志, 2000, 1207-8.
[4] 王慧, 徐春燕, 左文, 等. 外阴阴道念珠菌致病机制及中药治疗研究. 中医中药, 2012, 36(10): 278-9.
[5] 汪春华, 陈艺林. 白假丝酵母菌分泌型天冬氨酰蛋白酶的研究进展. 蚌埠医学院学报, 2009, 34(6): 546-8.
[6] Lilic D. Unravelling fungal immunity through primary immune deficiencies. Curr opin Microbiol, 2012, 15(4): 425-35.
[7] 张慧萍, 樊尚荣. 外阴阴道念珠菌病的免疫学进展. 医学综述, 2013, 19(11): 3922-5.
[8] 卓义丹. 复发性外阴阴道念珠菌病研究进展. 华夏医学, 2008, 21(4): 865-7.
[9] 罗胜琼, 梁志琴, 于绍华, 等. 念珠菌阴道炎的治疗. 中国伤残医学, 2013, 21(9): 456-7.
[10] 高玉涛, 徐琳. 乳酸菌活菌制剂在妇产科领域的应用现状。中国微生态学杂志, 2004, 16(6): 358-61.

（袁小英）

第十章

细菌性阴道病

细菌性阴道病（bacterial vaginosis）主要由于阴道正常菌群的生态平衡发生紊乱而引起，以阴道分泌物增多并伴有鱼腥样气味为特征，是育龄妇女常见的一种性传播疾病。

一、流行病学

由于地区不同、抽样人群不同以及诊断标准有差异，有关细菌性阴道病的发病情况报道不一。在美国，一项大型研究采用革兰氏染色标准，调查了 13 747 名妊娠 23～26 周的孕妇的患病情况，结果总的患病率为 16.3%；但不同种族间差异较大，亚洲裔患病率最低，为 6.1%；高加索人为 8.8%；西班牙裔为 15.9%；非洲裔最高，为 22.7%。在英国，一项对就诊于计划生育诊所的妇女采用革兰氏染色方法进行的研究发现，细菌性阴道病的患病率为 12%～14%，有症状的患者为 27%，无症状的患者为 5.6%。法国和瑞典的报道与此类似。美国的一项对 593 名孕妇采用不同诊断标准进行的细菌性阴道病的发病率研究结果为：根据 Amsel 临床诊断标准，发病率为 21%；根据革兰氏染色诊断，发病率为 12%；根据气液色谱法诊断，发病率为 28%；根据阴道加特纳菌培养阳性诊断，发病率为 41%。

众多资料表明，细菌性阴道病的发生与性行为有关[1]，就诊于性传播疾病诊所的妇女的患病率高于就诊于计划生育或产前检查诊所的妇女。在美国，在普通妇科门诊患者中，细菌性阴道病占 17%～19%，而在性病门诊中患者占 24%～37%。在泰国，33% 的女性性工作者患有细菌性阴道病，而孕妇的患病率为 16%。一般来说，细菌性阴道病更常发生于较早开始性活动的女性、有新的性伴或有多个性伴的女性、伴有性传播疾病的女性以及不使用任何避孕方法和宫内节育器的女性。另外，细菌性阴道病还见于受性虐待的儿童。在我国，林英等的调查结果表明，女性性工作者的细菌性阴道病的感染率为 44.72%，妇科门诊妇女的感染率为 18.09%，纺织女工的感染率为 4.17%，而且有多性伴妇女的感染率明显高于有单一性伴的妇女，说明该病与性接触有关。Gardner 和 Pheifer 等在 79% 和 86% 的细菌性阴道病妇女的男性性伴侣的尿道中检测到阴道加特纳菌，而在正常妇女的男性性伴侣中未检测到。Piot 等在细菌性阴道病妇女及其男性性伴侣尿道中能分离出了相同生物型的阴道加特纳菌。尽管大量证据都说明细菌性阴道病与性行为有关，但性传播并不是发生细菌性阴道病的唯一方式。Bump 等在否认有性接触的青少年志愿者的研究中发现，12% 的人患有细菌性阴道病。另外，尽管对男性性伴侣进行了治疗，女性患者仍有复发的可能。

二、病因及发病机制

（一）病因

1. 正常阴道菌群

1892 年，Doderlein 首次描述了正常阴道菌群中有大量的产酸革兰氏阳性杆菌，即乳酸杆菌，并在正常阴道菌群中占 90% 以上。以后，其他学者从健康女性阴道分泌物中分离出了表皮葡萄球菌、非溶血性链球菌、类杆菌等需氧菌和阴道加特纳杆菌、厌氧菌以及支原体、念珠菌等多种微生物，它们在正常阴道菌群中占很小比例。正常阴道中可培养分离出 5～15 种主要的菌群，这些菌群在阴道内形成了一种生态平衡。其中，乳酸杆菌在维持阴道的正常生态环境中起着非常重要的作用；乳酸杆菌通过将阴道上皮细胞的糖原转变成乳酸，帮助维持正常阴道所特有的酸性环境（pH 3.8～4.2）。体外试验表明，乳酸杆菌通过产生过氧化氢、嗜酸乳菌素、乳酸素 B 等抗微生物因子，抑制其他菌群的生长。宿主体内卤族离子（如来自宫颈黏液的氯）以及过氧化物酶（如由中性白细胞和巨噬细胞产生的过氧化物酶）的存在，都能进一步增强过氧化氢的杀菌作用[2]。

2. 病原学

（1）阴道加特纳菌

1955 年，Gardner 和 Dukes 首先从非特异性阴道炎（即现在所称的"细菌性阴道病"）患者的阴道分泌物中分离出一种革兰氏阴性杆菌，并认为它是该病的病原菌，命名为阴道嗜血杆菌（*Haemophilus vaginalis*）。但进一步的研究认为，将该菌归入嗜血杆菌属并不十分恰当，因此，在 1963 年重新对其做了分类并改名为阴道棒状杆菌（*Corynebacterium vaginalis*）。但后来又发现它并不具备棒状杆菌属的特点，于是在 1980 年将它确定为一个新的菌属（加特纳菌属）中的唯一菌种，命名为"阴道加特纳菌"（*Gardnerella vaginalis*，GV）。

GV 是一种革兰氏阴性小杆菌或变异的球菌样小杆菌，菌体长 0.3～0.5 μm，宽 0.1～0.2 μm，比乳酸杆菌小，两端呈圆形，无荚膜及鞭毛，排列呈多态性，营兼性厌氧生活。GV 在普通培养基上不生长，在选择性培养基上，在 37℃微氧环境中培养 48 h，生长为灰白色、细小半透明、无黏性的 S 型菌落。培养时 pH 以 6.0～6.5 为最佳，pH 4.5 时稍有生长，pH 4.0 时不生长。在羊血琼脂平皿培养基上，不出现溶血现象。在人或兔血琼脂平皿上出现溶血环。生化反应上，氧化酶阴性，过氧化氢酶阴性，过氧化氢抑制试验阳性，葡萄糖、麦芽糖、糊精、淀粉均阳性，甘露醇阴性，山梨醇阳性。电镜检查显示在细胞壁上有一种独特的薄片叠成的结构，含有脂多糖。

众多研究已证实了 GV 与细菌性阴道病的关系。然而，随着更敏感培养基以及更先进检测方法的应用，GV 常常可从没有任何阴道感染体征的妇女阴道中分离出来。因此，目前认为，GV 是以某种方式与厌氧菌和生殖道支原体等其他微生物共同作用而引起细菌性阴道病。

（2）厌氧菌

1979 年，Goldacre 报告，在有着"腥臭阴道分泌物"的妇女阴道中，革兰氏阴性厌氧杆菌的数量明显多于正常妇女，他认为这种生殖系统的症状与厌氧菌有关。1980 年，Spiegel 对 53 例患有细菌性阴道病的妇女的阴道液进行了定量厌氧菌培养，并采用气 - 液相色谱法检测了阴道菌群短链脂肪酸代谢物，结果是：从 76% 的细菌性阴道病妇女的阴道液中分离出了拟杆菌属（即现在的普雷沃菌属和卟啉单胞菌），从 36% 的细菌性阴道病妇女的阴道液中分离出了消化球菌（现称消化链球菌），均明显高于正常妇女；而且发现，厌氧菌的分离率与阴道液中乳酸盐的减少以及琥珀酸盐和乙酸盐的增多有关；由此作者认为，是厌氧菌与 GV 相互作用引起了细菌性阴道病。

与细菌性阴道病有关的最常见的革兰氏阴性厌氧杆菌包括：二路普雷沃菌、尿素溶解拟杆菌、核粒梭形杆菌等；常见的革兰氏阳性厌氧球菌主要是消化链球菌，包括普氏消化链球菌、四联消化链球菌、厌氧消化链球菌等。此外，还有一种对营养要求极高的专性厌氧菌——游动钩菌也与细菌性阴道病有关，这种可移动的杆菌曾经被称为"羞怯弧菌"（*Vibrio mulieris*），它包括克氏游动钩菌（*M. curtisii*）和羞怯游动钩菌（妇女游动钩菌）（*M. mulieris*）两种。

（3）其他微生物

在有细菌性阴道病的妇女，两种草绿色链球菌（少酸链球菌和麻疹链球菌）的阴道携带率较正常妇女增高，而阴道内肠球菌的定居较正常降低，因此，推测这些微生物在阴道内定居的变化可能参与细菌性阴道病的发病。

（二）发病机制

细菌性阴道病是一种由多种微生物共同参与引起的疾病，并非由单一微生物引起。它表现为多种菌群过度繁殖、协同作用，不仅使阴道正常菌群的种类和数量发生变化，而且使阴道分泌物的生化性质出现重要改变，最终导致生殖器的局部症状以及上生殖道的病理变化。

细菌性阴道病的发生是由正常阴道菌群被混合菌群取代所致，即阴道微生物生态系统发生了改变。引起这种改变的原因包括：①通过性交引入一些特殊微生物，造成阴道菌群发生改变。②阴道 pH 升高可能会促进细菌性阴道病的发生：酸性阴道（pH 3.8 ~ 4.2）有利于乳酸杆菌的黏附和生长，同时可抑制 GV 以及其他与细菌性阴道病有关的微生物的黏附；pH 升高，会使乳酸杆菌从阴道上皮细胞上脱落下来，并能增强 GV 对阴道上皮的黏附力；经常使用抗生素或肥皂等碱性液体冲洗阴道会抑制乳酸杆菌生长，可能引发细菌性阴道病；精液 pH 为 7.2 ~ 7.8，也有利于 GV 和厌氧菌的生长。③激素水平低，阴道上皮萎缩，细胞糖原减少，不利于乳酸杆菌生长。

在患细菌性阴道病时，除了阴道菌群发生动态变化外，阴道分泌物中的许多重要生化成分也发生改变，包括 pH 升高，胺类物质和有机酸浓度升高，多种酶如唾液酶、黏多糖酶、IgA 蛋白酶、胶原酶、非特异性蛋白酶、磷脂酶 A_2、磷脂酶 C 的浓度升高，另外，内毒素、细胞因子白介素 -1-α 以及前列腺素 E_2、前列腺素 F_2-α 也会升高。这些酶与有机化合物的作用可能会破坏宿主的防御机制，促使阴道微生物进入上生殖道，与许多妇产科并发症的发生有关。

与细菌性阴道病相关的厌氧菌群在氨基酸代谢过程中会产生胺类，主要是三甲胺、腐胺和尸胺，这些挥发性胺随着 pH 的升高被释放出来，因而可造成患细菌性阴道病时所散发的典型的"刺鼻"或"腥臭"味。此外，细菌性阴道病患者的阴道分泌物中还会出现几种短链脂肪酸的升高，包括琥珀酸盐、乙酸盐、丙酸盐、丁酸盐等，在氨基酸脱羧酶的作用下释放出 CO_2 气体，这可能是一部分患者出现阴道"泡沫样"分泌物的原因。

对患细菌性阴道病孕妇的研究发现，阴道分泌物中多种酶的浓度升高，其中，唾液酶和黏多糖酶是公认的细菌致病因子。这些酶能溶解黏蛋白，促进细菌黏附，导致细菌对上皮细胞的侵入及其蔓延。此外，这些酶还能破坏宫颈黏液的防御机制，导致细菌性阴道病相关菌群对上生殖道的侵入。妊娠时，磷脂酶 A_2、磷脂酶 C 以及非特异性蛋白酶作用于宫颈和羊膜绒毛膜的结缔组织，造成宫颈变软和羊膜绒毛膜局部薄弱。磷脂酶 A_2 和磷脂酶 C 还可释放前列腺素，导致早产的发生。因此，这些潜在的致病因子可能在细菌性阴道病的复发以及妇产科并发症的发生进程中起着一定的作用。

总之，细菌性阴道病并非由一种病原体所致，它是多种微生物协同作用的结果。一项多变量分析表明，细菌性阴道病与四种微生物有关，包括阴道加特纳菌、革兰氏阴性厌氧杆菌、人型支原体和游动钩菌属，而且在患者阴道中这些微生物的浓度比正常阴道中的浓度高100～1 000倍；与此同时，乳酸杆菌在患细菌性阴道病时会大量减少甚至消失。

三、临床表现

细菌性阴道病患者的症状并不突出，也不典型，大多数表现为白带轻度至中度增多，有"鱼腥"样臭味，月经或性交后臭味加重。少数患者有轻度外阴瘙痒、腹痛、月经不正常等；15%～50%的患者无任何症状。

查体可见阴道口和阴道内有均匀一致的灰白色、稀薄分泌物，如牛奶一样稠厚，量多少不等；有时可见泡沫样分泌物；阴道壁炎症表现不明显。

当细菌性阴道病患者合并盆腔炎、子宫内膜炎、子宫异常出血、妇科手术后感染、宫颈上皮内瘤样病变等妇科并发症或合并流产、早产、胎膜早破、羊水感染、产后子宫内膜炎、剖宫产术后伤口感染等产科并发症时，临床上会出现相应的症状和体征。

四、实验室检查

（一）阴道分泌物 pH 测定

用 pH 试纸条接触阴道壁，或用棉拭子取阴道分泌物涂于 pH 试纸上，测定 pH。正常阴道内 pH 为 3.8～4.2，pH 大于 4.5 是有意义的指标。pH 对于细菌性阴道病的诊断很敏感，但并不特异，因为精液、宫颈黏液、经血、滴虫感染、冲洗后残存物等多种因素均可使阴道 pH 升高，因此，在测定时应尽量避免这些因素的影响。标本应从阴道后壁或阴道后穹窿处采集。

（二）胺试验（whiff test）

取阴道分泌物置于载玻片上，加一滴 10% 氢氧化钾溶液，可闻到氨味（鱼腥味）即胺试验阳性。其原理是：加入碱后，多胺中的三甲胺、腐胺和尸胺释放。胺试验阳性对细菌性阴道病的诊断通常比较特异，但敏感性不高。由于精液 pH 较高，能以与氢氧化钾溶液相同的作用方式产生氨味，因此，胺试验假阳性可发生在近日内有性行为的妇女。

（三）线索细胞（clue cell）检查

取阴道分泌物置于载玻片上，加生理盐水制成湿片，在显微镜下观察可见散在的阴道上皮细胞及其间的细菌。上皮细胞表面被许多细菌覆盖，外观呈颗粒状，边缘不清晰，呈"锯齿"状，即线索细胞。当 20% 以上的上皮细胞成为线索细胞时，才能判定为阳性。线索细胞检查对细菌性阴道病的诊断具有较高的特异性。但观察时注意勿将碎片或退化的细胞误认为是线索细胞。

（四）革兰氏染色法

取阴道分泌物涂片后进行革兰氏染色，显微镜下观察革兰氏阳性杆菌（乳酸杆菌）和革兰氏阴性菌的比例，在 1 000 倍放大倍数下观察 3～5 个视野。当镜下以乳酸杆菌为主，每视野为 6～30 个或大于 30 个，且仅见少许革兰氏阴性小杆菌时，为细菌性阴道病阴性；当镜下观察到多种菌群，以革兰氏阴性菌为主，每视野乳酸杆菌数小于 5 个时，为细菌性阴道病阳性。

（五）GV 培养

将阴道分泌物接种于蛋白胨淀粉葡萄糖琼脂培养基（PSD）或 Tween 80 人血双层琼脂培养基（HBT）等选择性培养基上，37℃微氧培养 48 h，GV 生长为直径 0.5 mm、圆形、灰白色、细小半透明、表面光滑的菌落。将可疑菌落接种于巧克力琼脂或血琼脂培养基上，37℃再培养 48 h，GV 在血琼脂培养基上形成一圈弥漫的溶血环，而不溶解羊红细胞。由于 GV 可在 40%～50% 的正常妇女阴道分泌物中分离到，因此，该法对诊断细菌性阴道病意义不大。

（六）气 - 液相色谱法测定短链脂肪酸盐浓度

利用气 - 液相色谱法分析阴道分泌物中细菌代谢产物的浓度，在细菌性阴道病患者中，乳酸盐浓度明显降低，而琥珀酸盐、乙酸盐、丁二酸盐等短链脂肪酸盐的浓度明显升高。该法在临床流行病学研究中可用于细菌性阴道病的筛查。

五、诊断及鉴别诊断

（一）诊断

目前多采用 1983 年 Amsel 等提出的临床诊断标准：

1. 特征性的、均匀稀薄的、灰白色阴道分泌物。
2. 阴道分泌物 pH＞4.5。
3. 胺试验阳性。
4. 线索细胞阳性（至少存在于 20% 细胞中）。

以上 4 项指标中满足 3 项（必须包括第 4 项）方能确诊细菌性阴道病。

（二）鉴别诊断

细菌性阴道病主要与真菌性阴道炎和滴虫性阴道炎相鉴别（表 10-1）。

表 10-1　细菌性阴道病与真菌性阴道炎和滴虫性阴道炎的鉴别诊断

	细菌性阴道病	真菌性阴道炎	滴虫性阴道炎
病因	阴道生态环境改变	白念珠菌感染	阴道毛滴虫感染
症状	有臭味的分泌物	外阴瘙痒明显	外阴瘙痒
外阴瘙痒	分泌物多	分泌物多	
阴道分泌物	均匀一致的、灰白色、稀薄	白色、稠厚、豆渣样	稀薄、灰黄色、泡沫样
分泌物，量多少不等	分泌物，量多	分泌物，量多	
外阴阴道炎症	不明显	明显	明显
阴道分泌物 pH	＞4.5	＜4.5	＞5.0
胺试验	阳性	阴性	可阳性
生理盐水湿片	白细胞少见　可见白细胞和上皮细胞	可见白细胞、线索细胞＞20%、活动的毛滴虫	
KOH 湿片	少做	可见假菌丝和厚壁孢子	少做
革兰氏染色	可见混合菌群，其中 GV 和厌氧菌数量明显超过乳酸杆菌	少做	少做

六、治疗

（一）抗微生物治疗

包括系统用药和局部用药。

1. 甲硝唑：又称灭滴灵，对绝大多数厌氧菌有很强的活性[3]，对 GV 也有一定的活性。口服每次 500 mg，每日 2 次，连续 7 d；或单剂量 2 g，一次口服；也可每次 0.2 g 口服，每日 3 次，连续 10～14 d。服药期间应戒酒。不良反应有恶心、呕吐、腹部不适、金属味、头晕头痛、腹泻、便秘、白细胞减少、皮疹等。妊娠 3 个月内及哺乳期妇女、中枢神经系统疾患及血液病患者禁用。

为减少口服甲硝唑的不良反应，也可采用适合阴道内应用的甲硝唑片剂、凝胶或阴道海绵等不同剂型，疗效也较好。

2. 替硝唑：属于硝基咪唑类药物，作用与甲硝唑相同。替硝唑由于血浆半衰期较长，服药次数少，每日 1 g，连续 5 d。

3. 克林霉素：又称氯洁霉素，对 GV、人型支原体以及部分厌氧菌有较强的活性。国外报道，口服克林霉素 300 mg，每日 2 次，连续 7 d，治愈率达 94%。主要不良反应有恶心、呕吐、腹泻及伴发真菌性阴道炎等。也可采用 2% 克林霉素阴道乳剂进行局部治疗。

4. 其他抗微生物药物：如氨苄西林、红霉素等，但疗效不如甲硝唑和克林霉素。

（二）原生物治疗

由于细菌性阴道病是由阴道菌群的生态学改变引起的，因此，许多研究者试图用阴道消毒剂、酸化剂以及乳酸杆菌等多种方法来重建阴道正常菌落以治疗细菌性阴道病，然而，这些方法的疗效差异较大。目前对这些方法的研究还缺乏大样本的随机双盲对照试验来证实，因此它们的疗效并不确定。

（三）对妊娠妇女细菌性阴道病的治疗

由于妊娠期间患细菌性阴道病后，发生早产、低出生体重儿、羊膜内感染、绒毛膜羊膜炎以及产后子宫内膜炎的风险会明显增高，对妊娠期细菌性阴道病妇女应进行及时有效的治疗[4]。在整个妊娠期，包括妊娠早期，都可以给予口服克林霉素治疗。另外，也可应用 2% 克林霉素阴道乳剂或甲硝唑阴道制剂。

（四）对混合感染的治疗

对于细菌性阴道病与其他性传播疾病的混合感染，应根据情况先后或同时给予治疗。如果是细菌性阴道病合并淋病，既可以先治疗淋病，再治疗细菌性阴道病，也可以应用青霉素同时治疗这两种病。如果是细菌性阴道病合并滴虫性阴道炎，则首选甲硝唑或替硝唑。如果是细菌性阴道病合并支原体感染，可首选克林霉素。

（五）对男性性伴的治疗

目前方法尚未统一。有人认为，既然细菌性阴道病与性行为有关，对患病妇女的男性性伴应同时给予治疗。但国外几项安慰剂对照试验显示，治疗男性性伴并不能提高患病妇女的临床疗效或减少复发率，而且接受治疗的男性出现不良反应的概率增多，因此，美国疾病控制中心性传播疾病治疗指南并未建议对细菌性阴道病妇女的男性性伴进行常规治疗。

（六）治疗后复发

国外报道，高达 70% 的细菌性阴道病妇女在治疗后 3 个月内复发。目前对复发的原因尚不清楚，推测有以下几种可能：①因治疗期间受抑制而未被杀灭的细菌性阴道病相关微生物持续存在而复发；②治疗后未能建立正常的以乳酸杆菌为主的阴道菌群；③因定居细菌性阴道病相关微生物的男性性伴而重新感染；④因其他尚未明确的宿主因素而易于复发。

乳酸杆菌治疗对复发性细菌性阴道病有效[5-6]。

七、预防

1．提倡洁身自好，避免婚外性接触。

2．避免经常用碱性液冲洗阴道。

3．维持阴道产过氧化氢乳酸杆菌的菌群，可以保护阴道免受细菌性阴道病相关微生物的感染。

参考文献

[1] Kenyon CR, Osbak K. Recent progress in understanding the epidemiology of bacterial vaginosis. Curr Opin Obstet Gynecol, 2014, 26(6): 448-454.

[2] Datcu R. Characterization of the vaginal microflora in health and disease. Dan Med J, 2014, 61(4): B4830.

[3] Luchiari HR, Ferreira CS, Golim MA, et al. Cervicovaginal bacterial count and failure of metronidazole therapy for bacterial vaginosis. Int J Gynaecol Obstet, 2016, 132(3): 297-301.

[4] Brocklehurst P, Gordon A, Heatley E, et al. Antibiotics for treating bacterial vaginosis in pregnancy. Cochrane Database Syst Rev, 2013, 31(1): CD000262.

[5] Parma M, Stella Vanni V, Bertini M, et al. Probiotics in the prevention of recurrences of bacterial vaginosis. Altern Ther Health Med, 2014, Winter; 20 Suppl 1: 52-57.

[6] Homayouni A, Bastani P, Ziyadi S, et al. Effects of probiotics on the recurrence of bacterial vaginosis: a review. J Low Genit Tract Dis, 2014, 18(1): 79-86.

（车雅敏）

第十一章

毛 滴 虫 病

一、概述

毛滴虫病（trichomoniasis）是一种世界范围内的常见性传播疾病，由阴道毛滴虫（*Trichomonas vaginalis*, TV）引起。人类是阴道毛滴虫的唯一自然宿主，阴道毛滴虫常寄生于女性的阴道和尿道以及男性的尿道和前列腺，表现为无症状带虫状态或急、慢性炎症。据WHO报道，全球每年有 1.7 亿人感染 TV[1]。与其他性传播疾病相比，毛滴虫病比较容易诊断和治疗，也较少引起公众卫生方面的关注，目前毛滴虫病仍不在需上报的传染性疾病之列。近年来，研究发现 TV 感染与许多围生期并发症相关，如胎膜早破、早产、低出生体重儿等[2-3]，且 TV 感染增加人类免疫缺陷病毒（human immunodeficiency virus, HIV）感染和传播的风险[4-5]，因此，对毛滴虫病必须加大控制力度。

二、流行病学

TV 感染是患病率最高的非病毒性性传播疾病。WHO 曾估算 TV 感染在世界范围内的发病率约为 1.7 亿 / 年，并认为 TV 感染病例占所有可治愈的感染性疾病病例的一半。在美国，每年有 740 万新增病例[6]，200 万 ~ 300 万有症状的患者。全世界不同地区、不同人群的 TV 的流行状况存在着差异，检测技术的不同也会对 TV 的检出率产生影响。TV 感染在女性中更常见，约为男性的 1.6 倍[7]。在一定年龄范围内，TV 感染率随着年龄增长而增高[8]。

（一）在女性中流行情况

Fotinatos 等报道，在瓦努阿图女性中，TV 的检出率为 25.13%，其中，农村女性的检出率为 43.4%，城市女性的检出率仅为 14.7%[9]。在新几内亚，TV 的检出率为 32.9%。非洲报道的毛滴虫病发病率在 11% ~ 25%，坦桑尼亚农村女性 TV 的检出率为 24.7%[10]，扎伊尔未感染 HIV 的女性中 TV 的检出率为 21%，卢旺达未感染 HIV 的孕期女性中 TV 的检出率为 10.9%[5]。在秘鲁农村，TV 的检出率为 16.5%。在美国，TV 的感染率为 3% 左右，其中，黑人女性 TV 的感染率约为 13.3%，西班牙裔女性的感染率为 1.8%，白人女性的感染率为 1.3%[11]。Ryu 等报道，在韩国，有阴道炎症状的女性中 TV 的检出率为 10.4%。伊朗报道，在妇产科就诊的女性中 TV 的检出率为 2.1%。

王颖楠等的研究显示，在我国，成年女性的 TV 的检出率为 8.9%，其中农村女性的感染率较高，为 14.5%[12]。幸雯等报道，农村成年女性的 TV 的检出率 8%，其中 30 岁以上组的检出率最高，为 22.22%。赵粤萍等的研究显示，农村妇女的阴道毛滴虫检出率为 11.95%，显著高于城镇妇女的 3.49%[13]。罗新萍报道，在我国城市女性中，TV 的检出率为

0.495%～0.93%。吴英等研究发现，在中老年阴道炎患者中，毛滴虫的检出率为12.35%，其中以51～60岁年龄组的检出率最高，为16.36%。何燕妃报道，在妇科门诊就诊的患者中，阴道毛滴虫的检出率为7.1%。朱邦勇等报道，在性病门诊就诊的女性患者中，TV的检出率为18.18%（湿片检查法）～21.68%（培养法）[14]。

Mawu等报道，在印度尼西亚万鸦老的性工作者中，尿液标本TV的检出率为22.6%[15]；在印度尼西亚迪米卡的性工作者中，毛滴虫病的发病率为11%～16%。在巴布亚新几内亚的性工作者中，TV的检出率为41%。Vuylsteke报道，在科特迪瓦首都阿比让的性病工作者门诊就诊的患者中，毛滴虫病的患病率为16.7%。Cwikel等回顾了1995—2006年发表的42篇研究女性性工作者性传播疾病发病率的文章发现，毛滴虫病的发病率在0.11%～51.0%之间[16]。吴捷玲等报道，在汕头市女性性工作者中，滴虫性阴道炎的发病率为2.8%。王桂香等报道，在云南的性工作者，TV的感染率和检出率分别为10.58%和8.31%[17]。

（二）在男性中流行情况

TV感染在男性中的发病率一般比在女性低。对男性TV感染的研究主要在到门诊就诊的男性患者中进行，而关于无症状的男性TV感染的研究非常少。

Lefevre等报道，在男性尿道炎患者中，TV培养阳性者占1.8%。Pillay等对南非227例有分泌物的男性尿道炎患者进行TV的检测，结果阳性者占19%[18]。土耳其的报道显示，对男性尿道分泌物进行检测发现，其中20.7%为TV阳性，而且这些患者经甲硝唑治疗后症状全部消失。在美国西雅图性病门诊就诊的男性患者中，TV的检出率为11%，其中54%有尿道分泌物，但分泌物量较少或中等。Borchardt等对性病门诊男性患者多尿沉渣进行培养的结果表明，TV的阳性率为12%[19]。Mazuecos等对75例男性尿道炎患者进行的TV培养结果表明，TV的检出率为3.4%。美国的一项研究显示，在性病门诊男性患者中，TV的检出率为2.8%，且30岁以上年龄组患者的阴道毛滴虫的检出率增高，为12%。Munson等通过转录介导扩增法对进行了健康检查的男性尿道拭子进行检测，结果TV的检出率为6.6%。

Sena等的研究显示，女性滴虫性阴道炎患者的性伴侣其TV的检出率高达71.7%，且其中77.3%没有临床症状[20]。Krieger等研究发现，与女性滴虫性阴道炎患者有性接触的男性中阴道毛滴虫的检出率为22%，无接触者检出率为6%，说明阴道毛滴虫可通过性接触而传染。

谢辉等对103例男性非淋菌性尿道炎患者进行TV检测，结果发现，阳性者占9.7%（涂片染色法）～22.3%（培养法），并认为性伴侣患有滴虫病会增加TV感染的风险。高宇等对1 130例有症状的男性尿道炎患者采用湿片检查法检测阴道毛滴虫，结果阳性率为3.8%。

有关男性性工作者中TV感染率的研究较少，Vuylsteke等报道，在科特迪瓦的男性性工作者中，TV的检出率为2.1%。我国未见相关研究报道。

（三）毛滴虫病与其他性传播疾病

流行病学的数据显示，TV感染与其他性传播疾病存在相关性，而且是高危性行为的一个标志。毛滴虫病经常与其他性传播疾病伴发，尤其是淋病。而且，多数患毛滴虫病的女性同时有细菌性阴道病[21]。Madhivanan等报道，TV感染的独立危险因素依次为：伴发细菌性阴道炎、生殖器疱疹、真菌性阴道炎、初次性交年龄过早。其他危险因素还包括：黑种人、受教育时间少于12年、伴发衣原体感染等。Verteramo等进行的一项TV感染的危险因素研究认为多个性伴侣及高年龄组与TV感染显著相关。马济宏报道，女性性病患者TV的检出率为30.9 1%，显著高于正常女性1 .05%。罗新萍的研究发现，女性性病患者TV的检出率为 4.8%，也显著高于一般人群。

已有多项研究显示，TV 感染是 HIV 感染的独立危险因素，TV 感染可以使 HIV 感染的风险增高 2 ～ 3 倍[22]。卢旺达农村孕期女性中，HIV 感染者 TV 的检出率为 20.2%，显著高于未感染 HIV 者。Laga 等报道，在扎伊尔 HIV 感染的女性中，TV 的检出率为 38%，高于未感染 HIV 的女性，并认为 TV 感染是 HIV 感染的危险因素。在 HIV 高发区，TV 感染率也较高。Price 报道，在马拉维，HIV 的感染率为 27%，男性 TV 的感染率为 13%。

三、病因及发病机制

（一）病原学

TV 是一种有鞭毛的真核微生物，寄生于人类泌尿生殖道。这种毛滴虫呈梨形或椭圆形，长为 10 ～ 30 μm，宽 5 ～ 15 μm，头部有 4 根与虫体等长的鞭毛，核在虫体的前 1/3 处。阴道毛滴虫仅有滋养体期，无包囊期，以分裂方式繁殖。TV 属兼性厌氧寄生原虫，喜寄生于缺氧的阴道内，并可侵入尿道和尿道旁腺，甚至上行至输尿管及肾盂。TV 在 30 ～ 37℃、pH 5.5 ～ 6 的环境中生长繁殖最为活跃；在 3 ～ 5℃低温时活动能力减弱；在完全干燥的环境中很容易死亡。

（二）传播途径

毛滴虫病是性传播疾病的一种。虽然曾有报道滴虫可存活于被分泌物污染的物品上，但一般认为，TV 感染几乎均是通过性接触传播的。而且 TV 感染的母亲在围生期也可能将 TV 传染给女性胎儿[3]。

（三）发病机制

虽然目前对毛滴虫病的发病机制及 TV 的毒力并不十分清楚，但已经发现 TV 的某些产物可以破坏宿主的细胞和组织。

1. 黏附

黏附是毛滴虫病发病机制中重要的一环，对黏附过程的分子基础的研究已发现，多种分子参与了 TV 的黏附过程。这些黏附分子可以分为三大类：①一些有黏附功能的代谢蛋白；②一种脂磷聚糖；③近来通过基因组学和蛋白质组学研究发现的一些膜蛋白。针对 TV 表面黏附分子的抗体能减少 TV 的黏附并进而减少宿主细胞的病变，这证明了黏附在毛滴虫病发病中的重要性。还有研究显示，TV 与宿主细胞的靶点接触后，会引起黏附分子的表达上调，TV 变成扁平的形状，将自己压到宿主细胞上。

（1）多功能的代谢蛋白

被称做黏附蛋白（adhesion protein, AP）的蛋白家族包括 AP23、AP33、AP51、AP65 和 AP120，它们是最受争议的黏附分子[23]。除了 AP23，大量的代谢酶存在于 TV 的氢化酶体（类似线粒体的细胞器）中，主要参与糖类代谢。有研究认为，这些蛋白质缺少"真正的黏附分子"的一些特征；但也有研究报道这些蛋白质出现在了 TV 表面；而且确有研究显示，AP23、AP33、AP51 和 AP65 在没有膜蛋白参与的情况下，能黏附数种细胞，与其靶点结合。Hirt 等认为，确定一些多功能的蛋白质是否是 TV 黏附分子，需要找到靶细胞上与其特异性结合的位点，或通过试验证实了这些细胞可以转运至细胞表面。因此，对于黏附蛋白在黏附过程中所起的作用仍需更多研究。

（2）脂磷聚糖

TV 表面包被着一层复杂的结构，称为多糖蛋白质复合物。目前关于这一结构的研究主要集中在一种 TV 表面的多糖：磷脂聚糖。研究显示，毒力强的 TV 与大豆凝集素的结合强于毒力弱的 TV，这一结果提示，TV 表面的糖类，特别是 N 末端乙酰半乳糖胺或半乳糖，对于决定 TV 的毒力非常重要。有两项研究支持这一结论：①对 TV 应用糖基化酶可以使 TV 与人上皮细胞的结合力下降 20 倍；②将 TV 暴露于过碘酸盐使多糖蛋白质复合物氧化，可以降低 TV 与层粘连蛋白的结合及与阴道上皮细胞的黏附。在 TV 表面的多糖蛋白质复合物中，脂磷聚糖是含量最多的糖复合物，每个细胞含（2～3）×10^6 个脂磷聚糖分子，目前研究结果认为，脂磷聚糖是一种黏附分子：①外源性地加入脂磷聚糖能种属特异性地抑制毛滴虫与上皮细胞的结合 [24]；②基因突变的 TV 表达异常的脂磷聚糖会降低与阴道上皮细胞的黏附力 [24]；③脂磷聚糖能与人半乳凝素 -1 结合，引起宿主细胞附着。除此之外，脂磷聚糖还能活化炎症前转录因子 NF-κB。这些研究结果提示，脂磷聚糖在 TV 附着、特异性结合及操控宿主细胞基因表达方面均发挥一定作用。

（3）膜蛋白

研究显示，TV 表面的蛋白质参与了 TV 附着至宿主细胞和组织的过程。对 TV 表面进行胰蛋白酶化会降低 TV 与层粘连蛋白、纤维粘连蛋白及几种人类细胞系的结合。通过 TV 基因组的研究，四个基因家族，包括 128 个基因编码的丝氨酸蛋白酶、半胱氨酸蛋白酶及金属蛋白酶，被认为与黏附过程相关。这些蛋白酶可以降解宿主蛋白质或细胞外基质，以清理附着的位点 [23]。另外，有三个基因家族编码的 47 种蛋白质，与其他黏膜病原体（如衣原体）的表面蛋白类似，但它们是否参与了 TV 的黏附过程仍需研究验证。最后，研究发现的最大的家族为 BspA 样蛋白组，它们与黏膜细菌的富亮氨酸蛋白类似——已知这些蛋白质介导了细菌与宿主的黏附。今后的研究需确定这些膜蛋白的功能及表达方式，其中的某些可能成为治疗靶点或有助于疫苗的设计。

2. 细胞毒性分子

有证据显示，TV 可能产生一些分子，这些分子进入宿主细胞可引起细胞毒作用，损伤宿主细胞的细胞膜。电镜下可见其中一种分子可以在红细胞的胞膜上形成小孔，从而发挥穿孔素样作用 [25]。另一种 TV 释放的攻击细胞膜的分子——细胞溶解因子——能破坏有核细胞和红细胞，特别是能降解卵磷脂，说明它是磷脂酶 A2 的一种。确定引起这些有毒力的因子释放的机制非常重要。

3. 纤维粘连蛋白和层粘连蛋白

研究认为，纤维粘连蛋白和层粘连蛋白可能是 TV 黏附的靶点。TV 可与靶细胞的纤维粘连蛋白、层粘连蛋白相连接，采用免疫荧光和免疫电镜等方法可观察到该连接的存在。TV 结合纤维粘连蛋白的量依赖于铁离子——可影响 TV 识别和结合纤维粘连蛋白 [26]。

4. 细胞骨架

细胞骨架是位于细胞核和细胞膜内侧面的一种纤维状蛋白基质，参与细胞的多种功能，如细胞运动、分裂、摄食、粘连和信号传导等，由微管、微丝和中等纤维组成。研究显示，应用抑制 TV 微管和微丝的药物后，TV 感染的细胞数会下降，说明 TV 的细胞骨架参与致病 [27]。

5．其他可能的机制

硫氧还蛋白系统是毛滴虫的主要的抗氧化防御机制，毛滴虫通过上调硫氧还蛋白和硫氧还蛋白过氧化物酶来应对环境中增强的氧化应激。研究显示，毛滴虫的硫氧还蛋白还原酶的结构与它的人类宿主存在本质上的不同，这可能可以成为药物治疗的一个靶点。

（四）宿主的反应及免疫

我们目前关于针对 TV 的免疫反应的知识多数来源于观察患者的反应以及体外试验和动物试验。自然感染 TV 产生的免疫力并不能使人体获得完全的保护，毛滴虫病患者治疗后再感染率可达 30%。

1．获得性免疫

免疫测定结果显示，TV 感染人体会刺激机体产生抗体。已有多项动物实验结果显示，这些抗体确实能在 TV 感染时为机体提供一定的保护。TV 感染人体后人体的生殖系统中出现 TV 特异性抗体，多数情况下，血清中也能检测到循环抗体，而且外周血单核细胞出现抗原特异性增生[28]，这些说明获得性免疫反应被启动。

体外研究显示，在针对 TV 表面抗原的单克隆抗体中，抗黏附素抗体可以阻止 TV 黏附至多种人类细胞系上，如宫颈细胞以及初代的人阴道上皮细胞。加入抗黏附素抗体后，这些细胞的损伤有减少提示，抗黏附素抗体可以减少因黏附所致的宿主细胞损伤。针对可溶性 TV 分子的特异性抗体，如抗蛋白酶、细胞活化分子或溶解因子（如磷脂酶）的抗体，也可能对机体有保护作用。但由于缺乏合适的阴道感染的动物模型，尚无在体的研究可以证实这些抗体的保护作用。很显然，仅依靠抗体不能清除 TV 的感染，天然免疫反应及获得性细胞免疫也很重要。很难在小鼠或其他实验动物制备 TV 阴道内感染模型，但另一种寄生于牛生殖系统的毛滴虫（*Trichomonas foetus, TF*）可以成功引起小鼠的感染。这种小鼠模型可以为我们研究针对毛滴虫的免疫反应提供的一定帮助，当然前提是 TV 和 TF 是通过类似机制引发免疫反应。

2．获得性免疫反应的靶点

TV 特异性 IgG 及 IgA 的出现也说明辅助性 T 细胞被活化了，但相关的抗原以及抗体对 TV 的确切作用仍不清楚。保护性抗体的一个明显的靶点可能是黏附素，TV 通过黏附素与宿主细胞紧密接触，并引起宿主细胞破坏。四种有抗原性的 TV 表面分子参与了黏附的过程，针对这些分子的抗体可以保护细胞免受 TV 介导的细胞毒性损伤，说明抗黏附的免疫反应可能是体内的一个重要保护性免疫机制。

然而，我们目前对于 TV 引发的免疫反应所知甚少。获得性免疫反应是否是机体保护性免疫必需的？如果是必需的，获得性免疫在减少或清除 TV 方面起到了什么样的作用？对这些尚不清楚。虽然有一些证据显示对实验动物进行免疫后可以产生保护作用，但人体自然感染 TV 后并不能产生有力的保护性免疫力。近期的研究显示，与不合并 HIV 感染的 TV 感染者相比，合并 HIV 感染的 TV 感染者其 TV 水平及感染持续时间并没有增加，这可能提示在控制 TV 感染中，天然免疫反应可能比获得性免疫反应重要得多，因为在对抗感染的免疫反应中中性粒细胞通常是数量最多的免疫细胞。

四、临床表现

TV 感染的潜伏期目前并不明确，但体外试验的结果显示，潜伏期可能在 4～28 d 之间[29]。

TV 感染未经治疗可持续数月到数年，症状也可以在任何时间点出现。

（一）女性

妇女感染后表现为阴道炎和外阴炎，起病可急可缓。临床表现为：阴道分泌物增多，典型的分泌物为黄绿色，泡沫状，有恶臭味，并会引起瘙痒。但临床常见的分泌物为灰色，不伴瘙痒，泡沫状分泌物也仅见于 10% 的患者。常出现宫颈及阴道壁红肿，约 2% 的病例可见到草莓状宫颈，这是滴虫性阴道炎的特征性临床表现。也可出现性交痛、下腹痛、外阴瘙痒等症状。多数患者会出现尿道受累，出现排尿困难、尿频、尿急、尿痛、血尿等。症状可能在月经期中或月经期后加重。在某些严重病例，阴道毛滴虫上行感染可引起膀胱炎、肾盂肾炎。无症状的 TV 感染也很常见，在性病门诊就诊的女性中占 10% ~ 50%。

有研究显示，TV 可能增加子宫切除术后感染的风险，增加宫颈上皮内瘤样病变及宫颈癌的发病率，而且 TV 与不孕、胎膜早破、早产、低出生体重儿等的发生相关[2-3]。

（二）男性

过去认为，男性只是阴道毛滴虫的无症状携带者或仅有很轻微的症状；但大量的临床研究显示，虽然多数男性患者没有症状，但 TV 感染引起的男性尿道炎也有明显的临床症状，主要表现为持续时间较长的少至中等尿道分泌物及尿道刺激征。TV 感染引起龟头炎、附睾炎、前列腺炎的情况很少见。

有研究认为，TV 感染可能影响精子的活动力，降低精子的存活率，可能与男性不育相关[30]。

五、实验室检查

对于有毛滴虫病症状（阴道炎或分泌物）的所有女性，均推荐进行 TV 检测，而对于有男性尿道炎的患者，TV 不是最常见的病因，但如果排除了常见的病因，应考虑进行 TV 检测。对于 HIV 感染女性，需要进行 TV 的筛查。对于一些高危人群，如对有多个性伴侣、新的性伴侣的人群，性病门诊患者，服刑人员，可以考虑进行 TV 筛查。是否进行 TV 检测应根据地域、种族、人群的流行病学特点决定。对无症状男性进行 TV 筛查是否有益，目前仍不清楚，暂不推荐在这一人群中进行 TV 筛查。

检测 TV 的方法有很多种，传统的湿片检查法、培养法等方法的敏感性低，近年来出现的一些免疫学检测方法及核酸扩增试验（nucleic acid amplification tests, NAAT）的敏感性及特异性均较高，有很好的临床应用前景。

（一）生理盐水直接涂片法（湿片检查法）

湿片检查法是临床最常用的检测方法，取阴道后穹窿、尿道分泌物、尿液沉淀物或前列腺液置于生理盐水中，直接涂片，湿片镜检。镜下可以见到 TV 的大小与白细胞类似，并会活跃地活动或在休息时拍打鞭毛（图 11-1）。湿片检查法的特异性可达 100%，敏感性则较其他方法低，在 51% ~ 65% 之间[31]。湿片检查法只能检测活滴虫，因此，标本采集后 10 ~ 20 min 内必须完成检测。冬天操作时要注意保持室温在 20℃左右，而且湿片检查法检测结果与操作人员的技术熟练程度有关。湿片检查法所需设施、条件简单，易于实施，目前仍是诊断阴道毛滴虫病的最常用的传统方法。

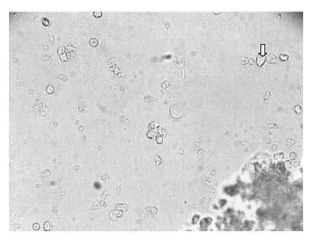

图 11-1 （也见彩图）湿片检查法，镜下箭头所示为滴虫虫体，呈梨形，尖端可见鞭毛（×400）

（二）涂片染色法

多种染色技术可被用来提高显微镜检测 TV 的敏感性，并可被用来检测死去的虫体。PAP 涂片法为检查阴道毛滴虫病的常用方法，其敏感性为 60%，特异性为 95%[32]。其他还有瑞氏染色、吉姆萨染色、革兰氏染色（图 11-2）及吖啶橙染色等方法。

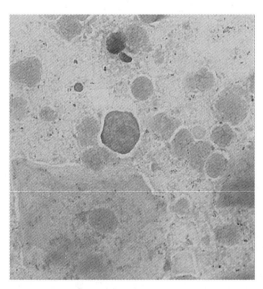

图 11-2 （也见彩图）革兰氏染色，油镜下观察。视野正中可见不规则形的滴虫虫体，胞浆呈红色泡沫状（×1 000）

（三）培养法

目前培养法仍是诊断阴道毛滴虫病的金标准，常用的培养基有 Diamond 培养基、液态 Diamond 培养基等。Diamond 培养基和液态 Diamond 培养基的敏感性相对高。培养法的特异性为 100%，敏感性为 85% 左右。培养法需要特殊的设备及培养基，而且数天后才能得到结果，因此，不能完全取代湿片检查法。现在有一种新的延迟接种技术，拭子标本可以在室温存留 30 min 再进行接种，因此，可以在湿片法读片阴性后，再进行接种培养。

（四）免疫学方法

1. 酶联免疫吸附法（enzyme-linked immunosorbent assay, ELISA）

检测阴道分泌物的 TV 的可溶性抗原。在美国西雅图性病门诊就诊的女性中进行的研究显示，酶联免疫吸附法的敏感性和特异性分别为 78.5 和 98.6%。这种方法的敏感性较湿片检查法高，但特异性相对较低，适用于无法进行显微镜检查的机构。

2. 直接荧光抗体法（direct fluorescent antibody, DFA）

即应用荧光素标记抗体及荧光显微镜检测 TV 抗原。Bickley 比较了荧光抗体法、吖啶橙染色、湿片检查法、培养法等检测 TV 的方法，其敏感性分别为 83%、66%、66% 和 95%[33]。荧光抗体法的特异性为 98%。目前认为荧光抗体检测法的敏感性好，特异性高，容易操作及判读，有望替代吖啶橙染色法及湿片法成为临床快速诊断的经济实用的方法。

3. OSOM 阴道毛滴虫试验

OSOM 阴道毛滴虫试验是应用免疫色析毛细流动技术检测 TV 抗原的一种方法，其检测结果可在 10 min 内得到，敏感性为 82%～95%，特异性为 97%～100%[34]。美国 FDA 尚未批准此法用于男性标本的检测。

（五）分子生物学方法

1. DNA 原位杂交

有学者报道，以生物素标记 TV 的 DNA 片段 pROS21 作为探针，另外以 pROS21 的亚克隆 pLAE1 作为探针，与临床标本 TV 进行原位杂交，虫体细胞核中 DNA 重复序列有明显的荧光区域，该探针与哺乳动物细胞、酵母及细菌的 DNA 无交叉反应，对诊断有一定价值。

2. Affirm VPIII 检测（Becton Dickinson, San Jose, CA）

应用核酸探针技术，检测引起阴道炎的三种病原体：TV、加德纳菌、白念珠菌，检测 TV 的敏感性为 63%，特异性为 99.9%[35]。此方法也未被美国 FDA 批准用于男性标本的检测。

3. APTIMA 阴道毛滴虫试验（HologicGen-Probe, San Diego, CA）

APTIMA 阴道毛滴虫试验是 NAAT 的一种，可用于阴道分泌物、宫颈分泌物及尿液标本的 TV 检测，此方法通过转录介导的扩增进行，敏感性为 95%～100%，特异性为 95%～100%[36]，而且可以在数小时内得到结果。但美国 FDA 尚未批准此方法用于阴茎拭子及男性尿液的检测。

六、诊断及鉴别诊断

结合临床症状及实验室检查结果，一般诊断毛滴虫病并不困难。在男性患者需与其他原因引起的非特异性尿道炎相鉴别，主要依靠病原体检查进行鉴别。在女性患者需要与细菌性阴道病、生殖器念珠菌病相鉴别。

1. 细菌性阴道病

细菌性阴道病一般瘙痒不明显，分泌物为面糊样，呈灰色或灰白色，有鱼腥样臭味，7% 的患者的分泌物呈泡沫状，病原菌为加特纳菌和厌氧菌。

2. 念珠菌病性外阴阴道炎

念珠菌病性外阴阴道炎可有明显瘙痒，分泌物为凝乳或豆渣样、白色、混浊、略臭，病原体为白念珠菌。

七、治疗

治疗患者和所有的性伴侣才能增加治愈率，减少 TV 传播。

（一）系统用药

一线治疗包括甲硝唑或替硝唑，推荐剂量是 2 g 单剂口服或静脉注射；替代的服药方法为甲硝唑 500 mg，每日 2 次，7 d[37]。通常硝基咪唑类抗生素可治愈 TV 感染，甲硝唑单剂口服治愈率可达 97%，替硝唑单剂口服治愈率为 90%～100%。硝基咪唑类是美国 FDA 唯一批准用于毛滴虫病治疗的药物。这些药物既便宜，又容易获得，尤其是甲硝唑。替硝唑半衰期更长，在泌尿生殖道中的药物浓度比甲硝唑更高，不良反应发生率相对也低于甲硝唑，但它的价格比甲硝唑高。

由于缺少用于 TV 感染的替代药物，硝基咪唑类过敏及耐药引起了越来越多的关注。过敏反应必须与硝基咪唑类的一种不良反应，戒酒硫样反应相鉴别，这种反应可以引起皮肤发红。真正的过敏反应发生率不高，临床表现有荨麻疹、瘙痒、面部水肿、红斑、胃肠道反应等。硝基咪唑类引起的过敏症非常少见。对硝基咪唑类过敏的患者可以通过逐步增加剂量的 14 步骤脱敏方案进行脱敏[38]。

如果标准治疗对 TV 无效，需要区别是出现了再次感染还是出现治疗抵抗。如果能够排除因未治疗的性伴侣引起的再感染，可以对患者进行替代方案的治疗，即甲硝唑 500 mg，每日 2 次，7 d。如果患者对两周治疗方案均抵抗，可以给予甲硝唑或替硝唑，2 g，每日 1 次，5～7 d。如果这几种治疗方案均无效，则需要通过药敏试验筛选敏感抗生素。

体外试验发现，约 4% 的 TV 对甲硝唑表现出不同程度的抵抗，但对这一结果与临床的相关性仍不清楚。对甲硝唑有抵抗的 TV 感染者，替硝唑是一个好的选择，有报道其治愈率可达 92%。

对于孕期或哺乳期女性，甲硝唑是相对安全的，虽然关于这一点仍有争议，但没有即使在孕早期服用甲硝唑引起胎儿畸形的报道。而替硝唑理论上说有可能对胎儿或婴儿产生不良影响，应避免使用。

近年来我国也有应用中药治疗阴道毛滴虫病的报道，常山、花椒、仙鹤草、白头翁、青蒿、苦参、黄柏、蛇床子、双氢青蒿素对 TV 有杀灭或抑制作用，但目前的报道仍以体外试验为主。

（二）局部治疗

局部治疗的失败率较高，超过 50%，可作为系统治疗的辅助。常用局部用药有壬苯聚醇、甲硝唑栓、奥硝唑栓等。

八、预防

由于对毛滴虫病对于公众健康的影响缺乏认识，以及资源的缺乏，目前毛滴虫病仍不属于需上报的传染性疾病。而有效的毛滴虫病控制及预防有赖于感染情况数据的支持，以及对高危人群，包括男性感染的监测。

预防毛滴虫病的措施包括：①控制性行为；②使用避孕套；③确保患者的所有性伴侣都得到了充分的治疗；④控制阴道灌洗的使用，灌洗不能减少 TV 感染，相反，它可能是毛滴虫病及其他性传播疾病的危险因素[39]。

虽然在患者血清及阴道体液中可发现抗滴虫抗体，但反复的 TV 感染并不能使人体获得针对 TV 的完全的保护性免疫。目前唯一针对滴虫的疫苗是 SolcoTrichovac，但其临床效果仍不确定。

九、总结

毛滴虫病是一种非常常见的性传播疾病，它与很多重要的公众健康问题相关，包括增加 HIV 的传播。但对于毛滴虫病的流行病学仍需进行更多研究，包括有症状的及无症状的感染的发生率、男性 TV 感染的发生率、TV 感染的危险因素以及可能引起的不良预后等。这些数据将有助于确定需要进行 TV 筛查的人群。此外，需制定毛滴虫病诊治指南，以指导临床诊断、治疗流程并确保治疗后的微生物学清除。

参考文献

[1] Gerbase AC, Rowley JT, Heymann DH, et al. Global prevalence and incidenc estimates of selected curable STDs. Sex Transm Infect, 1998, 74(6): S12-16.

[2] Hardy PH, Hardy JB, Nell EE, et al. Prevalence of six sexually transmitted disease agents among pregnant inner-city adolescents and pregnancy outcome. Lancet, 1984, ii(8): 333-337.

[3] Cotch MF, Pastorek 2nd JG, Nugent RP, et al. Trichomonas vaginalis associated with low birth weight and preterm delivery. The Vaginal Infections and Prematurity Study Group. Sex Transm Dis, 1997, 24(6): 353-360.

[4] Laga M, Manoka A, Kivuvu M, et al. Non-ulcerative sexually transmitted diseases as risk factors for HIV-1 transmission in women: results from a cohort study. AIDS, 1993, 7(1): 95-102.

[5] Leroy V, De Clercq A, Ladner J, et al. Should screening of genital infections be part of antenatal care in areas of high HIV prevalence? A prospective cohort study from Kigali, Rwanda, 1992-1993. The Pregnancy and HIV (EGE) Group. Genitour in Med, 1995, 71(4): 207-211.

[6] Weinstock H, Berman S, and Cates W Jr. Sexually transmitted diseases among American youth: incidence and prevalence estimates, 2000. Perspect Sex Reprod Health, 2004, 36(1): 6-10.

[7] Miller WC, Swygard H, Hobbs MM, et al. The prevalence of trichomoniasis in young adults in the United States. Sex Transm Dis, 2005, 32(10): 593-598.

[8] Ginocchio CC, Chapin K, Smith JS, et al. Prevalence of Trichomonasvaginalisand coinfection with Chlamydia trachomatis and Neisseria gonorrhoeae in the United States as determined by the AptimaTrichomonasvaginalis nucleic acid amplification assay. J Clin Microbiol, 2012, 50(8): 2601-2608.

[9] Fotinatos N, Warmington A, Walker T, et al. Trichomonas vaginalis in Vanuatu. Aust J Rural Health, 2008, 16(1): 23-27.

[10] Klouman E, Massenga EJ, Klepp KI, et al. HIV and reproductive tract infections in a total village population in rural Kilimanjaro, Tanzania: women at increased risk. J Acquir Immune Defic Syndr Hum Retrovirol, 1997, 14(2): 163-168.

[11] Sutton M, Sternberg M, Koumans EH, et al. The prevalence of Trichomonas vaginalis infection among reproductive-age women in the United States, 2001-2004. Clin Infect Dis, 2007, 45(10): 1319-1326.

[12] 王颖楠, 赵敏. 486例成年女性阴道毛滴虫感染相关因素及预防对策研究. 中国地方病防治杂志, 2014, 29(2): 144.

[13] 赵粤萍, 石镇霞. 已婚育龄妇女阴道毛滴虫感染状况分析. 河南大学学报(医学版), 2010, 29(4): 293-295.

[14] 朱邦勇, 文春梅, 赵秀梅, 等. 性病门诊尿道/阴道炎患者阴道毛滴虫检测结果分析. 中国皮肤性病学杂志, 2006, 20(12): 747-748.

[15] Mawu FO, Davies SC, McKechnie M, et al. Sexually transmissible infections among female sex workers in Manado, Indonesia, using a multiplex polymerase chain reaction-based reverse line blot assay. Sex Health, 2011, 8(1): 52-60.

[16] Cwikel JG, LazerT, PressF, et al. Sexually transmissible infections among female sex workers: an international review with an emphasis on hard to access populations. Sex Health, 2008, 5(1): 9-16.

[17] 王桂香, 丁国伟, 汪海波. 云南省某市娱乐场所女性性工作者HIV/STD感染两次横断面调查. 卫生软科学,

2008, 22(5): 343-345.

[18] Pillay DG, Hoosen AA, Vezi B, et al. Diagnosis of Trichomonas vaginalis in male urethritis. Trop Geogr Med, 1994, 46(1): 44-45.

[19] Borchardt KA, al-Haraci S, Maida N. Prevalence of Trichomonas vaginalis in a male sexually transmitted disease clinic population by interview, wet mount microscopy, and the In Pouch TV test. Genitour in Med, 1995, 71(6): 405-406.

[20] Sena AC, Miller WC, Hobbs MM, et al. Trichomonas vaginalis infection in male sexual partners: implications for diagnosis, treatment, and prevention. Clin Infect Dis, 2007, 44(1): 13-22.

[21] James JA, Thomason JL, Gelbart SM, et al. Is trichomoniasis often associated with bacterial vaginosis in pregnant adolescents? Am J Obstet Gynecol, 1992, 166(3): 859-863.

[22] Mullins TL, Rudy BJ, Wilson CM, et al. Incidence of sexually transmitted infections in HIV-infected and HIV-uninfected adolescents in the USA. Int J STDAIDS, 2013, 24(2): 123-127.

[23] Hirt RP, Noel CJ, Sicheritz-Ponten T, et al. Trichomonas vaginalis surface proteins: a view from the genome. Trends Parasitol, 2007, 23(11): 540-547.

[24] Bastida-Corcuera FD, Okumura CY, Colocoussi A, et al. Trichomonas vaginalis lipophosphoglycan mutants have reduced adherence and cytotoxicity to human ectocervical cells. Eukaryot Cell, 2005, 4(11): 1951-1958.

[25] Fiori PL, Rappelli P, Addis MF. The flagellated parasite Trichomonas vaginalis: new insights into cytopathogenicity mechanisms. Microb Pathog, 1999, 1(2): 149-156.

[26] Crouch ML, Benchimol M, Alderete JF. Binding of fibronectin by Trichomonas vaginalis is influenced by iron and calcium. Microb Pathog, 2001, 31(3): 131-134.

[27] Krieger JN, Ravdin JI, Rein MF. Contact-dependent cytopanthogenic mechanisms of Trichomonas vaginalis. Infect Immun, 1985, 50(3): 778-786.

[28] MasonPR, Patterson BA. Proliferative response of human lymphocytes to secretory and cellular antigens of Trichomonas vaginalis. J Parasitol, 1985, 71(3): 265-268.

[29] Hesseltine H. Experimental human vaginal trichomoniasis. J infect Dis, 1942, 71: 127.

[30] Ozdemir E, Keleştemur N, Kaplan M. Trichomonas vaginalis as a rare cause of male factor infertility at a hospital in East Anatolia. Andrologia, 2011, 43(4): 283-285.

[31] Stoner KA, Rabe LK, Meyn LA, et al. Survival of Trichomonas vaginalis in wet preparation and on wet mount. Sex Transm Infect, 2013, 89(6): 485-488.

[32] Wiese W, PatelSR, Patel SC, et al. A meta-analysis of the Papanicolaou smear and wet mount for the diagnosis of vaginal trichomoniasis. Am J Med, 2000, 108(4): 301-308.

[33] Bickley LS, Krisher KK, Punsalang A Jr, et al. Comparison of direct fluorescent antibody, acridine orange, wet mount, and culture for detection of Trichomonas vaginalis in women attending a public sexually transmitted diseasesclinic. Sex Transm Dis, 1989, 16(3): 127-131.

[34] Campbell L, Woods V, Lloyd T, et al. Evaluation of the OSOM Trichomonas rapid test versus wet preparation examination for detection of Trichomonas vaginalis vaginitis in specimens from women with a low prevalence of infection. J Clin Microbiol, 2008, 46(10): 3467-3469.

[35] Andrea SB, Chapin KC. Comparison of Aptima Trichomonas vaginalis transcription-mediated amplification assay and BD affirm VPIII for detection ofT. vaginalis in symptomatic women: performance parameters and epidemiological implications. J Clin Microbiol, 2011, 49(3): 866-869.

[36] Schwebke JR, Hobbs MM, Taylor SN, et al. Molecular testing for Trichomonas vaginalis in women: results from a prospective U.S. clinical trial. J Clin Microbiol, 2011, 49(12): 4106-4111.

[37] Workowski KA, Berman S, Centers for Disease Control and Prevention. Sexually transmitted disease treatment guidelines. 2010. MMWR, 2010, 59(RR-12): 1-110.

[38] Helms DJ, Mosure DJ, Secor WE, et al. Management of Trichomonas vaginalis in women with suspected metronidazole hypersensitivity. Am J Obstet Gynecol, 2008, 198(4): 370.e1-7.

[39] Tsai CS, Shepherd BE, Vermund SH. Does douching increase risk for sexually transmitted infections? A prospective study in high-risk adolescents. Am J Obstet Gynecol, 2009, 200(1): 38.e1-8.

（路雪燕）

第十二章

疥　疮

　　疥疮（scabies）是由疥螨引起的，临床上患者常出现剧烈的瘙痒，尤其是夜间更为严重，影响患者的生活质量，并具有传染性，易出现群体发病，并在一些地区引起流行。

一、流行病学

　　疥疮在世界各国均有发病，任何年龄、种族及社会阶层的人群均易感。在发展中国家，发病率为 4% ~ 100%，高发病率与自然灾害、战争、经济危机、难民营等居住条件较差有关。疥螨可通过个体间的密切接触、性生活或其他因素直接传播，也可通过污染物间接传播。疥疮在学龄儿童、集体宿舍或性活跃人群中的发病率常较高，家庭成员间的相互传染和密切接触传染最常见 [1-2]。

　　结痂性疥疮（crusted scabies）常见于免疫缺陷人群（AIDS 患者、器官移植者）及感觉功能减退人群（麻风病患者）。

二、病因及发病机制

　　疥螨是一种表皮内寄生虫，分为人型疥螨和动物疥螨两大类，人的疥疮主要由人型疥螨引起。人型疥螨呈扁平椭圆形，腹侧前后各有两对足，幼虫可见鞭毛样结构（图 12-1）。雌虫体长为 0.3 ~ 0.5 mm，雄虫较小，在交配后不久即死亡，雌虫（图 12-2）受精后钻入皮

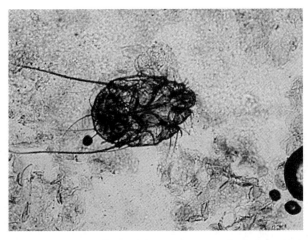

图 12-1　（也见彩图）人型疥螨呈扁平椭圆形，腹侧前后各有两对足，幼虫可见鞭毛样结构

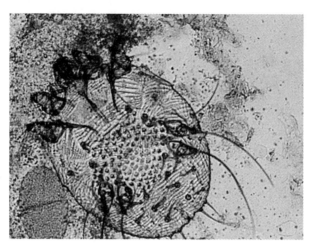

图 12-2 （也见彩图）疥螨雌虫

肤角质层内，掘成隧道并在其内产卵，产卵 60～90 个后死于隧道内，虫卵经 3～4 d 孵化成幼虫，再经 2～3 d 变为若虫，后者经过二次蜕皮成为成虫。由卵到发育成熟共需要 10 d。疥螨离开人体后可存活 2～3 d。寄生于感染个体的螨的数量有很大不同，一般少于 100 个，但结痂性疥疮患者的皮肤表面可有上千个螨虫。

疥螨在皮肤角质层内掘凿隧道引起的机械性刺激，疥螨分泌的毒液及排泄物刺激皮肤引起的变态反应，以及雌疥螨滞留在皮肤角质层内引起的异物反应，均可导致皮肤剧烈瘙痒。

三、临床表现

疥螨好发于皮肤皱褶部位（如指缝、腕部、肘窝、腋窝、乳房下、脐周、下腹部、股内侧和外生殖器等部位），成年人头面部和掌跖部不易受累，而婴幼儿任何部位均可受累（图 12-3）。皮损为米粒大小的丘疹、丘疱疹和灰白色或浅灰色线状隧道，丘疹为正常肤色或淡红色，反应剧烈者其顶端可出现脓疱；男性患者病程长或疥疮活跃时可在阴囊、阴茎、龟头等部位出现直径 3～5 mm 的暗红色结节（疥疮结节）（图 12-4），是疥螨引起的皮肤良性淋

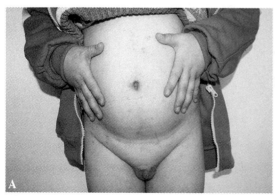
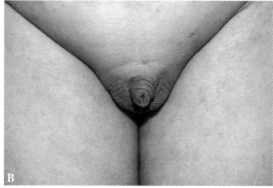

图 12-3 （也见彩图）疥疮的好发部位。A，手指缝；B，外阴

巴细胞增生性反应。患者自觉剧烈瘙痒，尤以晚间为甚。久病者常因搔抓而出现湿疹样变或继发脓皮病、淋巴结炎；婴幼儿偶尔可发生以大疱为主的大疱性疥疮。本病多发生于冬季，病程长短不一，有的可迁延数月[3-4]。

身体虚弱、感觉神经病变、麻风病和AIDS患者可发生结痂型疥疮（也称挪威疥或角化型疥疮），与患者免疫功能异常有关，表现为大量结痂、脱屑，有时呈红皮病样外观，脱痂中有大量疥螨，传染性极强（图12-4）。

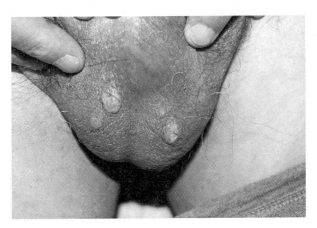

图 12-4　（也见彩图）位于阴囊的疥疮结节

四、实验室检查

直接取皮疹处鳞屑置于玻片上，显微镜下可见疥虫（见图12.1和12.2）或虫卵（图12-5）。虫卵常成对出现。

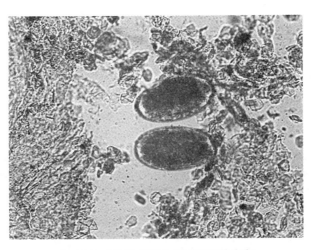

图 12-5　（也见彩图）成对出现的虫卵

五、诊断及鉴别诊断

（一）诊断

1. 有共用被褥、衣物等传染源接触史，同一家庭或集体中常有同样患者，性伴侣是疥疮患者。

2. 皮疹好发于皮肤薄嫩或皱褶部位，如手指缝及其两侧、腕部屈侧、下腹部及阴股部，一般不累及头面部。

3. 基本损害为针头大小的淡红色丘疹、丘疱疹，其附近有时可见疥虫在表皮内穿掘的灰白色或浅黑色隧道，长约数毫米，此为疥疮特有的症状。

4. 自觉剧痒，尤以夜间为甚。

5. 男性患者的阴囊、阴茎等处可见绿豆至黄豆大炎性硬节，称为疥疮结节（见图12-4）。

（二）鉴别诊断

本病需与痒疹、虱病、丘疹性荨麻疹、皮肤瘙痒病等进行鉴别。

六、治疗

1. 扑灭司林　是一种合成除虫菊酯，除头面部外必须擦遍全身，一次应用常常可以治愈，但推荐1周后二次用药治疗。

2. 10%硫黄软膏（婴幼儿用5%）　用药时必须做到治疗前先用热水肥皂洗澡，擦药时除头面部外必须擦遍全身，每晚1次，连续3~5 d。擦药期间不洗澡、不换衣，疗程完成后洗澡更衣，将换下的衣被煮沸消毒或日晒。

3. 伊维菌素　200~400 μg/kg，2周内分2次服用。小于15 kg的儿童和孕妇、哺乳期妇女禁用。

4. 疥疮结节可外用类固醇制剂如氢化可的松霜等。

5. 疥疮患者的家庭或集体生活成员同时治疗。

6. 治疗后需观察1~2周，如无新皮疹发生，可认为痊愈。

七、预防

应注意个人卫生，勤洗澡、勤晒被褥；患者应及时隔离，家庭或集体宿舍中的患者应同时治疗；污染物品应煮沸消毒或在日光下暴晒以杀灭疥螨。

参考文献

[1] Meinking TL, Burkhart CG, Burkhart CN. Ectoparasitic diseases in dermatology: reassessment of scabies and pediculosis//James W(ed). Advances in Dermatology, Vol 15. St Louis: Mosby, 1999: 67-108.
[2] Burkhart CG. Scabies: an epidemiologic reassessment. Ann Intern Med, 1983, 98: 498-503.
[3] 张学军. 皮肤性病学. 6版. 北京: 人民卫生出版社, 2005.
[4] 王宝玺. 皮肤病与性病诊疗常规. 北京: 中国医药科技出版社, 2005.

（王　涛）

第十三章

阴 虱 病

一、概述

阴虱病（pediculosis pubis）是一种常见的获得性性传播疾病，由阴虱引起。好发于青壮年性活跃者，引起瘙痒，可与其他性传播疾病共存。

二、流行病学

虱是一种不能飞的昆虫，以吸食人类宿主的血为生，数千年来一直困扰着人类。虱分为头虱、体虱、阴虱三种。虱通常在叮咬处引起局限性皮疹，某些虱还可以传播疾病，如体虱可传播细菌引起流行性斑疹伤寒、回归热、战壕热等。阴虱在男性发病率较高，可能是由于阴毛较粗和较长，容易寄生所致；亚洲人因阴毛较欧洲人的少，因而感染率较欧洲人低。感染常发生在15～40岁，与性活跃有关。阴虱通常是一种性传播疾病，但无性生活者也可通过污染的衣物、床单等被感染。

三、病因及发病机制

阴虱长约1 mm，比头虱更宽、更短，其形状类似于螃蟹，它的卵成锐角附着于人体的毛发；阴虱的第一对爪子有锯齿状边缘，可以牢固地抓紧毛发并在身体表面移动。因此，阴虱感染不仅可发生在阴毛上，也可发生于头发、腋毛、睫毛、眉毛等体毛上。60%的患者有两处毛发部位感染。阴虱离开人体后仍可存活36 h，因此，刮除感染部位毛发时要杀死阴虱及其卵，否则，有可能感染其他毛发覆盖区域。

四、临床表现

外阴阴毛处剧烈瘙痒，常在其内衣上发现针尖大小的出血点，这是由阴虱叮咬后少量出血引起的。有时可继发毛囊炎、淋巴结病等。毛发根部的阴虱仔细检查才能发现，它们看起来像是肤色的斑点或红色血痂（图13-1和13-2）。当睫毛被感染时，阴虱的排泄物堆积在下眼睑上，类似睫毛膏样。

阴虱常常是性传播感染，因此，应寻找感染的根源，避免再次感染[1]。

五、实验室检查

阴虱叮咬后的皮肤活检病理学表现无法与其他昆虫叮咬的表现鉴别，因此，对阴虱病很少进行皮肤活检，诊断主要靠临床诊断。组织病理学上表现为浅层和深层的非特异的、以

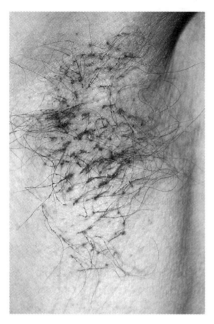

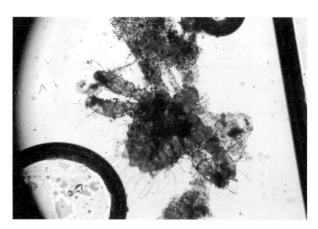

图 13-2 （也见彩图）阴虱

图 13-1 （也见彩图）阴虱感染腋窝：腋毛根部可见大量阴虱卵及褐红色排泄物

嗜酸性粒细胞为主的炎症细胞浸润，这是昆虫叮咬后的反应。阴虱的组织活检切片上见不到生活在皮肤表面的阴虱。

六、诊断及鉴别诊断

发现阴虱或其卵即可确诊。对所有能引起毛发部位瘙痒的疾病都应进行鉴别，包括其他种类的寄生虫感染或叮咬伤。

七、治疗

阴虱感染可剃除局部毛发以除去毛干处的幼虫及虫卵。局部应用杀虱剂是阴虱的标准治疗方法[2]。性伴侣应同时接受治疗。主要应用 1% 苄氯菊酯（扑灭司林）乳剂，每周 1 次，连续使用两个疗程。只要使用恰当，治愈率较高。仔细检查所有毛发覆盖部位，一旦发现阴虱感染，立即给予治疗。六氯环己烷（即"林丹"）因其具有潜在的神经毒性，目前应用较少。马拉磷酸和口服伊维菌素也具有较好疗效。口服伊维菌素治疗后 1 周需再重复治疗，以杀灭正在孵化的幼虫。

治疗阴虱时也需要对住处进行全面消毒，包括寝具和衣物等。

八、预防

应注意个人卫生，勤洗澡、勤晒被褥；避免不洁性交；患者应及时隔离，性伴侣应同时治疗；污染物品应煮沸消毒或在日光下暴晒以杀灭阴虱。

参考文献

[1] 张学军. 皮肤性病学. 6版. 北京: 人民卫生出版社, 2005.
[2] 王宝玺. 皮肤病与性病诊疗常规. 北京: 中国医药科技出版社, 2012.

（徐晨琛　刘跃华）

第十四章

股　癣

一、概述

股癣（tinea cruris）是指股内侧、会阴、臀部浅部皮肤癣菌感染引起的皮肤病。致病癣菌可以通过内衣、浴巾等传播，也可以通过性生活传播。其主要表现为感染部位边缘清楚的红斑、周边隆起丘疹，瘙痒明显[1]。

二、流行病学

股癣是最常见、最有特征性的浅部真菌病，运动员好发，因此，俚语也称"运动员瘙痒"。股癣在世界各地均有发生，尤其在湿热潮湿地区多发。我国南方及东南沿海夏季发病率高。另外，患有糖尿病、白带过多者，长期口服或局部应用大量广谱抗生素或皮质类固醇，以及恶性肿瘤和长期使用激素或免疫抑制剂的人也易患股癣。从发病率来看，年轻人多于老年人，男性多于女性。

三、临床表现

股癣开始时为边缘清晰、稍隆起的红斑，渐扩大，上有鳞屑，渐渐由红色转为紫红色、褐色或肤色。皮损向周围蔓延扩大，病损的中心渐渐自动愈合，向周围发展，红斑的边缘炎症比较明显，上面可有丘疹、丘疱疹、水疱，可有糜烂、渗出及结痂。皮损形成环形或半环形。瘙痒剧烈。愈后留下暂时性色素沉着。在慢性病程，皮损可呈苔藓化改变。股癣常发生于阴囊对侧的大腿皮肤，为一侧或双侧，有时还可累及会阴、阴阜部、肛周、臀部、阴囊皱褶等处。男性股癣左侧较重，皮损面积较大，严重时可向前后上方蔓延（图 14-1 和 14-2）；女性股癣多累及臀部、耻部以及下腹部和腰部。

股癣多发于夏季，气候潮湿或炎热往往使病情加重，冬季缓解或痊愈。

四、发病机制

股癣由絮状表皮癣菌、须癣毛癣菌、红色毛癣菌等所致，临床上 80% 以上的股癣是通过非性交传播的，主要通过污染的衣物、用具等或自身手足癣传染致病；夏季、气候潮湿、肛门皮肤轻微损伤，容易发病。男性股内侧与阴囊靠近，尤其是肥胖者局部潮湿、浸渍，局部温度较高，很适合真菌的生长繁殖，故男性易患股癣。

由于性接触可传染股癣，因此，也将股癣归类为"性病"，性接触传染的股癣患者男女发病人数相差不大，发病部位以会阴周边为主。

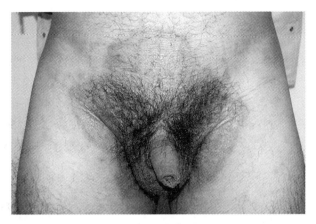

图 14-1 （也见彩图）股癣。可见下腹部、大腿内侧、阴囊处红斑片，界限清晰，边缘可见丘疹及丘疱疹

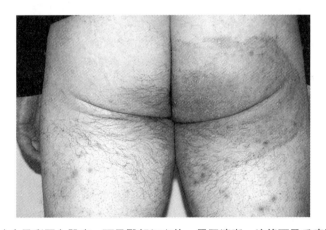

图 14-2 （也见彩图）股癣。可见臀部红斑片，界限清晰，边缘可见丘疹及丘疱疹

五、实验室检查

最直接、敏感性和特异性均好的诊断方法是真菌镜检。该方法是刮皮疹边缘皮屑涂片，滴氢氧化钾溶液，加热玻片数秒，在显微镜下观察皮肤癣菌的特征性的分枝和分隔菌丝。

真菌培养：在真菌培养基中进行真菌培养以鉴定菌种。每种真菌都有其特定的生长需要，镜下菌落表现稍有不同。

对体癣很少进行活检，若仔细观察活检病理标本，可在角质层内发现真菌菌丝。菌丝可以通过多种染色方法显示。角质层内以中性粒细胞浸润为主。

六、诊断及鉴别诊断

根据夏季股内侧环状及半环状分布的丘疹及丘疱疹、瘙痒剧烈及真菌镜检阳性，很容易确诊股癣[2]。

股癣应与一些常见的皮肤病相鉴别，主要有阴囊湿疹、银屑病、乳房外 Paget 病及维生素 B_2 缺乏症等。

七、治疗

治疗以局部外用抗真菌癣菌药治疗为主，对严重者在局部治疗的同时，可给予口服抗真菌药物。常用的治疗药物有:2% 米康唑霜、1% 益康唑霜、3% 克霉唑霜、1% 联苯苄唑霜、1% 环比酮胺霜及 1% 特比萘酚霜等。对于泛发性、顽固性股癣及合并糖尿病者，系统应用抗真菌药物，伊曲康唑，每日 200 mg，疗程 7～14 d；或特比萘酚，每日 250 mg，疗程 7～14 d。

抗真菌药物与皮质类固醇的复方制剂兼有抗真菌和抗炎症作用，可用于炎症性股癣。

八、预防

保持皮肤清洁、干燥，不用公用毛巾、拖鞋、浴盆等浴具。加强公共浴室、游泳池的消毒。注意衣裤的通风透气，合并的其他癣病应同时治疗。

参考文献

[1]　张学军.皮肤性病学.6版.北京:人民卫生出版社,2005.
[2]　王宝玺.皮肤病与性病诊疗常规.北京:中国医药科技出版社,2012.

（刘跃华）

第十五章

传染性软疣

一、概述

传染性软疣（molluscum contagiosum）是由传染性软疣病毒感染引起的一种传染性皮肤病。其皮损表现为特征性的、有蜡样光泽的丘疹或结节，顶端凹陷，能挤出乳酪状软疣小体。

二、病因及发病机制

传染性软疣由传染性软疣病毒引起，该病毒是一种折叠的双链 DNA 痘病毒，共有四种亚型，即 MCV1～4。人类是该病毒的唯一感染者。该病毒吸附于靶细胞表面的黏多糖上，然后进入细胞并复制。该病毒携带着 RNA 聚合酶以转录病毒基因，同时携带 DNA 聚合酶以进行 DNA 复制，合成早期和晚期蛋白。早期蛋白主要用于病毒的复制，晚期蛋白主要用于产生病毒的衣壳。这些过程均在被感染细胞的细胞质中进行。一旦病毒复制完毕，感染的细胞通常死亡，然后释放出砖形的病毒颗粒。

传染性软疣主要通过直接接触感染者或被污染的衣物引起。患者往往在公共浴室或游泳池被感染，使用搓澡巾者更容易被感染，因为搓澡巾可破坏表皮的完整性、造成小的创伤而感染传染性软疣病毒；也可通过搔抓而自体接种；外生殖器部位的传染性软疣常因性接触感染。若成人发病但无确切的性传播证据，则需要排除该患者是否处于免疫功能抑制状态。长期使用免疫抑制剂的患者或 AIDS 患者常发生本病。

三、临床表现

儿童通常通过相互接触传播病毒，潜伏期为 2～4 周。皮损初起为白色、半球形丘疹，逐渐增大至 5～10 mm，中央微凹如脐窝，有蜡样光泽，挑破顶端后，可挤出白色乳酪样物质，称为软疣小体。皮损数目不定，或散在，或簇集，一般互不融合；可发生于身体任何部位，但最常见于颈部、躯干、下腹部及外生殖器部位 [1]（图 15-1）。软疣易发炎，发炎后疣体变软；发炎的皮疹呈淡红色，儿童搔抓或弄破后可出血。皮疹发炎越明显，该处遗留瘢痕的可能性越大；皮疹继发感染也可出现瘢痕。多数情况下，6～9 个月后皮损可自行消退，一般不留瘢痕 [1]。

成人可通过性接触感染本病，皮疹发生于外阴区域，易局限于腹股沟处，皮疹较多。不经治疗也可自愈。免疫抑制的个体尤其是 HIV 感染者易于感染传染性软疣病毒，且感染易播散，可以见到巨大的变异皮损。

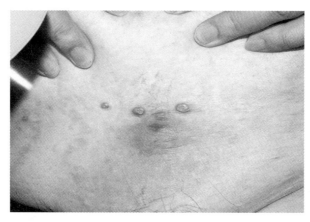

图 15-1 （也见彩图）传染性软疣。可见半球形丘疹，中央微凹如脐窝，有蜡样光泽

四、辅助检查

皮损组织病理学检查提示，表皮角质形成细胞胞浆内有特征性的包涵体，即软疣小体。软疣小体从基底层内小的嗜酸性小体到上部表皮转变为较大的嗜碱性小体。随着其变大，压迫感染细胞的细胞核（图 15-2）。

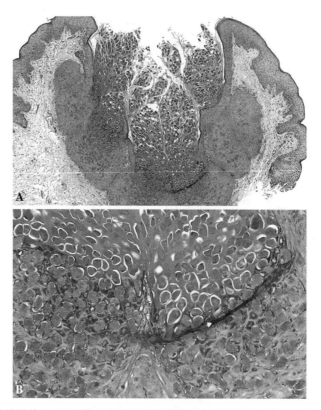

图 15-2 （也见彩图）传染性软疣。可见表皮角质形成细胞胞浆内有特征性的软疣小体（**A**，低倍镜；**B**，高倍镜）

五、诊断及鉴别诊断

根据典型的皮损特点（顶端凹陷如脐窝、有蜡样光泽、能挤出乳酪样物质），一般不难诊断，必要时通过皮损组织病理学检查发现特征性软疣小体即可确诊。单发、较大的皮损有时需要与基底细胞上皮瘤、角化棘皮瘤、化脓性肉芽肿等鉴别[2]。

六、治疗

由于大多数儿童患者可自愈，对于儿童患者，可暂时观察随诊。治疗可选择刮除法，将皮损中的软疣小体完全挤出，然后涂以 2% 碘酊；也可使用液氮冷冻疗法，疗效均较好，但大多数儿童无法忍受疼痛。其他方法如外用维 A 酸类软膏、水杨酸、斑蝥素、咪喹莫特等也可应用。使用免疫抑制剂的患者可使用其中任何一种方法。播散性传染性软疣患者及合并 HIV 感染的患者可使用高活性抗反转录病毒疗法（HAART）。

七、预防

避免使用公共洗浴设施及与他人合用毛巾等可避免感染。同时尽量避免搔抓，防止自身接种传染。

参考文献

[1]　张学军.皮肤性病学.6版.北京:人民卫生出版社,2005.
[2]　王宝玺.皮肤病与性病诊疗常规.北京:中国医药科技出版社,2012.

（刘跃华）

第十六章

鲍温样丘疹病

一、概述

鲍温样丘疹病（Bowenoid papulosis）被认为是原位鳞状细胞癌的一种特殊变异型，由人乳头状瘤病毒（HPV）引起，HPV-16 是主要的病毒亚型，皮损主要发生于生殖器部位，临床表现为多发红棕色疣状斑丘疹，患者无明显的自觉症状，组织病理学上为原位癌表现。有学者认为，鲍温样丘疹病是癌前病变，但浸润性的风险较低；另有学者认为其就是原位鳞状细胞癌。然而，皮损出现浸润性的风险确实较低，如果给予治疗，预后很好。大约 1% 的鲍温样丘疹病皮损可发展成浸润性鳞状细胞癌。

二、流行病学

鲍温样丘疹病好发于性活跃的年轻患者，一般在 21～30 岁之间；无种族差异；多性伴者更常见，因为其感染 HPV 的风险增高。

三、发病机制

几乎所有鲍温样丘疹病的皮损均有 HPV 感染证据。HPV-16 亚型是鲍温样丘疹病中最主要的 HPV 亚型。生殖器部位的慢性 HPV 感染细胞表达各种蛋白质，它们在癌形成中起关键作用。研究最多的 HPV 癌蛋白是 E6 和 E7 蛋白，它们能干扰 p16（TP16）和视网膜母细胞瘤（RB）通路中的正常细胞信号，导致细胞信号失控以及正常凋亡缺失，最终导致正常细胞进程缺陷和肿瘤形成。

四、临床表现

皮损通常位于男性的阴茎体和女性的外阴，表现为单个或多个色素性丘疹，呈肤色、红褐色、褐黑色，大小不等，直径 2～10 mm，偶尔融合成大斑块，呈圆形、椭圆形或不规则形，境界清楚；丘疹表面可光亮呈天鹅绒外观，或轻度角化呈疣状（图 16-1 至 16-3）。患者一般无自觉症状，少数患者可有瘙痒或烧灼感。病程呈慢性经过，少数患者皮损可消退，但反复发作[1]。

皮损常与尖锐湿疣伴发，并且与小的尖锐湿疣很难鉴别。鲍温样丘疹病被认为是由 HPV 导致的角质形成细胞转化所致，因此，它的皮损可有 HPV 脱落，并有传染性。

患者通常由于担心是尖锐湿疣而就诊。包皮环切术有助于预防阴茎癌，未行包皮环切术的男性患阴茎癌的风险更高，主要因为包皮垢的滞留和慢性浸渍以及慢性炎症可以为 HPV

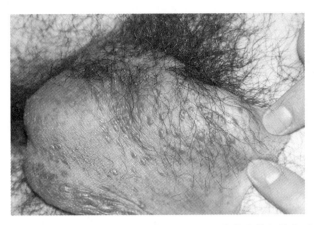

图 16-1 （也见彩图）鲍温样丘疹病。可见阴囊散在的红棕色丘疹

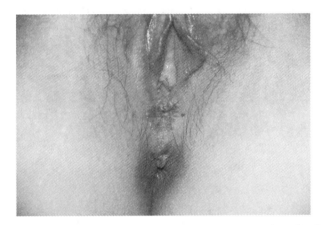

图 16-2 （也见彩图）鲍温样丘疹病。可见女性外阴舟状窝处的褐色丘疹

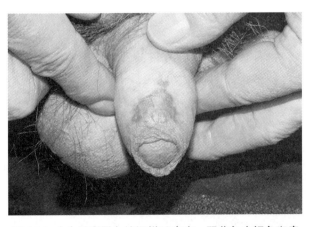

图 16-3 （也见彩图）鲍温样丘疹病。阴茎包皮褐色斑疹

感染提供一个入口。

五、实验室检查

鲍温样丘疹病皮损活检组织病理学表现与原位鳞状细胞癌几乎完全一样，表现为表皮全层角质形成细胞异形性，附属器结构受累，基底膜带完整；可见不同程度的表皮棘层肥厚和角化过度；细胞增大，呈多形性，可见核分裂象；可见 HPV 感染的证据，如细胞空泡化的凹空细胞。聚合酶链反应（PCR）可用于 HPV 分型。

六、治疗

局部使用 5- 氟尿嘧啶或咪喹莫特作为一线治疗方法。电灼术、冷冻疗法或激光消融术等手术治疗也是有效的治疗方法。

七、预防

使用避孕套可以降低传染的风险，对于减少向其性伴传播 HPV 极为重要；患者及其性伴应当接受常规随访检查。

参考文献

[1]　张学军. 皮肤性病学. 6版. 北京: 人民卫生出版社, 2005.

（刘跃华）

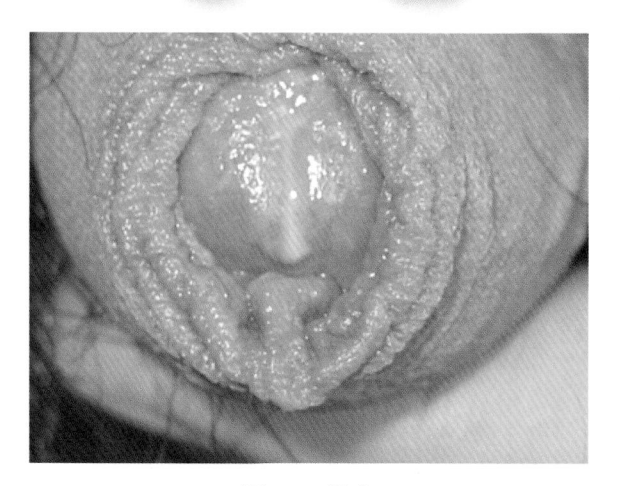

图 1-1　淋病

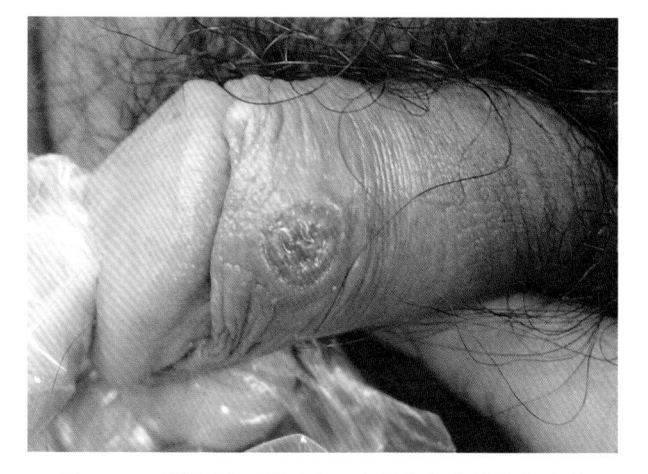

图 3-1　一期梅毒，硬下疳，表现为包皮单发的溃疡

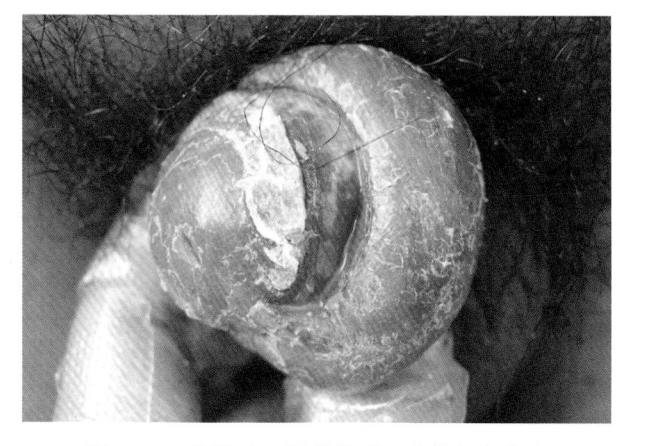

图 3-2　一期梅毒，冠状沟硬下疳伴包皮水肿

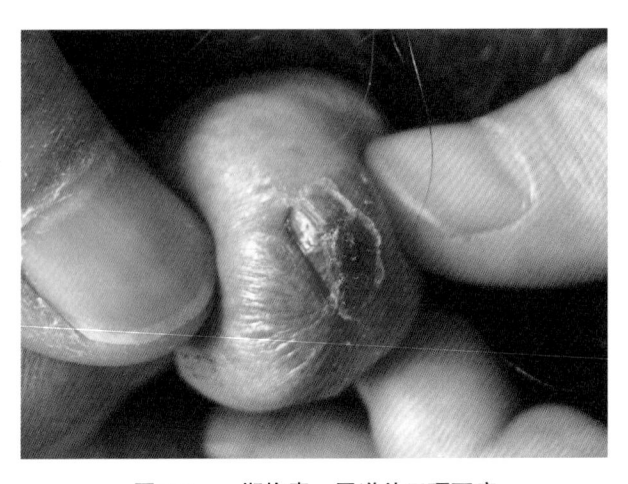

图 3-3　一期梅毒，尿道外口硬下疳

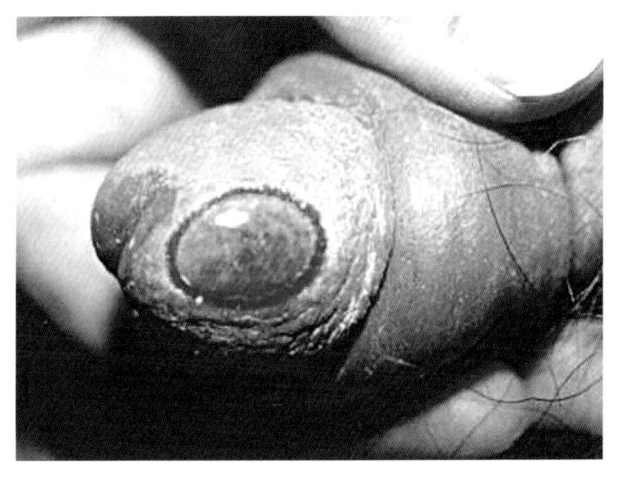

图 3-4　一期梅毒，龟头硬下疳

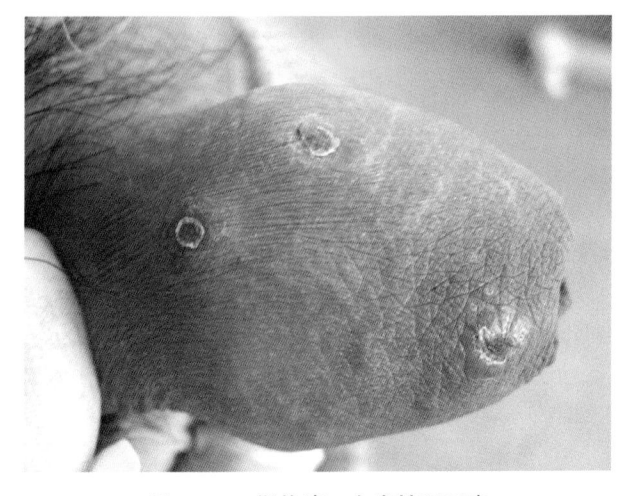

图 3-5　一期梅毒，多发性硬下疳

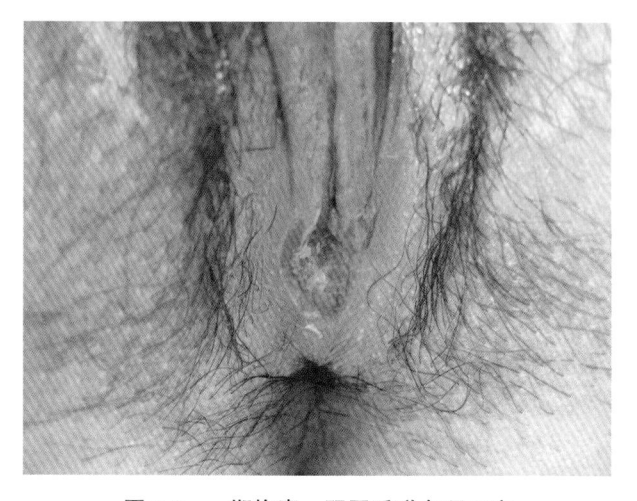

图 3-6　一期梅毒，阴唇后联合硬下疳

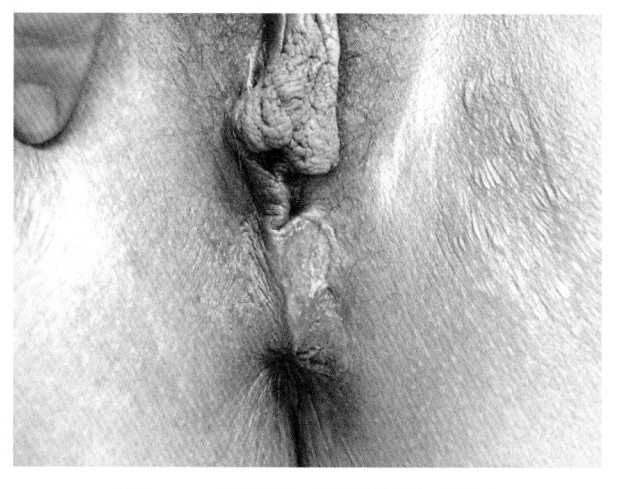

图 3-7　一期梅毒，阴唇后联合硬下疳

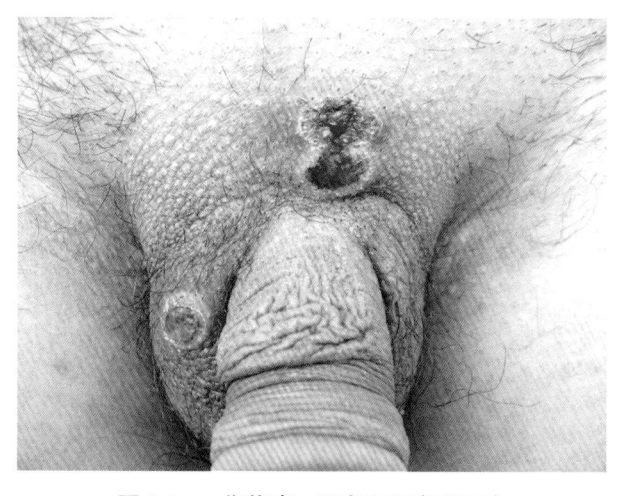

图 3-8　一期梅毒，阴阜和阴囊硬下疳

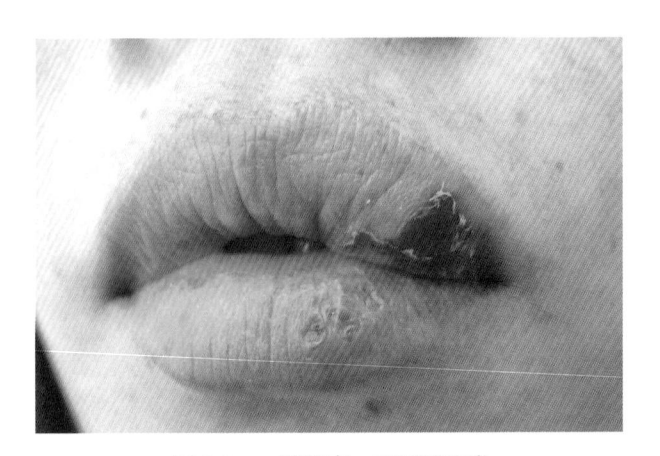

图 3-9　一期梅毒，口唇硬下疳

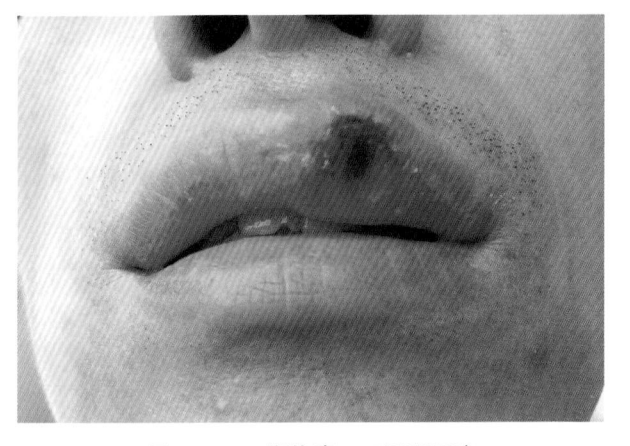

图 3-10　一期梅毒，口唇硬下疳

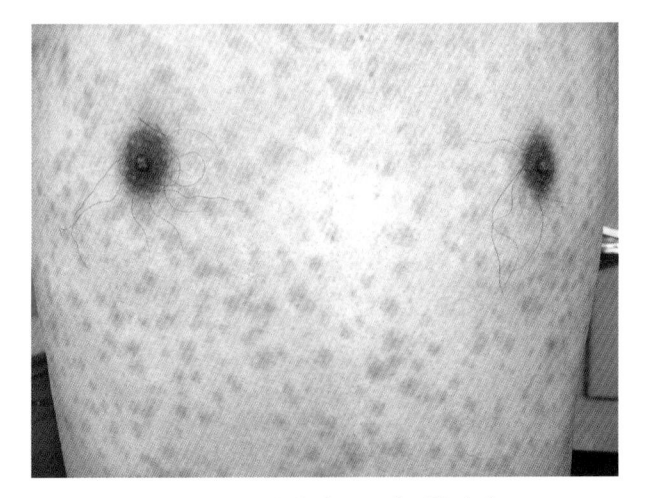

图 3-11　二期梅毒，斑疹型梅毒疹

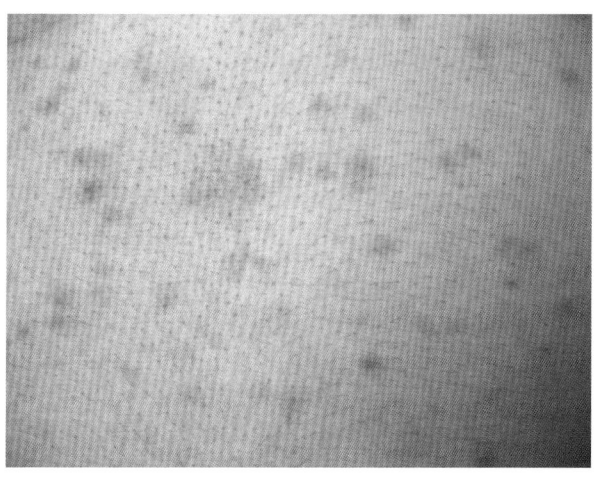

图 3-12　二期梅毒，斑疹型梅毒疹

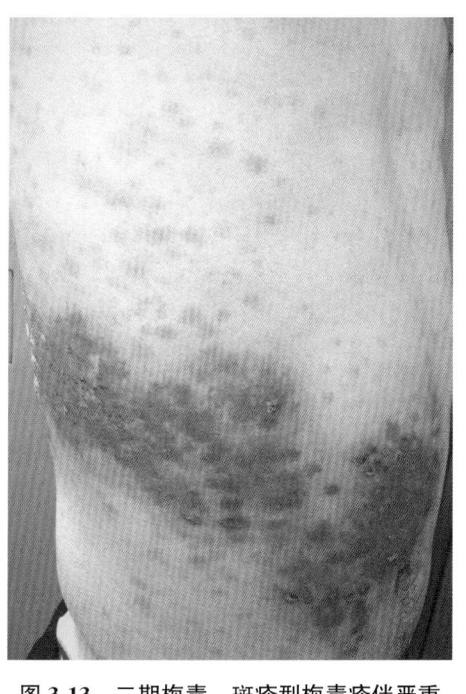

图 3-13　二期梅毒，斑疹型梅毒疹伴严重
的带状疱疹（患者 HIV 阳性）

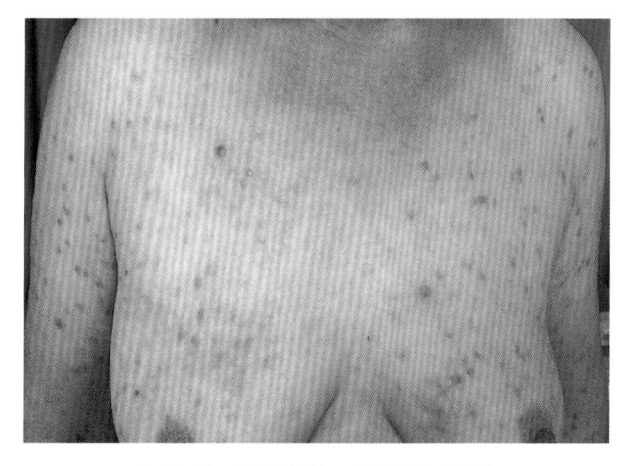

图 3-14　二期梅毒，丘疹型梅毒疹

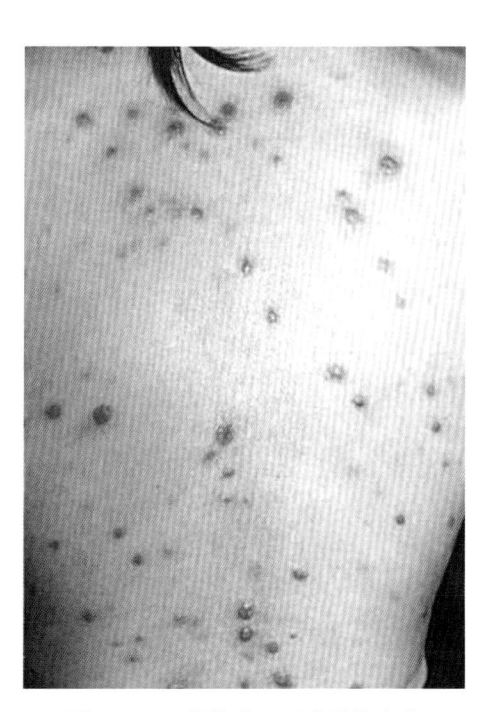

图 3-15　二期梅毒，丘疹型梅毒疹

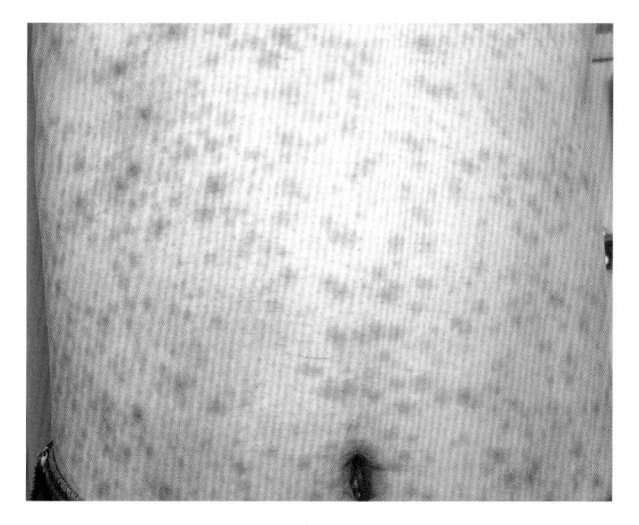

图 3-16　二期梅毒，斑丘疹型梅毒疹

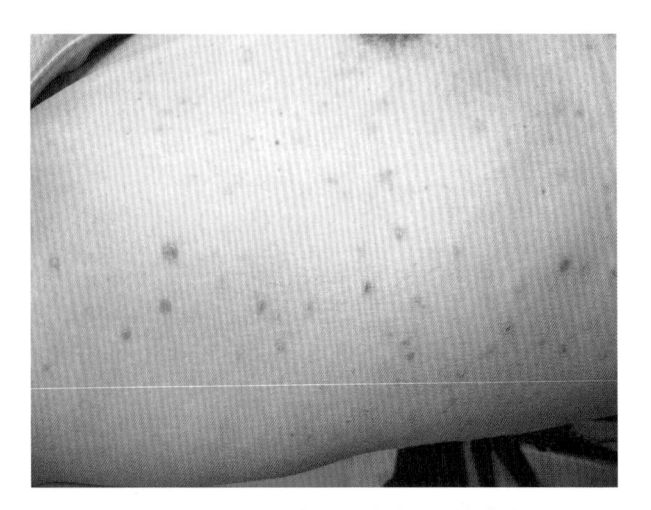

图 3-17　二期梅毒，丘疹鳞屑型梅毒疹

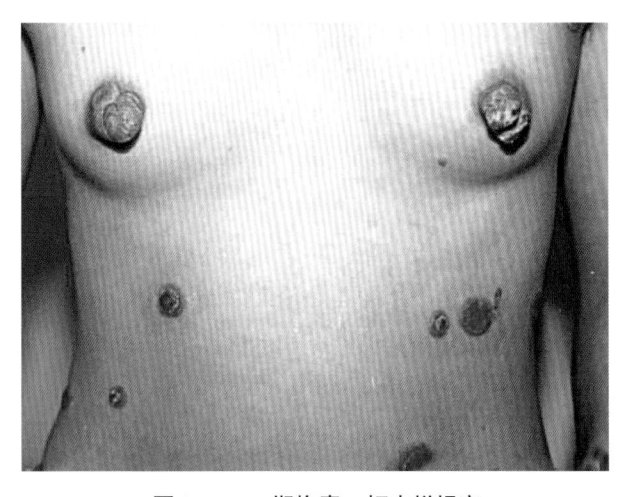

图 3-18　二期梅毒，蛎壳样损害

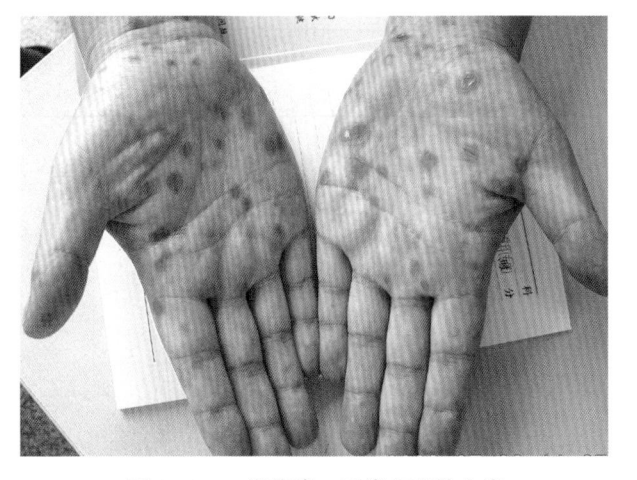

图 3-19　二期梅毒，手掌红斑性皮疹

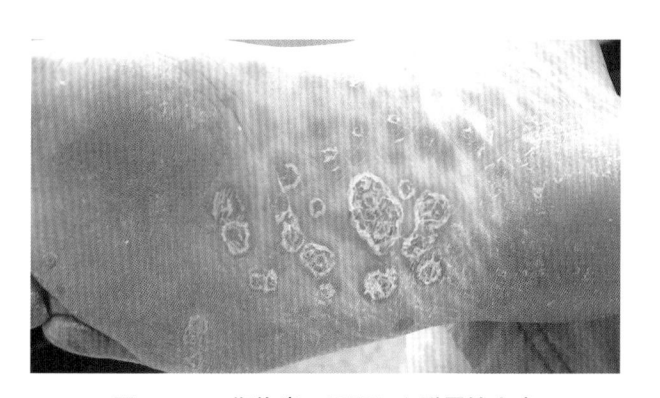

图 3-20　二期梅毒，足跖红斑脱屑性皮疹

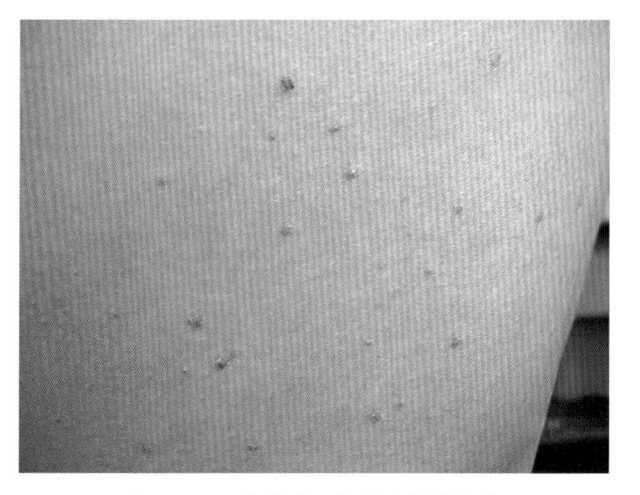

图 3-21　二期梅毒，银屑病样梅毒疹

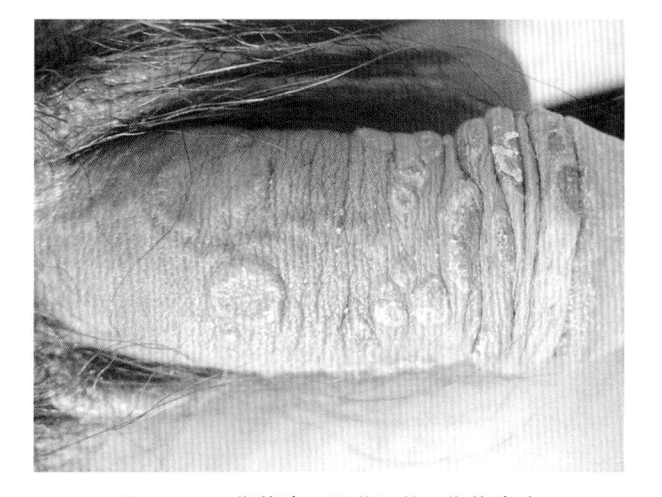

图 3-22　二期梅毒，阴茎环状二期梅毒疹

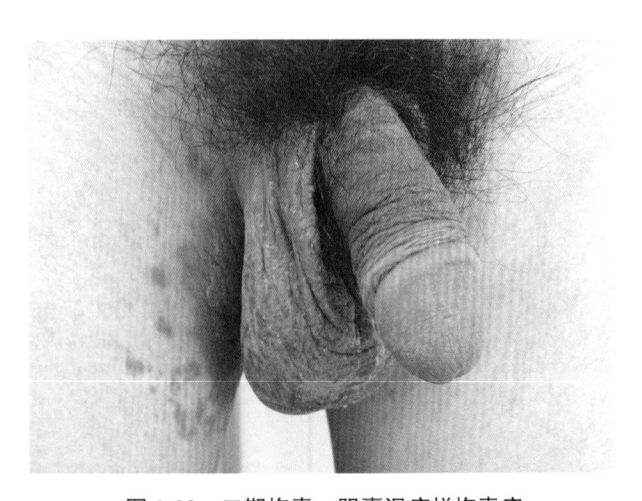

图 3-23　二期梅毒，阴囊湿疹样梅毒疹

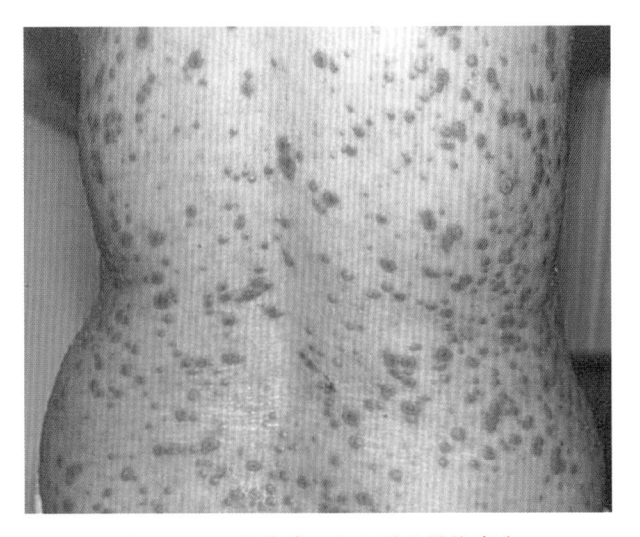

图 3-24　二期梅毒，红斑脓疱性梅毒疹

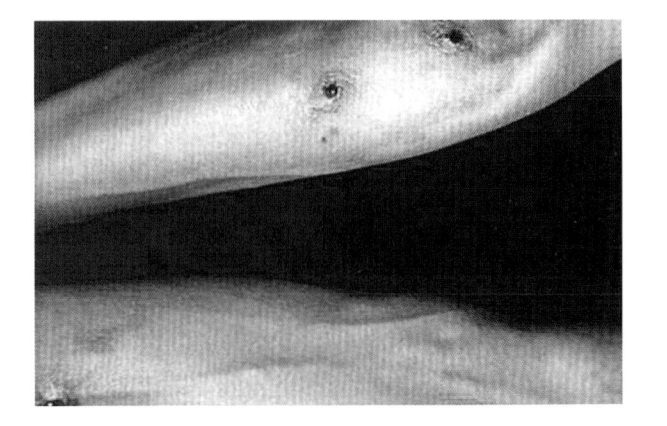

图 3-25　二期梅毒，结节性二期梅毒疹，曾被误诊为孢子丝菌病

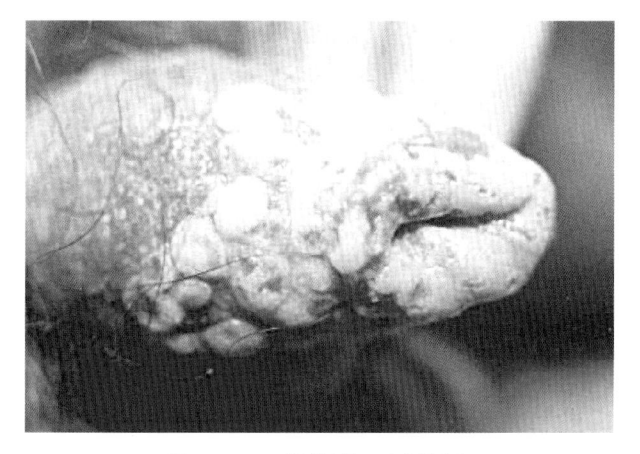

图 3-26　二期梅毒，扁平湿疣

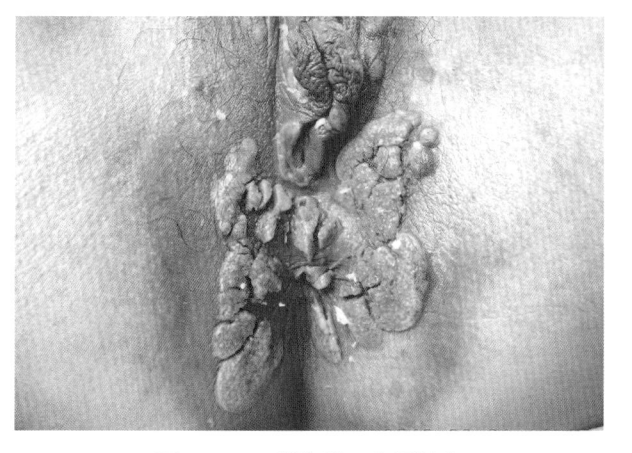

图 3-27　二期梅毒，扁平湿疣

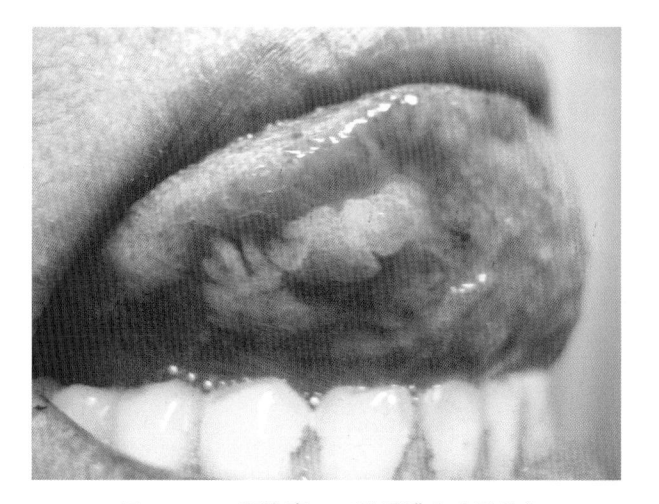

图 3-28　二期梅毒，口腔黏膜斑（舌背）

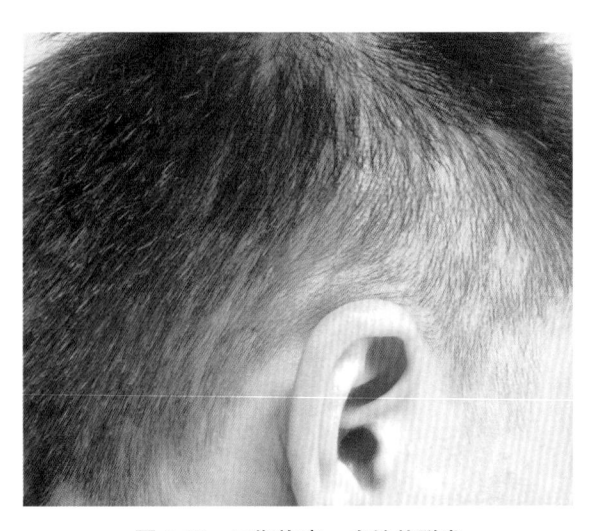

图 3-29　二期梅毒，虫蚀状脱发

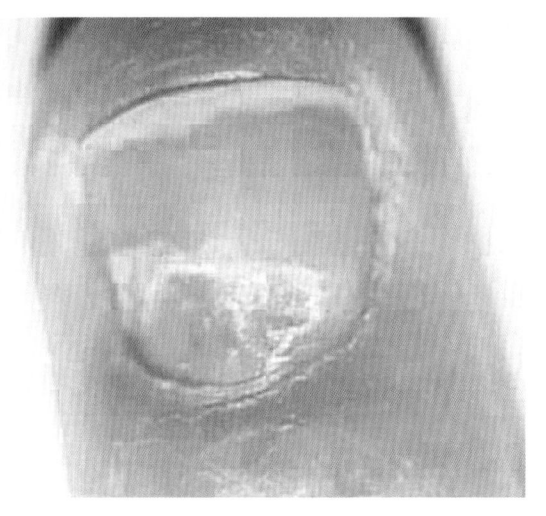

图 3-30　二期梅毒指甲改变。患者为 22 岁女性，有二期梅毒皮疹，同时伴个别手指甲甲板脆裂；抗梅毒治疗结束后约 3 个月甲板恢复正常

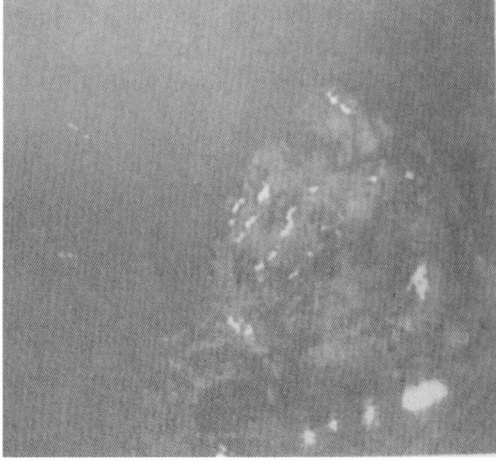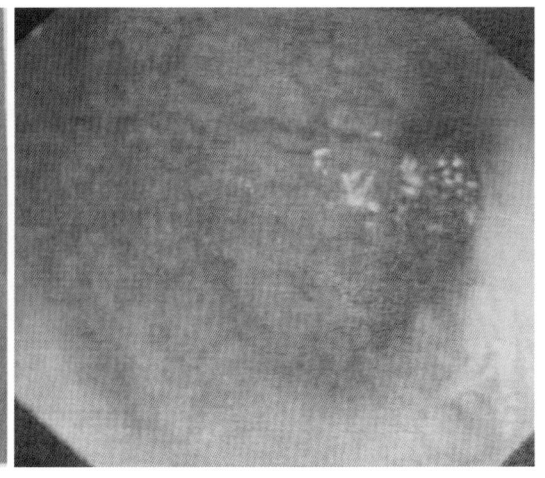

图 3-31　直肠内溃疡性梅毒（左图：治疗前；右图：治疗后）

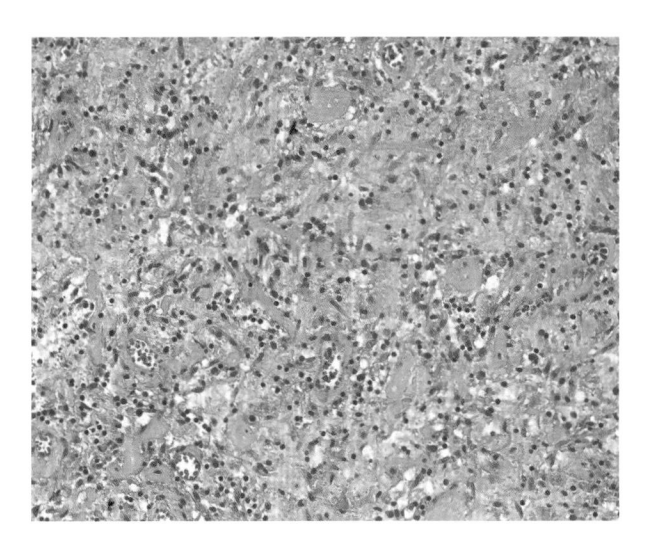

图 3-34　脑树胶肿。可见上皮样细胞、淋巴细胞、浆细胞浸润，小血管增生（HE 染色，×200）

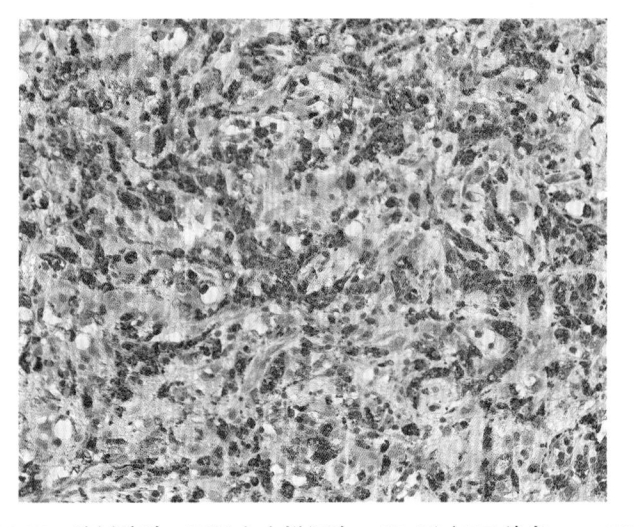

图 3-35　脑树胶肿。可见上皮样细胞，CD68$^+$（HE 染色，×200）

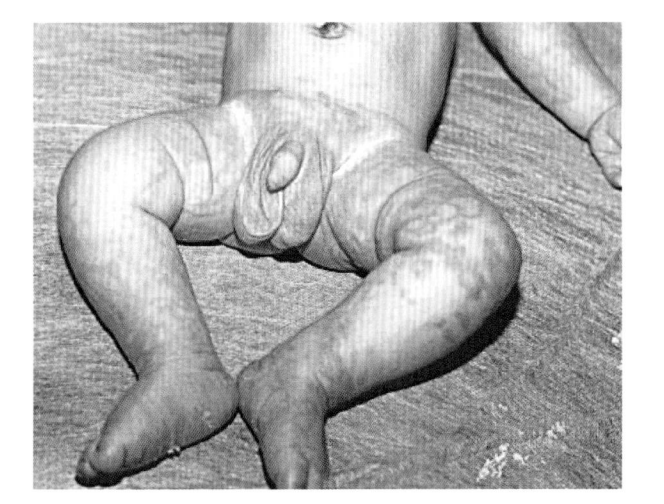

图 3-36　早期先天梅毒皮疹，环状红斑

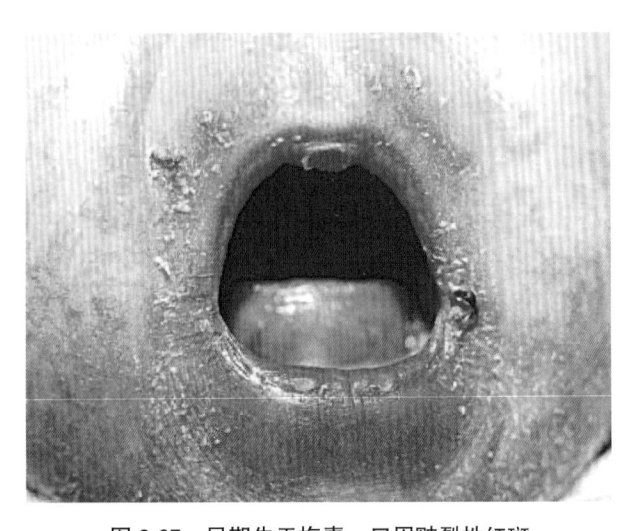

图 3-37　早期先天梅毒，口周皲裂性红斑

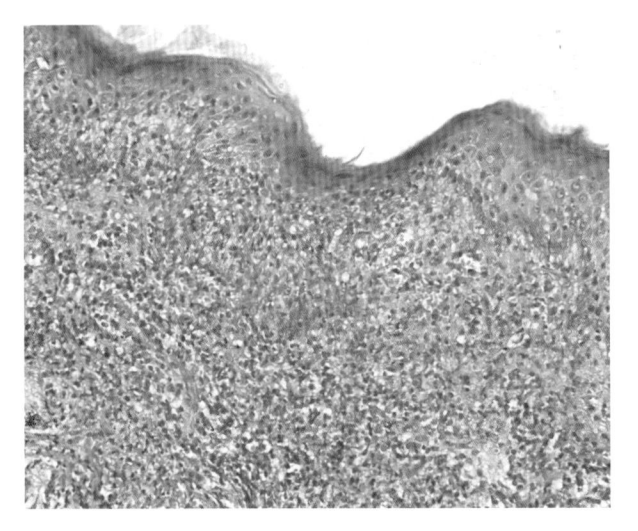

图 3-38　二期梅毒皮肤病理学表现。可见表皮增生、水肿，基底细胞液化变性，界面模糊，真皮血管周围淋巴细胞和浆细胞浸润，红细胞外溢（HE 染色，×200）

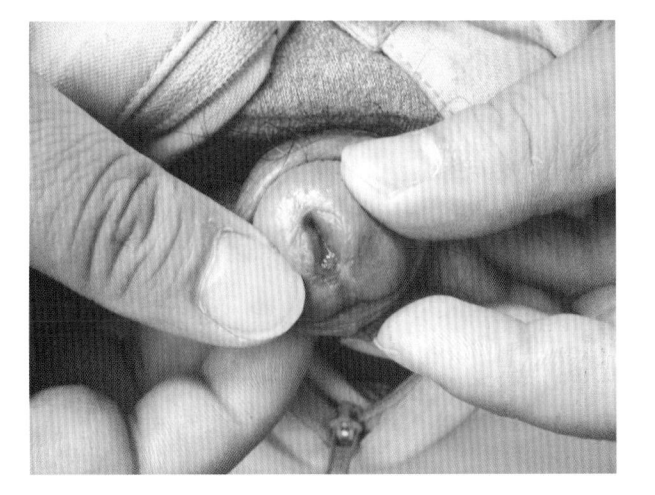

图 4-1　尿道口 CA

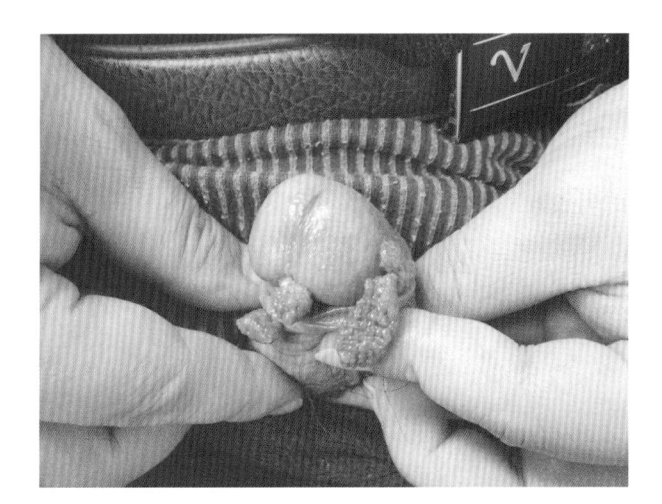

图 4-2 龟头多发 CA

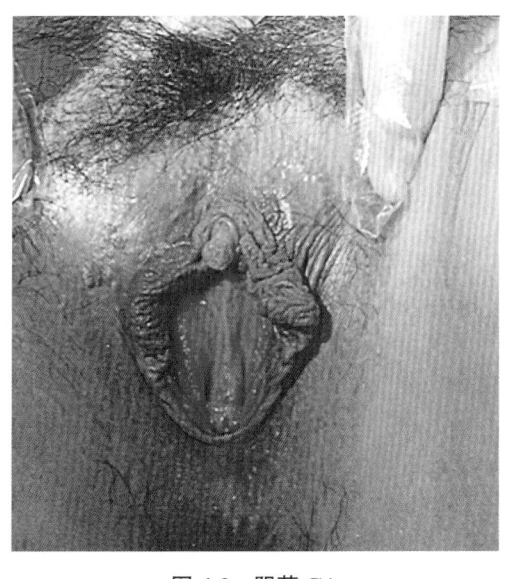

图 4-3 阴蒂 CA

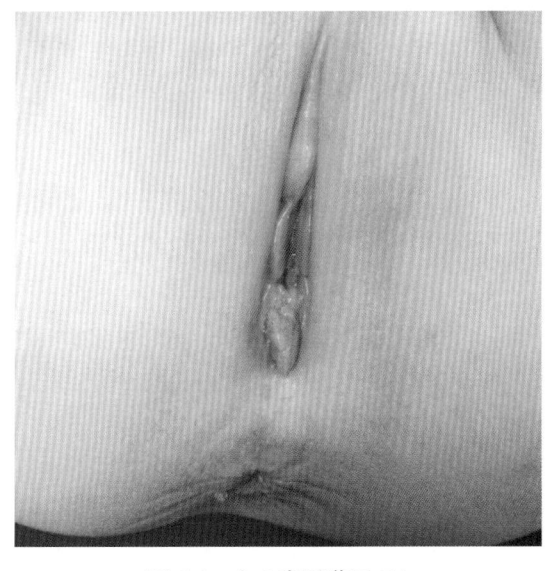

图 4-4 女 3 岁尿道口 CA

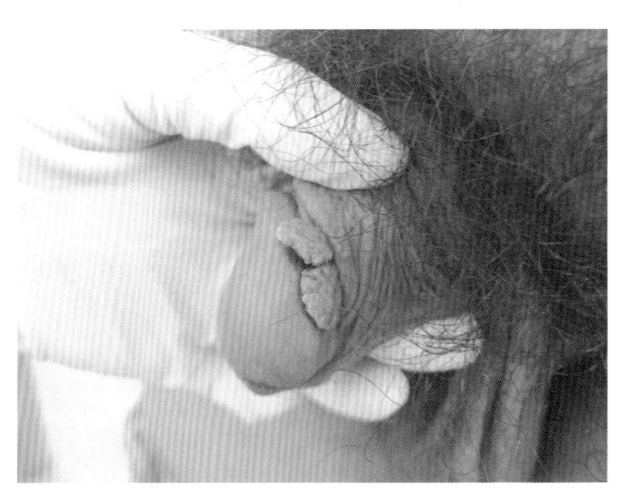

图 4-5 冠状沟 CA

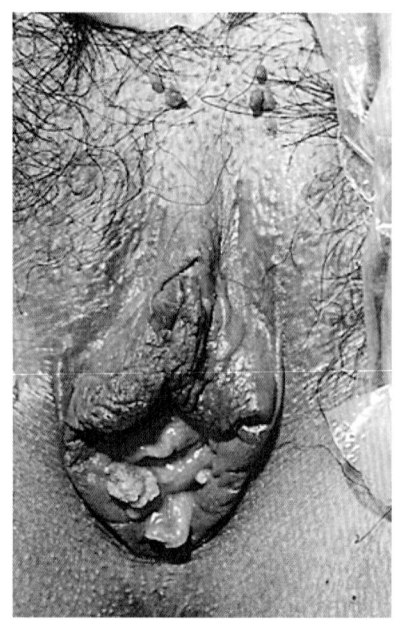

图 4-6　多发 CA

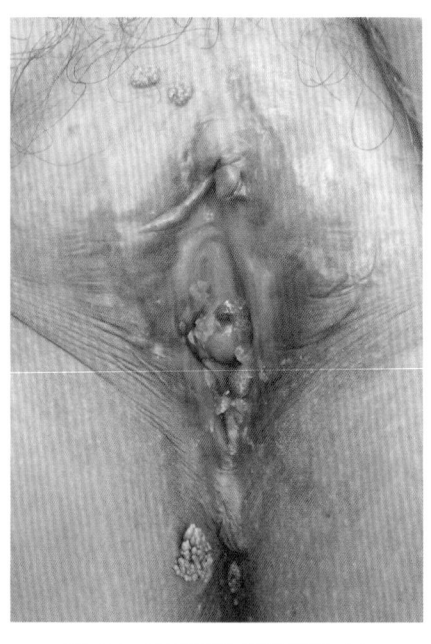

图 4-7　宫颈癌化疗后多发 CA

图 4-8　男性股内侧多发 CA

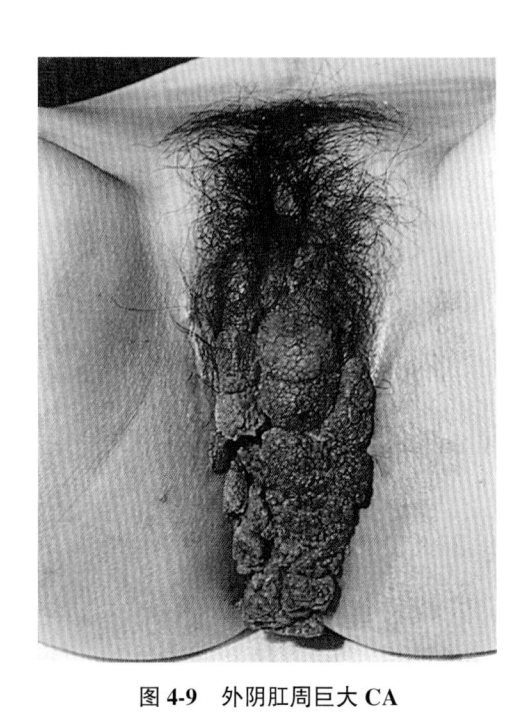

图 4-9　外阴肛周巨大 CA

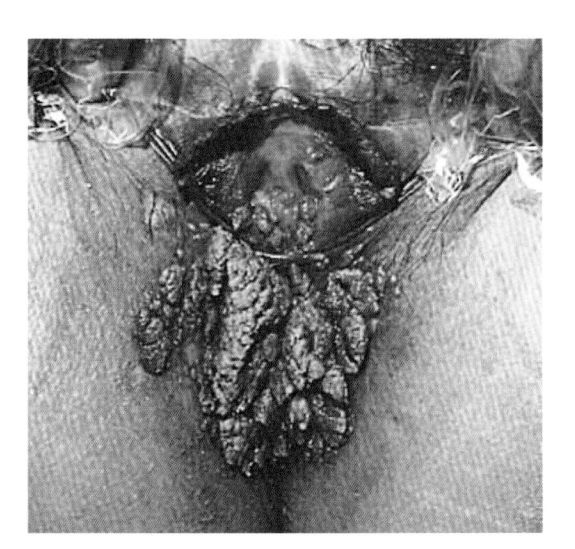

图 4-10　肛周巨大 CA

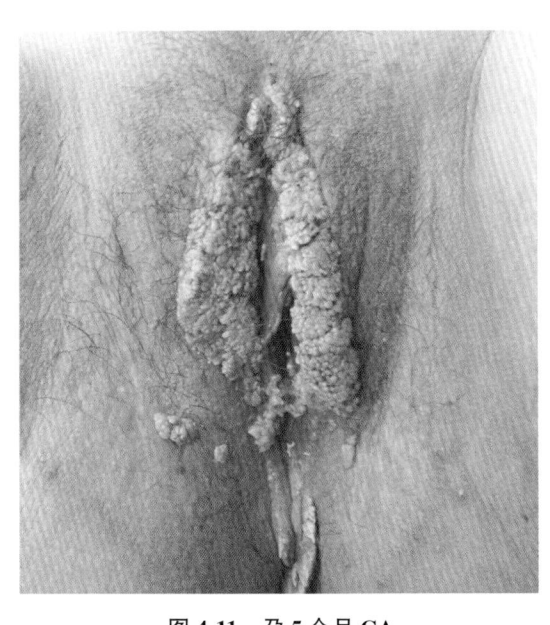

图 4-11　孕 5 个月 CA

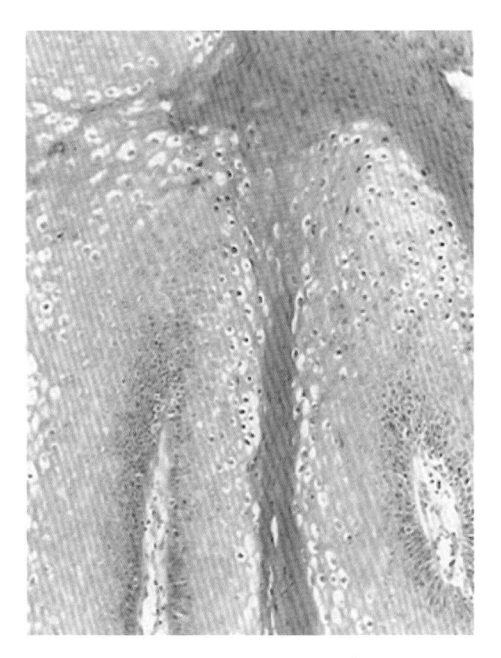

图 4-12　CA 病理图片

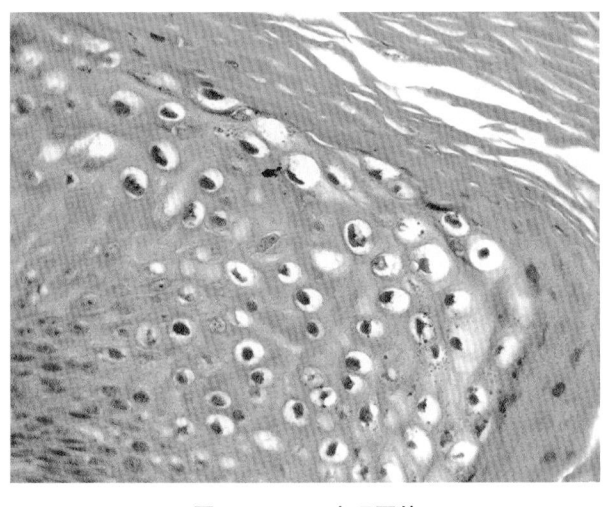

图 4-13　CA 病理图片

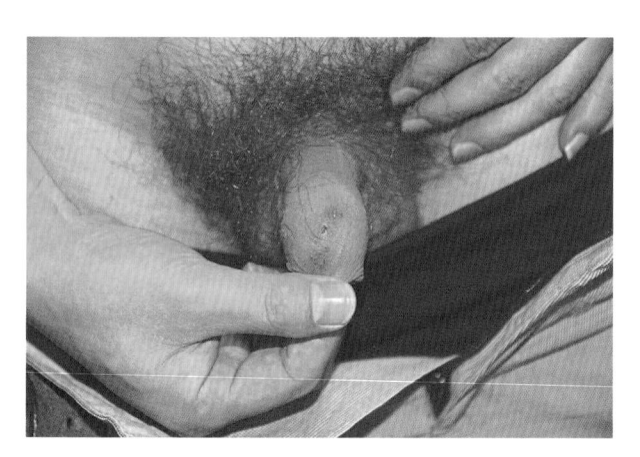

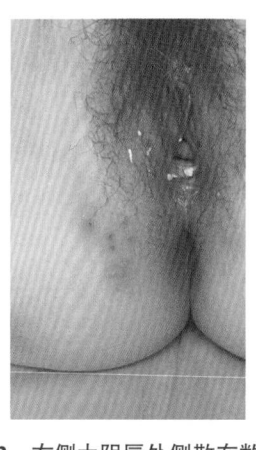

图 5-1　包皮外侧可见数个米粒大小的水疱，部分已破溃结痂（抗 HSV-2 抗体阳性）

图 5-2　右侧大阴唇外侧散在数个米粒大小水疱

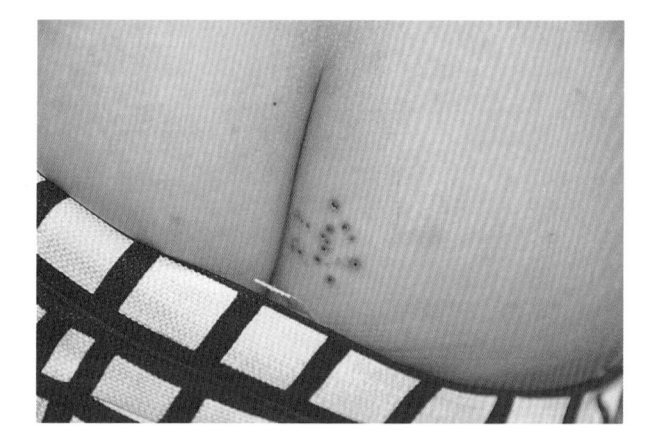

图 5-3　右侧臀部可见米粒大小的结痂（水疱已消退，抗 HSV-2 抗体阳性）

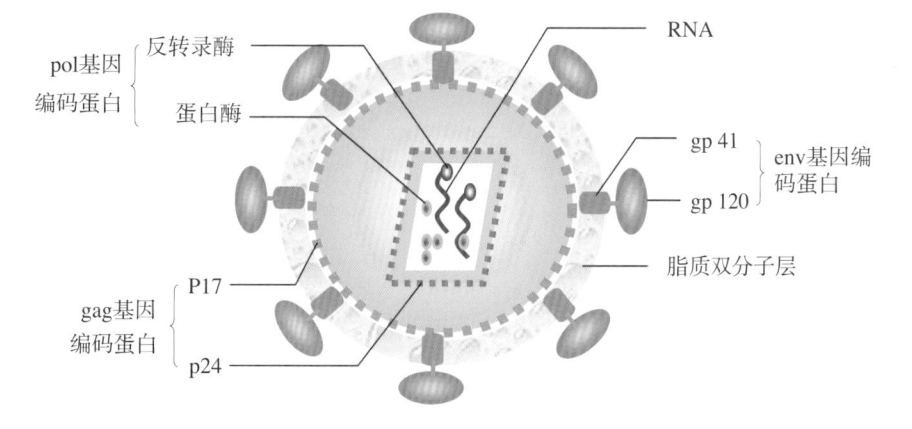

图 8-1　HIV-1 的结构示意图

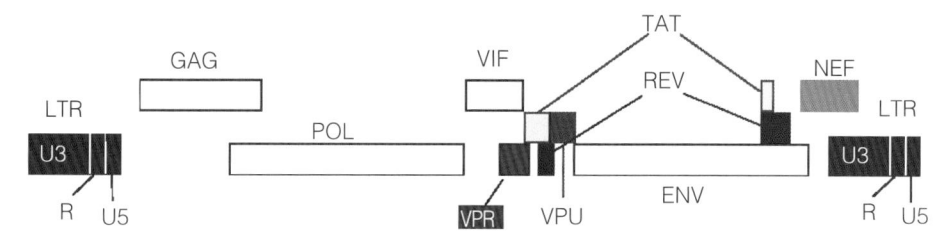

图 8-2　HIV-1 的基因组结构示意图

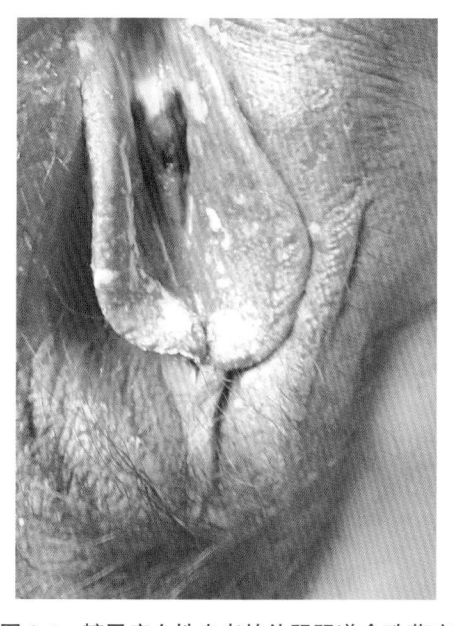

图 9-1　糖尿病女性患者的外阴阴道念珠菌病

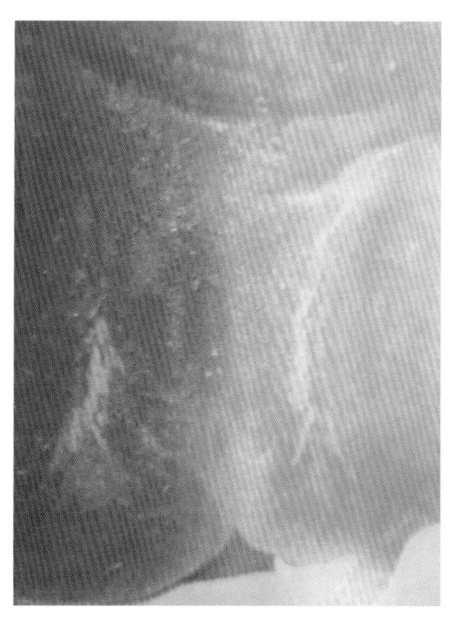

图 9-2　儿童的念珠菌外阴阴道炎

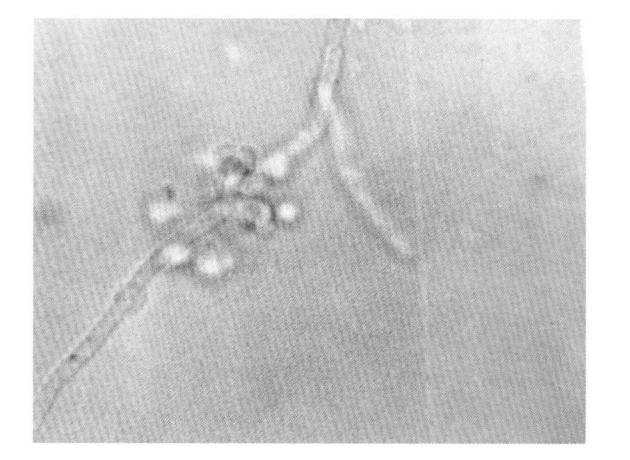

图 9-3　念珠菌直接镜检

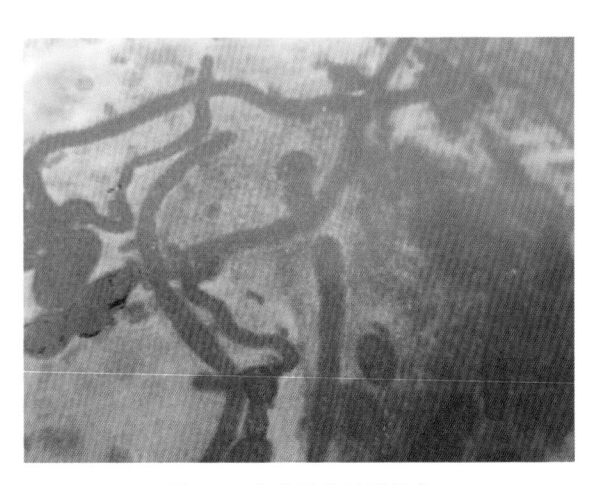

图 9-4　念珠菌革兰氏染色

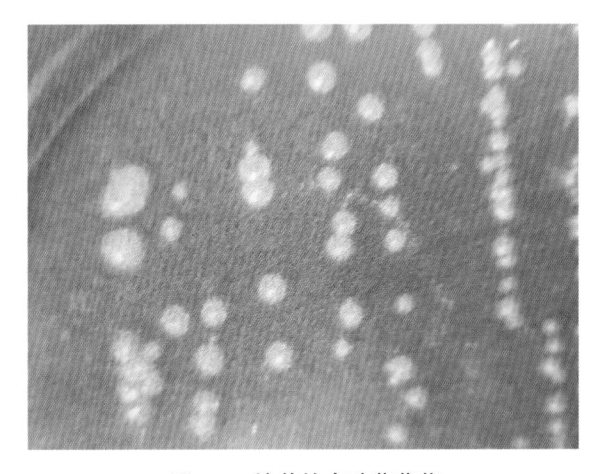

图 9-5　培养的念珠菌菌落

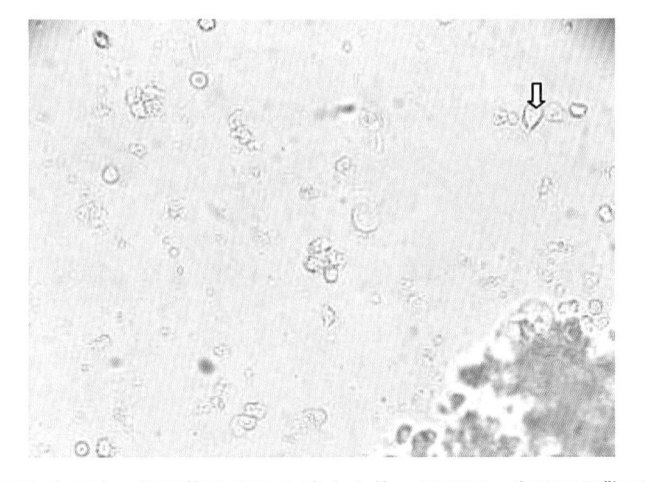

图 11-1　湿片检查法，镜下箭头所示为滴虫虫体，呈梨形，尖端可见鞭毛（×400）

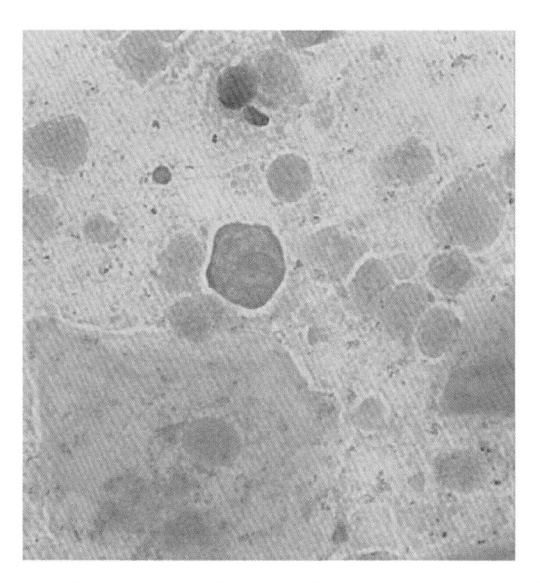

图 11-2　革兰氏染色，油镜下观察。视野正中可见不规则形的滴虫虫体，
胞浆呈红色泡沫状（×1 000）

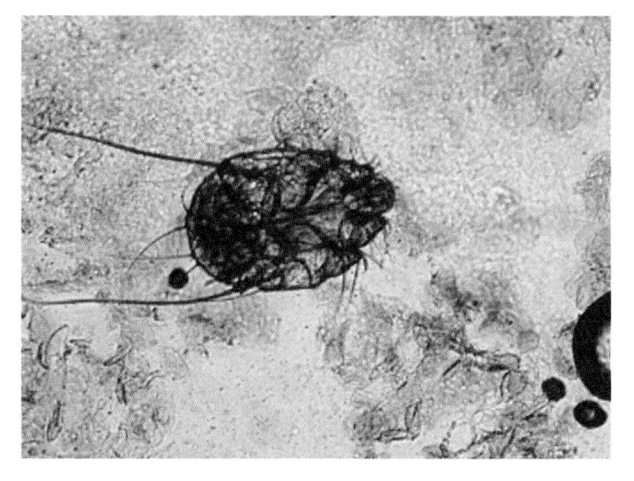

图 12-1　人型疥螨呈扁平椭圆形，腹侧前后各有两对足，幼虫可见鞭毛样结构

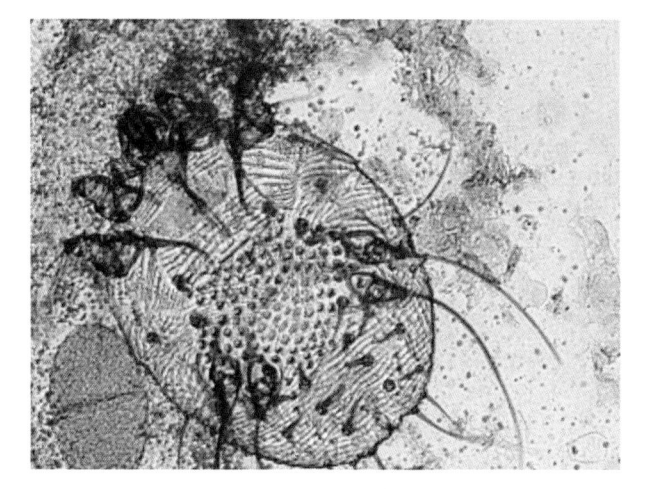

图 12-2　疥螨雌虫

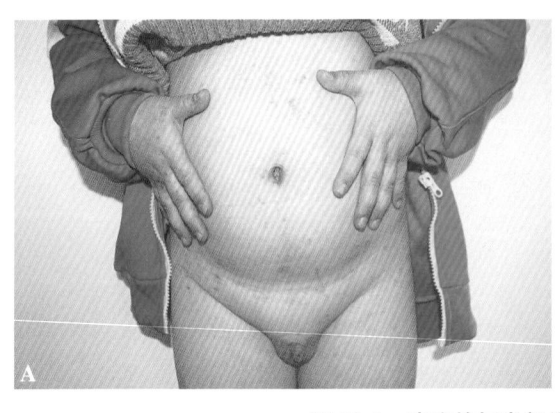
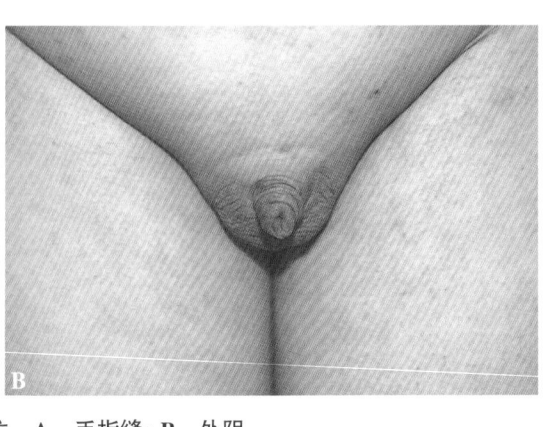

图 12-3　疥疮的好发部位。A，手指缝；B，外阴

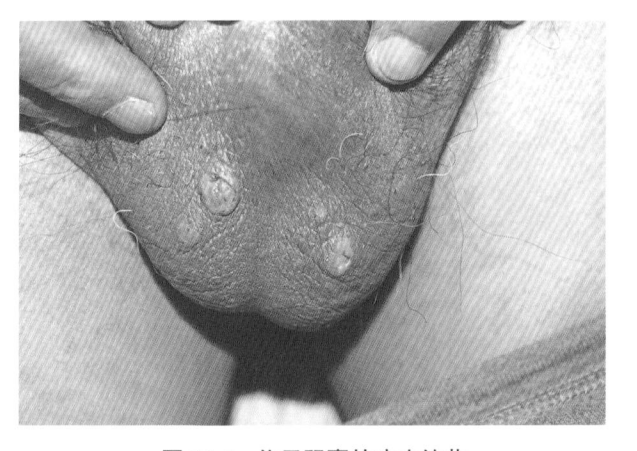

图 12-4　位于阴囊的疥疮结节

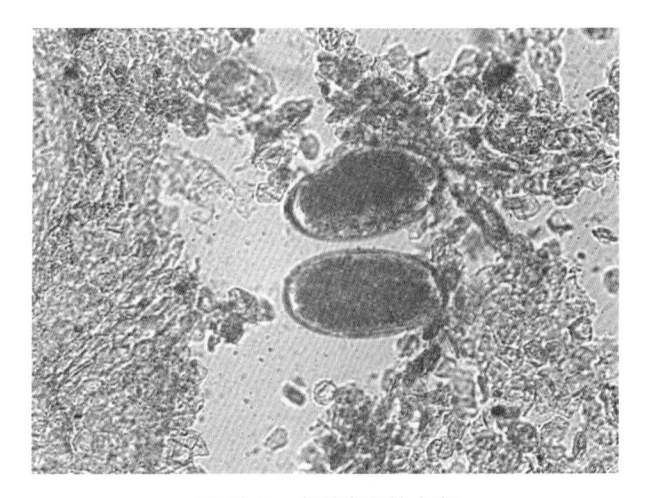

图 12-5　成对出现的虫卵

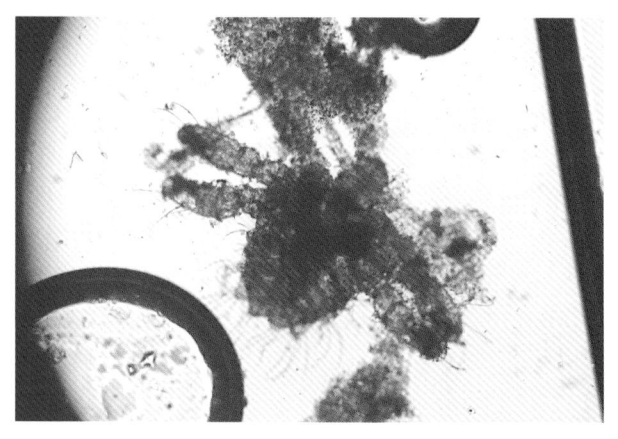

图 13-2　阴虱

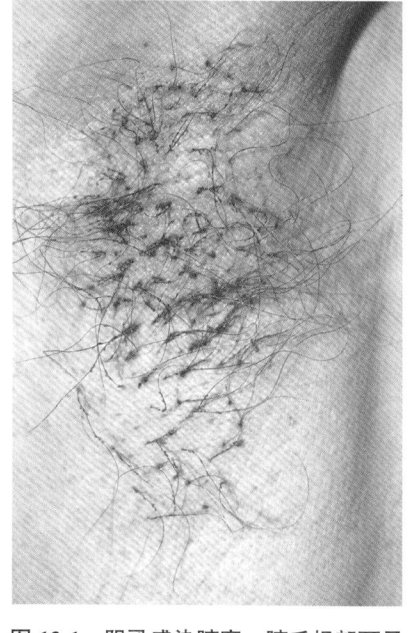

图 13-1　阴虱感染腋窝：腋毛根部可见
大量阴虱卵及褐红色排泄物

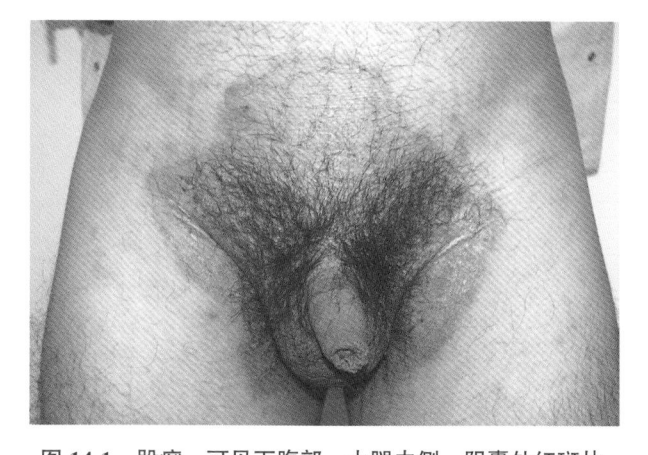

图 14-1　股癣。可见下腹部、大腿内侧、阴囊处红斑片，
界限清晰，边缘可见丘疹及丘疱疹

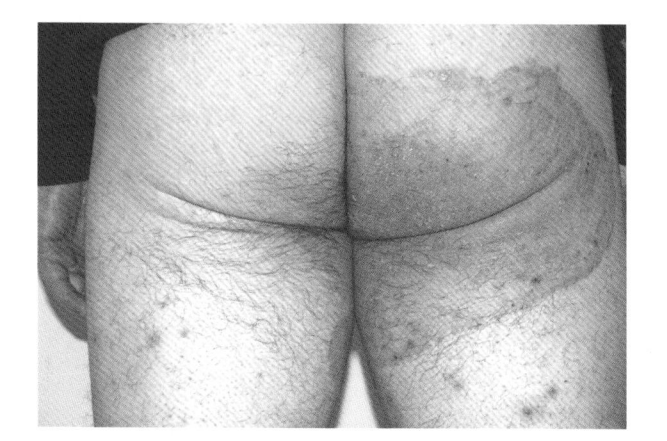

图 14-2　股癣。可见臀部红斑片，界限清晰，边缘可见丘疹及丘疱疹

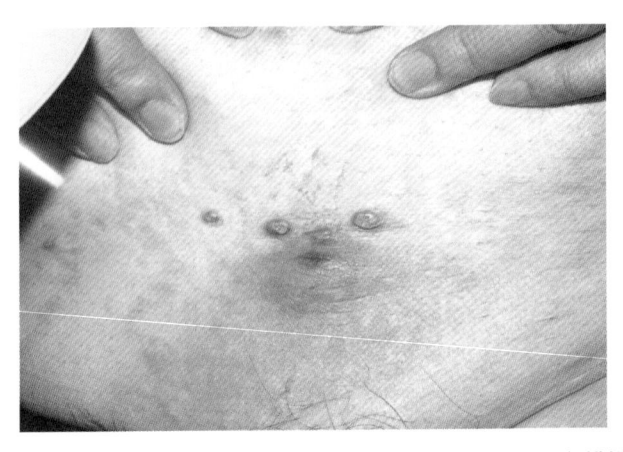

图 15-1　传染性软疣。可见半球形丘疹，中央微凹如脐窝，有蜡样光泽

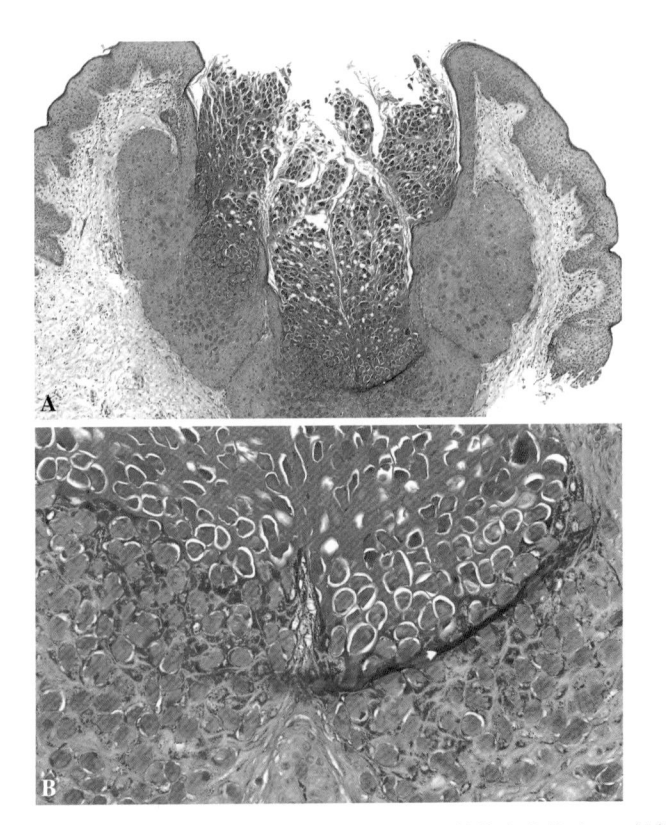

图 15-2　传染性软疣。可见表皮角质形成细胞胞浆内有特征性的软疣小体（A，低倍镜；B，高倍镜）

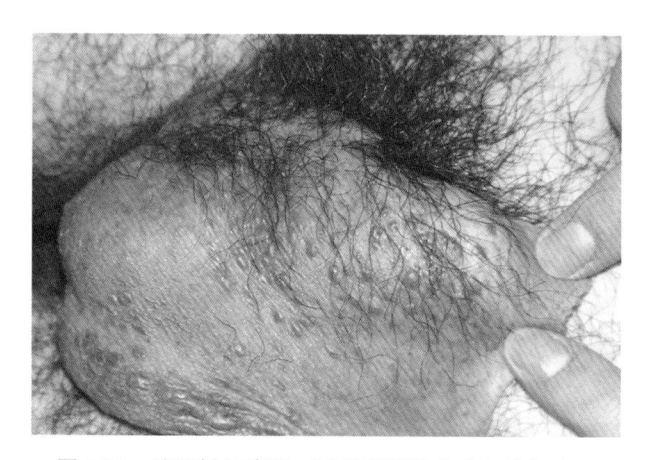

图 16-1　鲍温样丘疹病。可见阴囊散在的红棕色丘疹

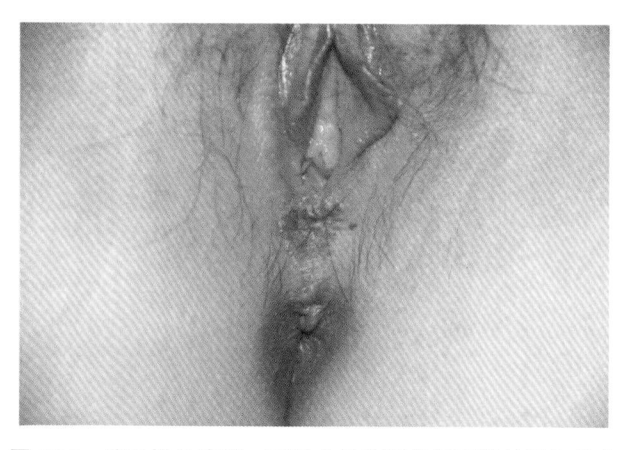

图 16-2　鲍温样丘疹病。可见女性外阴舟状窝处的褐色丘疹

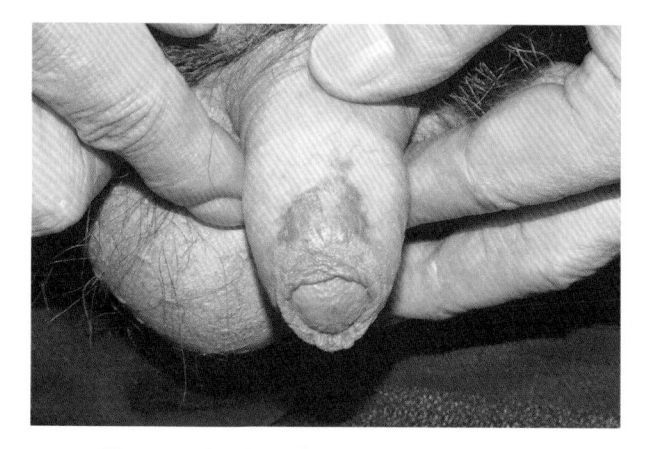

图 16-3　鲍温样丘疹病。阴茎包皮褐色斑疹